武当灵方济世救民　十年艰辛潜心挖掘丛书问世　医法永存

贺尚铭先生名著《武当灵方济世救民》出版

病员八十六岁奇特蒋荣金松

二〇二二年十一月六日

弘扬道家医学，造福患者济世

罗钧

中国印刷集团公司总经理

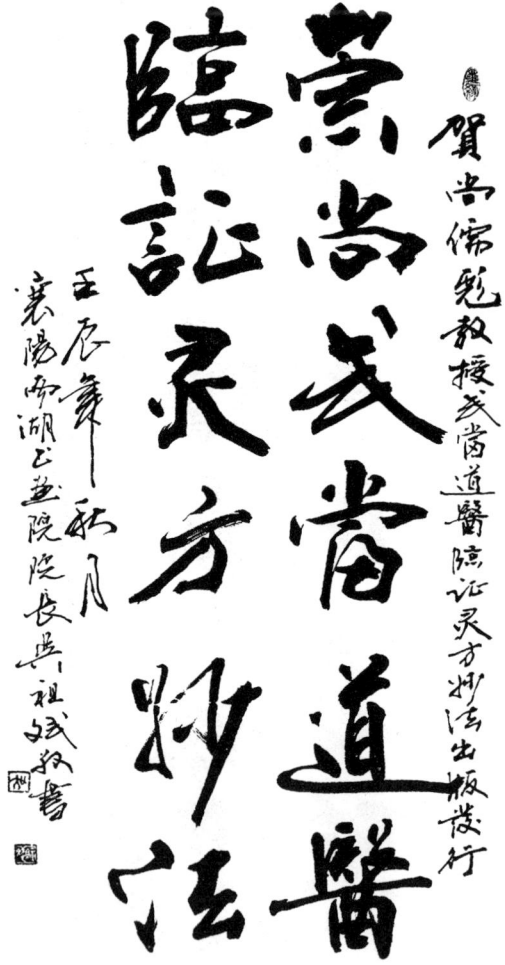

祝尚儒学先生

「武术道德验证灵古
妙法」出版

乙丑梅年光石

修心如佛醫術勝仙

祝尚儒彪同志武當道醫臨證靈方妙法叢刊

壬辰年孟冬襄陽寒山人書賀

武当道医临证灵方妙法
——系列丛书——

武当道醫
妇科临证灵方妙法

尚儒彪 / 编著

山西出版传媒集团
山西科学技术出版社

《武当道医临证灵方妙法系列丛书》
编委会

主　任：李光富

副主任：李光辉　卢家亮　徐增林　范学锋　吕允娇

内容简介

本书是一本妇科常见病治疗专著,全书共三篇。第一篇是笔者手抄武当山清末民初在庙道医胡合贞所著的《坤科真诠》一书中的部分内容。《坤科真诠》一书涉及调经、种子、崩漏、带下、妊娠诸证、小产、临产、产后诸证等的诊治方法。本书所摘录的少部分内容,虽不能见原书全貌,但亦可以略见一斑,基本上体现出了武当山道教医药就地自采、自制、自用中草药和药方简、便、廉、效的特色。第二篇是笔者临床40多年来,对治疗妇科病的心得与体会的总结,此篇囊括了本人对月经不调、崩漏、带下、妇科杂病等的治疗方法,毫无保留介绍给读者,希望广大读者皆能有所收获。第三篇特别介绍了武当道教养生食疗药膳,道教坤道们养生、保健经常使用。第四篇介绍了武当道教保健祛病功法,都是一些学得会、用得上、有效果的良好功法。

此书适合中医同道、在校中医大学生、中医爱好者选读、参考。

序　言

　　我虽然没有专门研究过武当山道教医药，但长期在武当山地区生活工作，长期阅读道教史志及《正统道藏》，长期接触道教界人士，耳濡目染，能感受到道教与中医学的密切联系，对民间流传的"医道同源""十道九医"等习惯说法也有几分体悟和认知。

　　道教与其他宗教相比，其教义思想的最大特色是"贵生"。生，是指生命存在和延续，"贵生"，即珍惜生命、善待生命之意。"贵生"的教义主要反映在三个层面：一是对自己；二是对他人；三是对其他有生命的物体。从这三个层面都可以看出"医道同源"的轨迹。

　　对自己，道教追求修道成仙、长生久视，所以特别重视"生"。《道德经》说："深根固柢，长生久视之道。"《太平经》说，天地之间，"寿最为善"，生命长久存在本身就意味着是最高的善。与生命存在相比，富贵功名都算不得什么。《抱朴子》说："'天地之大德曰生。'生好物者也，是以道家之所至秘而重者，莫过于长生之方也。"《抱朴子》说："百病不愈，安得长生？""古之初为道者，莫不兼修医术"。道教修道成仙的信仰和理论促使其信奉者孜孜不倦地追求长生不老之药，并伴随"内以养己"的炁功，通过导引、辟谷、清心寡欲以达到祛病延年、强健体魄的目的。历代道士在修炼过程中积累了大量有关医药卫生、祛病延年、保健强身的知识与方术，它包括服饵外用、内丹导引等方法。医学治病要研究人的身体，道教养生也要研究人的身体，所以我们在道教《黄庭内景经》中可以看到《黄帝内经》的影响。南朝道医陶弘景《养性延命录》高举"我命在我不在天"的道教生命哲学大旗，强调修道之人如果平时能加强身心修养，注重合理饮食和房中卫生，善于调理，就能保持身心健康，防止疾病萌生。该书强调的"生道合一"的宗旨是"医道同源"的典型案例。

对他人，道教宣扬重人贵生，济世度人，所以特别重视"生"。《太平经》说：天地之性，万千事物中"人命最重"。《三天内解经》说："真道好生而恶杀。长生者，道也。死坏者，非道也。死王乃不如生鼠。故圣人教化，使民慈心于众生，生可贵也"。在被道教奉为万法之宗、群经之首的《度人经》中，开卷即宣扬"仙道贵生，无量度人"的教义。道教有以医传道的传统，如东汉张陵创"五斗米道"是从为百姓治疗疫病开始的，张角的"太平道"也是通过为民治病吸引了信众。道教认为修炼成仙必须做到功行双全，道士们将各种修炼养生的法门统称为"功"，并认为在练功的同时还必须行善积德，济世度人,即所谓"行",只有做到"功行圆满",才能得道成仙。而行医施药是济世度人的一大功德,这无疑也会促使教门中人自觉研习医术,通过治病救人来行善立功德。

对其他有生命的物体,道教宣扬齐同慈爱,万物遂生,所以特别重视"生"。

道教尊重生命、宝贵生命的思想并不仅仅是针对人的,天地日月、草木鸟兽等万物的生命都是宝贵的,都需要人们怜悯善待,不可随意伤害。武当道教敬奉的主神——玄天上帝是主宰天一之神,是水神。《敕建大岳太和山志》说:"其精气所变曰雨露、曰江河湖海;应感变化,物之能飞能声者,皆天一之所化也";"玄帝有润泽发生、至柔上善、涤秽荡气、平静之德,上极重霄,下及飞潜,动植莫不资焉。"因此,武当道教的玄帝信仰也充分体现了"贵生"的教义精神。古代道医不仅为人治病,遇到动物有病也会积极施救,民间传说道医孙思邈为小蛇治伤的故事就反映道教齐同慈爱的"贵生"教义。

民间"十道九医"之说,也不是空穴来风。翻阅道教史志就会发现,历代道士中兼通医术者不在少数。以武当山为例,宋代以来山志对通医术为民治病的道士多有记载。元代《武当福地总真集》云:田蓑衣"人有疾厄叩之者,摘衣草吹气与之,服者即愈。"孙寂然"以符水禳祷为民除疾,众皆归之,数年之间,殿宇悉备。高宗诏赴阙庭,以符水称旨,敕度道士十人。"邓真官"远迩疾患,皆奔趋之。"鲁洞云"年八十余,以道著远,点墨片纸,可疗民疾"。叶云莱"至元乙酉,应诏赴阙,止风息霆,祷雨却疾,悉皆称旨。"明代《大岳太和山志》云:王一中(?—1416年)"符水济人,御灾捍患,事多灵验。"张道贤"奉命采药于名山大川"。雷普明"御马监马大疫,檄普明治之,遂息"。《续修大岳太和山志》卷四《仙真》云:黄清一(?—1900年)"识药性,苦修炼。昼则入山采药,和丸济世"。黄承元(1785—1876年)"性慈祥,甘淡泊。日以采药济世为事",治愈病人甚多。该志卷一记载:"紫霄宫杨来旺知医,纂有《妙囊心法》;周府庵郑信学、蒲高衡、饶崇印知医;紫阳庵王太玉知外科;自在庵高明达外科。"20世纪90年代初,我在搜集武当山道教历史资料时,听说清末民初武当山坤道胡合贞知医术、识药性,曾为武当山周围许多民众治愈过疾病;20世纪70年代,我曾见过冲虚庵赵元量道长为民推拿疗伤,不取分文,颇受民众尊敬。所以我和王光德会长合著《武当道教史略》时,专门为胡合贞、赵元量道长立传,以表彰他们悬壶济世之功。

尚儒彪先生,道名信德,是武当道教龙门派第25代俗家弟子。20世纪70年代初,因开展"一把草运动"进入武当山采挖中草药,认识了在庙道医朱诚德,遂拜其为师,学习道教医药。经过长期的临床实践，他总结整理出武当山道教医药的"四个一"疗法，即"一炉丹、一双手、一根针、一把草"，并发表多篇文章介绍武当道教医药。尚医生退休前为湖北省丹江口市第一医院主任医师，2002年被十堰市卫生局评为"十堰十大名中医"之一。他曾参与编写《中国武当中草药志》，著有《伤科方术秘笈》《古传回春延命术》《中国武当医药秘方》《武当道教医药》等医书。

《武当道医临证灵方妙法系列丛书》是尚儒彪先生总结研究武当道教医药的最新成果，该丛书由内科、儿科、妇科、男科、伤科、外科、方药7个部分组成。作者长期从事中医药工作，除本人家传及师授秘方外，还注意搜集、整理武当山历代道医治疗各种疾病的灵方妙法，并将其应用于临床实践，积累了大量的成功经验。古人云："施药不如施方。"现在，作者将自己长期收集的灵方妙法全部公开地介绍给读者，由读者斟酌选用，这种做法完全符合道教重人贵生、济世度人的教义，故乐为之序。

湖北省武当文化研究会会长　杨立志

自 序

壬辰孟春，当我校完新作《武当道医临证灵方妙法系列丛书》，真有新产妇视婴之感。产妇只需十月怀胎，吾作此书，积累资料数十载，辛苦撰写近十年。虽经精雕细琢，修改数遍，书中仍有不尽如人意处，但慈母看娇儿，虽丑亦舒坦。

余幼承家技，自幼受百草香气熏染，从记事起，常见将死者复活，危重者转安，常与家人共享患者康复之快乐，亦常为不治者而心酸，遂立志：长大学医，为人解苦救难。1961年我拜名医齐正本为师学习中医外伤科，1963年参加工作进入医院，曾拜数位名医为师，有湖北当阳县的朱家楷，宜昌许三友，襄阳铁路医院的邓鸿儒，襄阳中医院的陈东阳和马玉田。参加工作后，我坚持在工作第一线，数年没有休过节假日，工作没有黑夜与白天，玩命地工作，换来的是历届领导信任，患者喜欢。组织上曾派我到湖北洪湖中医院学习治类风湿，赴山西省稷山县杨文水处学习治疗骨髓炎，在襄阳铁路医院学习治疗白癜风，去北京参加"全国中草药，新医疗法交流会"，使我增长了见识，大开了眼界。1971年至

1973年曾进修于武汉体育学院附属医院，成都体育学院附属医院，拜郑怀贤教授为师，学习骨伤科。1980年进修于辽宁中医学院附属医院，拜王乐善、田淑琴为师，学习中医外科、皮肤科共1年。20世纪80年代初，我考入湖北中医学院中医系，经4年系统学习，以优异的成绩完成学业。

20世纪70年代初，因当时开展"一根针、一把草运动"，我多次进入武当山采挖中草药，与在庙道医朱诚德结缘，遂拜朱诚德为师，学习武当道教医药，这一拜，学习便是40年。谁知我越学越觉得自己所知甚少，临床穷技乏术常遇到疑难，得天时、地利之优势，有困难即向恩师朱诚德求教，无数次地进入武当山，他每次总能为我释疑解惑，用朴素的语言和形象的比喻，能使我通晓医书之理，并语重心长地告诉我，在行医的道路上要不断地学习，学医没有终点站。

遵师训，我发奋攻读医书，虽未悬梁刺股，但也是手不释卷，读《内经》忘了寒暑，背药性午夜不眠。深山采药，常拜师于道友，问方于民间，辄尝尽人间辛劳与苦甜，我曾数次尝毒，几经风险，初衷不改，苦而无怨。经数十年努力，现在我稍有所学，也有了一些临床工作经验。饮水思源，朱诚德恩师无私地传授我道医真学。我第二任恩师李光富为我的工作亦给了很多方便。在他的安排下，我拜读到《正统道藏》，并安排数位道友协助我采挖中草药标本，收集医药文献，为我撰写此书作出了很大贡献。受武当之恩惠比山还重，弘扬武当道教医药，义不容辞，我应勇挑重担，可用什么形式传承，吾甚是为难。武当道教医药文化深厚，源远流长，发掘之、提高之，确为重要。但泥古不化，无以进步，执今斥古，难以继承，以中拒外，有碍发展，化中为洋，有失根本。细思之，详考之，本着博众家之长，理当世精英，与道教医药融会贯通，讲究临床实用，为人类健康做一份贡献之初衷，我不顾年老多病，十年来上午接诊病人，下午至午夜书写书稿，从未间断。虽然因用眼过度视力不断减退，书写时间太长，累得我颈僵背痛，手困腕酸。只觉得昼夜苦短，甚感艰辛，方信"文章千古事，甘苦寸心知"不是谬言。现书已完稿，我心中欢喜，不能忘我恩师朱诚德毫不保留地传授道教医术，亦不能忘武当山的道友，时常与我朝夕相伴，不能忘那些帮助过我，为我提供过资料，为我讲述过武当道教医药人物或传奇故事的均州城里数位知情老人，在此我再次谢过！

　　我还应感谢丹江口市的很多领导，对我研究武当道教医药给予的大力支持，感谢丹江口市第一医院诸位领导，在我工作期间，为我研究武当道教医药营造了宽松的环境，并给予充分时间，更要感谢山西科学技术出版的领导和郝志岗编辑的大力支持,才使此书能顺利地与读者见面。书中不足,是作者水平有限,敬请谅解,并请提宝贵意见。

尚儒彪

前　言

　　武当道教医药中妇科的治疗,起源于何时很难说清。清末民初在庙坤道、道医胡合贞,修道于武当山玉女峰仙姑洞,她为人慈善,甘淡澹泊,以采药、制药、针灸等医疗方法济世度人,曾为众多道友、武当山民和来自全国进山敬香的香客医治好了无数的疑难杂病,在临床医疗实践中,积累了很多宝贵经验。武当山地区留下了许多她治病救命的传奇故事。但她编著的武当道教医药著作,由于种种原因未能面世,所以世人对她的医术知之甚少。1978年,笔者有缘结识了与胡大真人有渊源关系的苏元倬老人,苏元倬有位姑祖母,聪明贤惠、天生丽质、知书达理,被身经清朝道光、咸丰、同治、光绪四朝,历官礼、工、户、史、刑五部,终任文渊阁大学士(正一品,即宰相)的襄阳人单懋谦纳为爱妾。单晚年患病,曾在老均州城苏元倬家住过一段时间。期间胡合贞曾为其治过病,并将自己手写的四本医书,呈奉给单懋谦,单见到医书,非常高兴,连声说好,并准备马上付梓,不料这时正赶上太平军攻破了汉口而直逼襄阳,单懋谦急回襄阳调兵

· 1 ·

抵抗太平军,就把书稿存在苏家。因苏氏家族有位酷爱书法的苏元信比苏元倬年长,他又特别喜欢胡合贞的字,他收藏了三本医书,而苏元倬只保留了一本。笔者见到的医书为手写本,书的封面写着"坤科真诠"四字,落款是"清光绪元年武当山"。全书共60页,大约6万字,皆用毛笔正楷小书,每个字写得都非常漂亮。老人视书如珍宝,一般从不示人,看在我们相识一场,我又为他治病的缘分上,便借在下看了一天,可惜当时没有复印设备,便未留下副本。老人去世时,笔者在外地进修,此书从此下落不明。

据《丹江口人物大观》一书记载:"1897年见遇真宫破败,合贞便以针灸、药物治疗倡修,1911年又见玉虚宫倾废,合贞又行募化筹资维修,她的执着行为感动当地群众"。1923年"众坤民"同立碑碣,记录她的事迹:"胡大真人重修宫殿30余间,复设学校,培养人才,以备应用。"

武当山地区流传着很多"胡子爷"(胡合贞)治病救人的动人故事。一提起胡子爷,丹江口市文化馆老馆长陈尚海老人就会非常激动。他给我们讲述了胡子爷为了救治一个生命垂危的病人,不顾个人安危,半夜走山路,渡过洪水涛天大河救活一个将死妇女的感人故事。陈棠老先生,也为我们讲述了一个胡子爷一针救两命的故事:"一个产妇难产,失血过多，小孩没生出来，产妇已停止呼吸，家人正准备后事，正好胡子爷路过于此。见此家人悲伤忙碌，听旁人说明产妇情况，她到死人身边看一看，闻一闻，立刻说'此人没死，还有救'，便当即取出银针，在产妇身扎了几针，停了数分钟，产妇呻吟了一声，眼开双眼。胡大真人嘱咐家人准备开水，又将产妇抬到床上，经过她一个时辰(2小时)的忙碌，产妇产下了一女婴，母子均平安活了下来。"老均州中学仇列老师，也给我讲了许多胡子爷治病救人的故事，仇列老师口才很好，将胡子爷的医疗故事讲得非常生动，印象最深刻的是"土匪与胡子爷"的故事：当时丹江口市(又名沙陀营)三官殿有个产妇难产，当地接生婆不敢为其接生，叫家人快点到武当山请"胡子爷"胡合贞来。家人借来两匹快马，向武当山跑去，行到半路被土匪将马抢去，当时家人求情说，他是上武当山请胡子爷救命的，可土匪还是不听，家人只得跑步到武当山，见到胡子爷，说明来意，并把路上马被抢一事也告诉了胡子爷。胡子爷当即说："没有马，我们走路去！明天早晨我们就能赶到！"武当山距三官殿有一百多里山路，谁知他们刚走下山，见路边几个人牵了两匹马，走近一看，正是抢马的土匪，没等到胡子爷说话，其中一个匪首上前说："胡子爷！这娃子才来，把来接您的老马牵了，我给您老送来，也把这娃子带来了,给您老赔个罪。"当即那位土匪就跪下来给胡子爷磕头。胡子爷说:"好了,好了,莫跟小娃子一般见识,我要去救人,你们以后干点正经,莫干这个了。"说完土匪们把胡子爷扶上马,连夜赶到三官殿,平安地为产妇接生下一个男婴,取名叫杨某。1983年,60多岁的杨某因病住院,正好是笔者接诊。我问起杨某,仇列老师所讲的故事是否真实,杨某承认胡子爷接生的男婴就是他自己。他还说他母亲在世的时候,尽管家里很穷,他母亲每年都要上一回武当山,为的是感谢当时胡子爷夜行一百多里山路,救活了他们母子俩,却分文未收的恩情。老均州名士邓精一老人,80多岁时曾与笔者谈起胡子爷,并一直赞美她:医德高尚、医术精湛、心如菩萨、美如天仙。老人说:"胡子爷一头黑发,一双水汪汪的大眼睛,五官端正,皮肤是白里透红,身材苗条,是位天生美人,五六十岁时,看上去好像只有二三十岁。她走路、做事动作都很麻利,而且文化水平很高,毛笔字写得很好。"邓精一老人是老均州有名书画家,他能佩服胡大真人文化及书法水平,可见胡真人修养非同一般。

往事悠悠,胡大真人虽已仙去多年,但她那高尚的医德,精湛的医术,以及不图个人得失,不分昼夜,不顾个人安危,争分夺秒抢救病人的动人事迹,和她平时生活中的传奇故事,在武当山道教内部和武当山民间,至今仍广为流传。笔者有幸认识苏元倬老人,见到了胡大真人的大作《坤科真诠》,更有缘遇到了陈尚海、陈棠、仇列、邓精一等几位知情老师,我才能听到胡大真人的动人故事,才会对胡大真人有如此深入的认识。我为其高尚医德所感动,为其精湛医术所折服。这位苍生大医的史记,首见于《武当道教史略》一书,但书中所记文字不多,笔者认为,像这样为武当山道教作过重大贡献的坤道,为武当山地区山民的健康做出过重大贡献的胡大真人,应当大力宣传,使大家都能永远记住这位玄德大贤。为弘扬胡大真人的精湛医术,笔者将上世纪70年代在苏元倬处抄写的《坤科真诠》,整理抄正,把方中的两、钱分改换成克,将这部分写在本书第一篇,将自己40多年来临床治疗妇科病的资料写在本书的第二篇,并将武当道教医药养生药膳、养生内丹的修炼方法编为第三篇。诸文精选细琢,汇篇成册,编入此书中。

本书编写过程中,由冯玄超、李婷两位小徒担任校定书稿的工作,为此书增色韵味作出了很多努力。两位小徒均为医科大学7年制高才生,数年来,每逢寒假、暑假都在笔者工作处侍诊,学习诚恳、认真,她们对武当山道教医药也很热爱,所以让两位也参与此书编写。

此书能顺利写成，也要感谢已故的苏元俾老人及陈尚海、陈棠、仇列、邓精一等几位热心老人，感谢各级领导的大力支持。因为作者水平有限，书中错误难免，诚恳请求同道大贤不吝赐教。

尚儒彪

目录

第一篇 《坤科真诠》原著部分手抄原文

第一章 调经 ……………………………………………… 3

第一节 经水先期 ………………………………………… 3

第二节 经水后期 ………………………………………… 4

第三节 经水先后无定期 …………………………………… 5

第四节 经水忽来忽断 ……………………………………… 5

第五节 经水行后腹痛 ……………………………………… 6

第六节 经水数月一行 ……………………………………… 6

第七节 经未来腹先痛 ……………………………………… 6

第八节 经后少腹疼痛 ……………………………………… 6

第九节 经水将来脐下先痛 ………………………………… 6

第十节 经前大便下血 ……………………………………… 7

第十一节 经前吐血 ………………………………………… 7

第十二节 经前泄水 ………………………………………… 7

第十三节 年老行经 ………………………………………… 7

第十四节 年未老经先断 …………………………………… 7

第十五节 经来腹痛特效方,随手便方 …………………… 8

第十六节 经水不通 ………………………………………… 8

第十七节 经行流鼻血 ……………………………………… 10

第二章 种子(不孕证) …………………………………… 11

第一节	身瘦不孕	11
第二节	体肥不孕	11
第三节	怯弱不孕	11
第四节	虚寒不孕	11
第五节	腰痛腹胀不孕	11
第六节	尿涩腹胀足浮肿不孕	12
第七节	骨蒸夜热不孕	12
第八节	少腹急迫不孕	12
第九节	下身寒冷不孕	12
第十节	嫉妒不孕	13

第三章　崩漏证治 …… 14

第一节	血崩昏晕	14
第二节	肝气郁结血崩	14
第三节	闪跌血崩	14
第四节	血瘀大热血崩不止	14
第五节	交感出血	15
第六节	年老血崩	15
第七节	少妇血崩	15
第八节	归脾汤加味治崩漏	15

第四章　带下病症治 …… 17

第一节	白带	17
第二节	青带	17
第三节	黄带	17
第四节	黑带	18
第五节	赤带	18

第六节　赤白带 ………………………………………… 18

第五章　妊娠诸证证治 …………………………………… 20

第一节　妊娠恶阻 ………………………………………… 20

第二节　妊娠口干咽痛 …………………………………… 21

第三节　妊娠吐泻腹痛 …………………………………… 21

第四节　妊娠少腹痛 ……………………………………… 22

第五节　妊娠浮肿 ………………………………………… 22

第六节　妊娠咳嗽 ………………………………………… 22

第七节　妊娠癫痫 ………………………………………… 23

第八节　妊娠子悬胁痛 …………………………………… 23

第九节　妊娠子鸣腰痛 …………………………………… 23

第十节　妊娠小便下血（胎漏） ………………………… 24

第十一节　妊娠小便淋沥不畅 …………………………… 24

第十二节　妊娠小便不通 ………………………………… 24

第十三节　妊娠跌打损伤 ………………………………… 24

第十四节　妊娠多怒堕胎 ………………………………… 25

第十五节　妊娠中恶 ……………………………………… 25

第六章　小产 ………………………………………………… 26

第一节　畏寒小产 ………………………………………… 26

第二节　大便干结小产 …………………………………… 26

第三节　大怒小产 ………………………………………… 26

第四节　跌闪小产 ………………………………………… 26

第五节　行房小产 ………………………………………… 27

第七章　临产 ………………………………………………… 28

第一节　血虚难产 ………………………………………… 28

第二节　气逆难产 …………………………… 28
第三节　交骨不开难产 ……………………… 28
第四节　婴儿脚手先下难产 ………………… 28
第五节　子死产门 …………………………… 29
第六节　胞衣不下 …………………………… 29
第七节　子死腹中 …………………………… 29
第八节　血晕不语 …………………………… 29
第九节　气虚血晕 …………………………… 29
第十节　肠下 ………………………………… 30

第八章　产后诸证证治 …………………………… 31
第一节　产后外洗方(无论顺产、难产均需外用) …… 31
第二节　产后小腹疼 ………………………… 31
第三节　产后气喘 …………………………… 31
第四节　产后血崩 …………………………… 31
第五节　产后恶心呕吐不止 ………………… 32
第六节　产后外感咳嗽 ……………………… 32
第七节　产后气血两虚乳汁不下 …………… 32
第八节　产后气郁乳汁不下 ………………… 32
第九节　产后吹乳、全身发烧、乳房胀痛 …… 32
第十节　产后奶花疮(乳痈) ………………… 33

第二篇　妇科病证治

第一章　月经不调证治 …………………………… 37
第一节　概论 ………………………………… 37
第二节　月经不调的病因 …………………… 37
第三节　月经先期证治 ……………………… 38

第四节　月经后期证治 …………………………… 41

第五节　经行先后不定期证治 …………………… 45

第六节　经行腹痛证治 …………………………… 48

第七节　经行过多证治 …………………………… 54

第八节　经行过少证治 …………………………… 56

第九节　经行吐衄证治 …………………………… 58

第十节　经行前便血证治 ………………………… 60

第十一节　经行泄泻证治 ………………………… 61

第十二节　经行泄水证治 ………………………… 63

第十三节　经病发热证治 ………………………… 63

第十四节　经行身痛证治 ………………………… 65

第十五节　经行头痛证治 ………………………… 66

第十六节　闭经证治 ……………………………… 68

第十七节　更年期经病证治 ……………………… 74

第二章　崩漏证治 …………………………………… 76

第一节　血热崩漏证治 …………………………… 77

第二节　气虚崩漏证治 …………………………… 78

第三节　劳损冲任崩漏证治 ……………………… 78

第四节　气郁崩漏证治 …………………………… 79

第五节　血瘀崩漏证治 …………………………… 80

第六节　年老崩漏证治 …………………………… 81

第三章　带下病证治 ………………………………… 83

第一节　白带证治 ………………………………… 84

第二节　赤带证治 ………………………………… 88

第三节　黄带证治 ………………………………… 90

第四节　青带证治 …………………………… 91
第五节　黑带证治 …………………………… 92
第六节　五色带下证治 ……………………… 93
第七节　赤白带下证治 ……………………… 95

第四章　不孕证证治 …………………………… 98

第一节　血虚不孕证治 ……………………… 99
第二节　血热不孕证治 ……………………… 99
第三节　虚寒不孕证治 ……………………… 100
第四节　痰湿不孕证治 ……………………… 101
第五节　肝郁不孕证治 ……………………… 101
第六节　气血双虚不孕证治 ………………… 102
第七节　血瘀不孕证治 ……………………… 103

第五章　胎前诸病证治 ………………………… 105

第一节　胎前忌用药物 ……………………… 106
第二节　恶阻证治 …………………………… 106
第三节　胎动不安证治 ……………………… 109
第四节　胎漏证治 …………………………… 112
第五节　堕胎小产证治 ……………………… 114
第六节　滑胎证治 …………………………… 115
第七节　子烦证治 …………………………… 118
第八节　子悬证治 …………………………… 120
第九节　子痫证治 …………………………… 121
第十节　子鸣证治 …………………………… 124
第十一节　子喑证治 ………………………… 124
第十二节　子肿证治 ………………………… 126

第十三节　子嗽证治 …………………………… 129

第十四节　子淋证治 …………………………… 131

第十五节　胞阻证治 …………………………… 133

第十六节　转胞证治 …………………………… 136

第十七节　妊娠大便秘结证治 ………………… 138

第十八节　妊娠痢疾证治 ……………………… 139

第十九节　妊娠泄泻证治 ……………………… 143

第二十节　妊娠伤食证治 ……………………… 145

第二十一节　中恶证治 ………………………… 146

第二十二节　妊娠心痛证治 …………………… 147

第二十三节　妊娠腰痛证治 …………………… 148

第二十四节　妊娠中风证治 …………………… 150

第二十五节　妊娠癥瘕证治 …………………… 151

第二十六节　妊娠伤寒证治 …………………… 151

第二十七节　妊娠疟疾证治 …………………… 152

第二十八节　胎儿不长证治 …………………… 153

第六章　产后诸病证治 ………………………… 154

第一节　恶漏不下证治 ………………………… 154

第二节　恶漏不绝证治 ………………………… 157

第三节　产后血崩证治 ………………………… 159

第四节　产后大便难证治 ……………………… 161

第五节　产后发痉证治 ………………………… 163

第六节　产后中风证治 ………………………… 165

第七节　产后发热证治 ………………………… 168

第八节　产后小便频数与失禁证治　172

第九节　产后小便不通证治 …………………… 174
第十节　产后心胃痛证治 ……………………… 175
第十一节　产后胁痛证治 ……………………… 178
第十二节　产后腰痛证治 ……………………… 179
第十三节　产后头痛证治 ……………………… 181
第十四节　产后遍身疼痛证治 ………………… 184
第十五节　产后不语证治 ……………………… 185
第十六节　产后谵语证治 ……………………… 187
第十七节　产后癫狂证治 ……………………… 188
第十八节　产后惊悸怔忡证治 ………………… 189
第十九节　产后失眠证治 ……………………… 192
第二十节　产后虚烦证治 ……………………… 193
第二十一节　产后发渴证治 …………………… 195
第二十二节　产后自汗证治 …………………… 197
第二十三节　产后盗汗证治 …………………… 198
第二十四节　产后腹胀证治 …………………… 199
第二十五节　产后浮肿证治 …………………… 200
第二十六节　产后咳嗽证治 …………………… 202
第二十七节　产后泄泻证治 …………………… 204
第二十八节　产后呕吐证治 …………………… 207
第二十九节　产后痢疾证治 …………………… 209
第三十节　产后中暑证治 ……………………… 211
第三十一节　产后大冷不止证治 ……………… 212
第三十二节　产后痿证证治 …………………… 212

第七章　乳房病证治 …………………………… 214

第一节　乳汁不行证治 ………………………… 215

第二节　乳汁自流证治 …………………… 217

第三节　乳痈证治 ………………………… 218

第四节　乳痨证治 ………………………… 226

第五节　乳岩证治 ………………………… 229

第六节　乳癖证治 ………………………… 233

第七节　乳疬证治 ………………………… 236

第八节　乳悬证治 ………………………… 238

第九节　乳头破裂证治 …………………… 238

第十节　乳漏病证治 ……………………… 240

第十一节　乳疖病证治 …………………… 242

第十二节　乳湿疹、奶湿证治 …………… 246

第八章　前阴病证治 …………………… 250

第一节　阴肿证治 ………………………… 250

第二节　阴痒证治 ………………………… 252

第三节　阴疮证治 ………………………… 255

第四节　阴挺证治 ………………………… 257

第五节　阴吹证治 ………………………… 260

第六节　阴痔证治 ………………………… 262

第七节　阴冷证治 ………………………… 262

第八节　阴痛证治 ………………………… 263

第九节　交合出血证治 …………………… 264

第十节　交合头痛证治 …………………… 265

第十一节　交合腹痛证治 ………………… 265

第九章　妇科临床杂病证治 …………… 266

第一节　子宫颈炎证治 …………………… 266

第二节　子宫内膜异位证证治 …………… 268

第三节　子宫肌瘤证治 …………………………… 270
第四节　盆腔炎证治 ………………………………… 271
第五节　服精神药物出现溢乳病证治 …………… 272
第六节　卵巢囊肿证治 ……………………………… 272
第七节　多囊卵巢综合征证治 …………………… 273
第八节　足跟痛证治 ………………………………… 274
第九节　妇女绝育结扎后综合征证治 …………… 275
第十节　阴纵证治 …………………………………… 276
第十一节　性冷漠证治 ……………………………… 277
第十二节　幼儿性早熟证治 ……………………… 279
第十三节　名医医案、医话 ……………………… 280

第三篇　武当食疗法

第一章　武当道教医药膳食美容方 …………… 293
第二章　使皮肤红润饮食方 ……………………… 299
第三章　去皮肤斑皱饮食方 ……………………… 304
第四章　使头发秀美饮食方 ……………………… 307
第五章　使眼睛明亮饮食方 ……………………… 312
第六章　饮食减肥疗法 …………………………… 314

第四篇　武当保健祛病功

第一章　影响人类衰老的因素 …………………… 325
第二章　人体衰老的主要表现与检测标准 …… 335
第三章　延缓衰老的养生祛病功法 …………… 347
　第一节　武当道教手指养生功 …………………… 351
　第二节　头面部各种养生祛病功 ………………… 354
　第三节　坤道坐功修炼方法 ……………………… 359

第一篇

《坤科真诠》原著部分手抄原文

第一章　调经

第一节　经水先期

一、经水先期实热

方药1：丹皮、青蒿、黄柏、熟地、白芍各10g，地骨皮、茯苓各15g。

用法：水煎服，每日1剂。

方药2：地骨皮10g、生地黄30g、阿胶10g、元参30g、白芍15g、麦冬15g。

用法：水煎服，每日1剂。

二、经水先期肝郁化热

方药1：当归、白术、云苓、制香附、乌药、青皮、丹皮、炒山栀各10g，白芍、地骨皮各15g，丹参20g，甘草3g。

用法：水煎服，每日1剂。

方药2：鸡冠花、旱莲草各30g，黄芩、益母草各10g，椿白皮、制香附、白薇各10g。

用法：水煎服，每日1剂。

三、经水先期血热

方药：知母10g，丹皮、生地、丹参、茜草各15g。

用法：水煎服，每日1剂。

四、经水先期气虚

方药：人参6g，黄芪30g，大枣30个，莲子（去心）、粳米各 60g。

用法：先将人参、黄芪用 1kg，文火煮至 200g 克，滤去药渣加入大枣（去核）、莲子共煮成粥，服用，每日 1 剂。

五、经水先期阴虚夹热

方药：地骨皮、元参、麦冬、旱莲草各 10g，白芍、阿胶珠各 15g，生地 20g。

用法：水煎服，每日 1 剂。

第二节 经水后期

一、经水后期肾虚

方药：熟地 30g、白芍 30g、五味子 10g、川芎 15g、白术 15g、续断 20g、柴胡 6g、肉桂 10g。

用法：水煎服，每日 1 剂。

二、经水后期实寒

方药：吴茱萸、当归、麦冬、阿胶（烊化）各 10g，桂枝、川芎、丹皮、人参、甘草、法半夏各 6g，白芍 12g，生姜 2 片。

用法：水煎服，每日 1 剂。

三、经水后期血虚

方药：熟地、白芍、当归、茯苓、白术各 10g，川芎、甘草、陈皮、制香附、葛根（酒炒）各 6g，生姜 3 片，大枣 4 个。

用法：水煎服，每日 1 剂。

四、经水后期血瘀

方药 1：干漆 12g，土元、川牛膝各 30g，桃仁 20g，当归

60g、黑豆 200g、肉桂 15g。

用法：上药共研细面，每晚睡前用皇酒（武当山的米酒曾被唐王李显封为皇酒，故书中仍然称皇酒）或米汤送服 9g。

方药 2：鲜橘叶 20g，苏梗 10g，红糖 15g。

用法：水煎取汁，代茶频饮。

方药 3：生山楂肉 30g，红糖 40g。

用法：加水 500g 煮山楂至 250g，加入红糖代茶频服。

第三节　经水先后无定期

一、经水先后无定期肝郁

方药：当归、白术、制香附、小茴、乌药、青皮各 10g，白芍、云苓各 12g，丹参 15g，柴胡、木香各 6g，甘草 3g。

用法：水煎服，每日 1 剂。

二、经水先后无定期肾虚

方药 1：熟地、枣皮、丹参、党参、山药、菟丝子各 24g，枸杞子、怀牛膝各 12g，肉桂、艾叶各 3g，巴戟、炙甘草各 10g。

用法：水煎服，每日 1 剂。

方药 2：熟地、白芍、当归、菟丝子各 30g，山药、柴胡各 15g，黑荆芥穗 6g，茯苓 10g。

用法：水煎服，每日 1 剂。

第四节　经水忽来忽断

方药：熟地 30g、当归 75g、川芎 10g、柴胡 15g、白芍 15g、丹皮 10g、甘草 3g、白术 15g、元胡 6g。

用法：水煎服，每日 1 剂。

第五节　经水行后腹痛

方药：熟地 30g、当归 15g、白芍 10g、川芎 6g、白术 15g、枣皮 6g、黑荆芥穗 10g、续断 10g、甘草 5g、茜草 10g。

用法：水煎服，每日 1 剂。

第六节　经水数月一行

方药：云苓 15g、陈皮 15g、白术 15g、白芍 10g、山药 10g、菟丝子 6g、杜仲 6g、甘草 3g。

用法：水煎服，每日 1 剂。

第七节　经未来腹先疼

方药：当归 15g、白芍 15g、柴胡 5g、丹皮 15g、黑栀子 10g、白芥子 6g、制香附 6g、郁金 6g、黄芩 6g、甘草 3g。

用法：水煎服，每日 1 剂。

第八节　经后少腹疼痛

方药：当归 10g、白芍 10g、阿胶珠 10g、山药 15g、枣皮 10g、巴戟 6g。

用法：水煎服，每日 1 剂。

第九节　经水将来脐下先痛

方药：白术 30g、巴戟 15g、白果 10 个、扁豆 10g、莲子（去心）30 个、山药 15g、白茯苓 10g。

用法：水煎服，每日1剂。

第十节　经前大便下血

方药：人参 10g、麦冬 15g、熟地 15g、枣皮 10g、巴戟 10g、当归 15g、白芍 15g、白术 15g、黑荆芥穗 6g、升麻 3g。

用法：水煎服，每日 1 剂。

第十一节　经前吐血

方药：白芍 6g、熟地15g、当归 15g、丹皮 15g、茯苓 10g、沙参 10g、荆芥穗炭 15g、怀牛膝 10g。

用法：水煎服，每日 1 剂。

第十二节　经前泄水

方药：白术 30g、人参 15g、薏米仁 10g、茯苓 10g、巴戟 10g。

用法：水煎服，每日 1 剂。

第十三节　年老行经

方药：党参 30g、白术 10g、黄芪 30g、甘草 10g、阿胶（烊化）10g、生地 10g、枣皮 15g、香附 15g、黑荆芥穗 10g、木耳 10g。

用法：水煎服，每日1 剂。

第十四节　年未老经先断

方药：人参 6g、当归 15g、生枣仁 16g、丹皮 6g、沙参

10g、白芍 10g、柴胡 3g、白术 30g、熟地 30g、杜仲 6g、山药 15g。

用法：水煎服，每日 1 剂。

第十五节　经来腹痛特效方，随手便方

方药 1：当归 10g，川芎 5g，丹参、生蒲黄、乌药各 6g，五灵脂、香附、白芍、桃仁各 5g，肉桂 3g。

用法：共研细面，每包 10g，于经前 3~5 天或经期服用，每日 2 次，每次用温水冲服一包。

方药 2：当归、川芎、川楝子、赤芍、生地、炒五灵脂各 12g，红藤 30g，败酱草 30g，炙乳香、炙没药各 5g。

用法：上药水煎取药汁，冲服药面方（公丁香、黄连、川贝、桂皮四药各等份，共研细面，每包 3g，分 2 次冲服。）

方药 3：小茴香 10g，生姜 6g。

用法：水煎服，每日 2 剂。

方药 4：益母草 30g。

用法：将益母草焙干研末，陈皇酒冲服，每剂分 3 次服用。

方药 5：干丝瓜 1 个，红糖 30g。

用法：水煎取汁，加红糖服。

第十六节　经水不通

一、经水不通肝肾不足

方药 1：沙参、山药各 15g，生地、麦冬、枸杞、杜仲、茯

苓各 10g,当归 12g,川楝子 6g。

用法:水煎服,每日 1 剂。

方药 2:当归 30g,黄芪 50g,莪术、三棱、丹参、月季花各 15g。

用法:水煎服,连用 3 个月,每月经前服 6 剂。肝肾虚,加淫羊藿、菟丝子、鹿角片;肝气郁结,加白蒺藜、生麦芽;夹湿热,加椿白皮、公英;夹痰湿,加制南星、姜半夏、炒苍术。

二、经水不通气滞血瘀

方药 1:制香附 15g,青皮、乌梅各 10g,益母草 30g。

用法:水煎服,每日 1 剂。

方药 2:马鞭草 30g,益母草 30g,泽兰 10g。

用法:水煎服,每日 1 剂。

方药 3:鸡血藤 30g,红糖 30g。

用法:将鸡血藤水煎取浓汁,加红糖服用。

三、经水不通心阴虚

方药:生地、元参、丹皮、茯神、桔梗、远志、枣仁、柏子仁、天冬、麦冬、当归、五味子各 15g,人参 10g。

用法:上药共研细面,炼蜜为丸,朱砂为衣,每服 10g,每日 3 次。

四、经水不通肾阳虚

方药:人参、山药、熟地、枣皮、菟丝子、远志、淫羊藿、巴戟天各 15g,炙甘草 10g,五味子 6g。

用法:水煎服,每日 1 剂。

五、经水不通气血两虚

方药:炙黄芪 30g,炒党参、炒白术、当归、茯神、龙眼肉各15g,肉桂3g,木香5g,紫河车6g(研面冲服)、远志3g,炙甘草3g。

用法:水煎服,每日1剂。四肢麻木,加炒白芍、鸡血藤各15g;形寒怕冷,加淫羊藿、鹿角片各10g;体胖腹胀,加炒枳壳、泽兰、生山楂各10g;腰痛,加杜仲、怀牛膝各10g。

第十七节　经行流鼻血

外方1:白茅根60g,小蓟30g,荷叶炭、伏龙肝各15g。
用法:水煎服,每日1剂。
方药2:鲜韭菜汁100ml,郁金30g,童便100ml。
用法:将郁金研成细面,用韭菜汁,童便冲服郁金面,每次3g,每日2次。
方药3:生地12g,白茅根、益母草各30g,元参、麦冬、竹茹、炙杷叶、旋覆花、黄芩、红花各10g。
用法:水煎服,每日1剂。
方药4:高粱花100g。
用法:上药研细末,冲水服,每次5g,每日3次。
方药5:生赭石120g,韭菜汁30ml。
用法:将赭石研细面,每次用韭菜汁冲服6g。

第二章　种子(不孕证)

第一节　身瘦不孕

方药:熟地 30g、白芍 15g、当归 15g、枣皮 15g。
用法:水煎服,每日 1 剂。

第二节　体肥不孕

方药:人参 10g、生黄芪 10g、白术 10g、当归 10g、甘草 5g、柴胡 5g、升麻 10g、陈皮 15g、茯苓 15g、厚朴 10g。
用法:水煎服,每日 1 剂。

第三节　怯弱不孕

方药:熟地 30g、枣皮 10g、巴戟 30g、枸杞 10g、白术 30g、人参 15g、黄芪 15g、柴胡 3g。
用法:水煎服,每日 1 剂。

第四节　虚寒不孕

方药:熟地 30g、山药 15g、覆盆子 30g、白术 15g、人参 10g、神曲 6g。
用法:水煎服,每日 1 剂。

第五节　腰痛腹胀不孕

方药:白术 30g、人参 10g、姜半夏 6g、炒神曲 6g、沙参

15g、肉桂 3g、茯苓 10g、炒鳖甲 15g、炒枳壳 10g、杜仲 20g。

用法:水前服,每日 1 剂。

第六节　尿涩腹胀足浮肿不孕

方药:巴戟 30g、白术 30g、人参 10g、菟丝子 15g、芡实 15g、茯苓 15g、车前子 6g、肉桂 3g。

用法:水煎服,每日 1 剂。

第七节　骨蒸夜热不孕

方药:地骨皮 30g、丹皮 15g、石斛 10g、麦冬 15g、元参 15g、沙参 15g、五味子 15g、白术 10g。

用法:水煎服,每日 1 剂。

第八节　少腹急迫不孕

方药:人参 10g、麦冬 10g、莲子 20 个、熟地 15g、当归 6g、白芍 10g、杜仲炭 10g、巴戟 15g、补骨脂 6g、肉苁蓉 10g、白术 30g。

用法:水煎服,每日 1 剂。

第九节　下身寒冷不孕

方药:白术 30g、巴戟 30g、人参 10g、山药 10g、芡实 10g、炮附子 10g、炒杜仲 10g、补骨脂 6g、菟丝子 10g、肉桂 6g。

用法:水煎服,每日 1 剂。

第十节　嫉妒不孕

方药：当归15g、白芍30g、白术15g、茯苓10g、丹皮10g、天花粉6g、香附10g、山栀10g。

用法：水煎服，每日1剂。

第三章 崩漏证治

第一节 血崩昏晕

方药：熟地 30g、白术 30g、生黄芪 50g、当归 10g、姜炭 10g、人参 10g、血余炭 10g。

用法：水煎服，每日 1 剂。

第二节 肝气郁结血崩

方药：白芍 30g、柴胡 6g、白术 30g、荆芥穗炭 10g、丹皮 10g、生地 20g、当归 30g、三七粉 6g（冲服）、甘草 6g、防风炭 10g。

用法：水煎服，每日 1 剂。

第三节 闪跌血崩

方药：生地 30g、大黄炭 10g、赤芍 10g、丹皮 6g、归尾 15g、枳壳 10g、龟板（醋制）15g、桃仁 10 粒、三七 6g（研面冲服）。

用法：水煎服，每日 1 剂。

第四节 血瘀大热血崩不止

方药：熟地 500g、炒白芍 500g、炒山药 250g、枣皮 250g、丹皮 250g、炒五味子 60g、麦冬 250g、白术 500g、龙

骨 60g、地骨皮 250g、干桑叶 250g、元参 500g、沙参 250g、石斛 250g、黄芩 250g、丹参 250g、阿胶(炒珠)60g、盐炒黄柏 250g。

用法：上方可以适当减量，共研细面，早、晚各服 15g，半年可痊愈，但必忌房事 3 个月。

第五节　交感出血

方药：人参 15g、白术 30g、茯苓 10g、熟地 30g、枣皮 15g、姜炭 10g、黄柏 15g、荆芥穗 10g、血余炭 10g、炙甘草 6g。

用法：水煎服，每日 1 剂。

第六节　年老血崩

方药：三七(研细面)10g、当归 30g、桑叶 14 片、生黄芪 30g、炙升麻 30g、续断 30g、炒杜仲 20g。

用法：上药水煎，冲服三七粉，每日 1 剂。

第七节　少妇血崩

方药：人参 30g、白术 15g、熟地 15g、当归 10g、茯苓 6g、甘草 3g、炒杜仲 15g、枣皮 10g、远志 10g、茜草炭 10g、血余炭 10g、藕节 4 个。

用法：水煎服，每日 1 剂。

第八节　归脾汤加味治崩漏

方药：党参 30g、白术 15g、黄芪 30g、甘草 6g、当归

15g、茯神 15g、远志 10g、枣仁 10g、木香 5g、龙眼肉 10g、龙骨 10g、牡蛎 10g、禹余粮 10g、赤石脂 10g。

用法：水煎服，每日 1 剂。

第四章　带下病证治

第一节　白带

方药1：白术30g、党参30g、山药30g、茯苓30g、白芍15g、苍术10g、陈皮15g、车前子(酒炒)10g、荆芥穗15g、柴胡10g、甘草5g。

用法：水煎服，每日1剂。

方药2：白茄花25g、土茯苓50g。

用法：水煎服，每日1剂。

方药3：向日葵秆50g、红糖30g。

用法：水煎取汁，加糖服。

第二节　青带

方药1：柴胡6g、甘草15g、陈皮6g、茵陈10g、酒炒白芍15g、炒山栀10g、茯苓15g、香附(酒、醋、童便、黄土制过)15g。

用法：水煎服，每日1剂。

方药2：柴胡、黄芪、栀子、防风、升麻各10g，车前子、茵陈各30g，冬葵子、青蒿各15g。

用法：水煎服，每日1剂。

第三节　黄带

方药：黄柏10g、椿白皮10g、车前子10g、白果10个、炒芡实30g、山药30g。

用法：水煎服，每日1剂。

第四节 黑带

方药1：炒山栀、黄连、大黄炭各10g，鸭跖草60g，鱼腥草、败酱草、马兰根各30g，刘寄奴15g。

用法：水煎服，每日1剂。

方药2：黄连10g、石膏(生)15g、炒栀子10g、刘寄奴10g、知母10g、大黄6g、王不留行10g、白术15g、茯苓10g、车前子10g。

用法：水煎服，每日1剂。

方药3：夏枯草200g、黑木耳100g。

用法：上药研细面，每次服10g，每日3次。

第五节 赤带

方药1：仙鹤草30g、贯众15g、白果10个。

用法：水煎服，每日1剂。

方药2：生地15g、白芍30g、当归30g、阿胶珠15g、制香附10g、黄柏6g、丹皮10g、红枣10个、怀牛膝10g、小黑豆30g。

用法：水煎服，每日1剂。

第六节 赤白带

方药1：鲜马齿苋100g(捣碎绞汁)、鸡蛋1个。

用法：鸡蛋打入碗内，沸开水冲散，兑马齿苋汁服用。

方药 2：炒白芍 50g、干姜 15g。

用法：水煎服，每日 1 剂。

方药 3：金银花、茵陈、白芍、炒地榆各 20g，连翘、苦参、黄芩、椿白皮、牛膝、生地、丹皮、贯众、黄连各 15g，黄柏 10g。

用法：水煎服，每日 1 剂。

第五章 妊娠诸证证治

第一节 妊娠恶阻

方药 1：熟地 10g、白芍 10g、当归 10g、砂仁 20 粒（后下）、白术 10g、人参 6g、姜半夏 30g、陈皮 15g、茯苓 10g、麦冬 10g、神曲 6g。

用法：水煎服，每日 1 剂。

方药 2：党参、白术、茯苓各 10g，甘草、木香、砂仁各 6g，姜半夏 15g，生姜汁 10ml，大枣 4 个。

用法：水煎服，每日 1 剂。

方药 3：黄连、吴茱萸各 6g，香附、黄芩、栀子、陈皮、半夏各 10g，麦冬、石斛各 15g，云苓、竹茹各 12g，柴胡、甘草各 3g。

用法：水煎服，每日 1 剂。

方药 4：半夏、橘皮、胆星、枳实、生姜、白术、竹茹各 9g，茯苓、炙杷叶各 15g，甘草 3g。

用法：水煎服，每日 1 剂。

方药 5：伏龙肝 120g。

用法：水煎澄清，取上清液服用。

方药 6：甘蔗汁 150ml，鲜姜汁 15ml。

用法：二汁调匀，温热服用。

方药 7：黄芩、白术、竹茹各 20g。

用法：水煎服，每日1剂。

方药8：炮附子、焦白术、党参各10g,干姜、炙甘草各3g。

用法：水煎服，每日1剂。

方药9：黄连、紫苏梗各50g。

用法：共研细末，每次用开水冲服2g,日3次。

第二节　妊娠口干咽痛

方药：熟地30g、生地10g、麦冬15g、五味子6g、益母草6g、黄芩5g、阿胶珠10g、枣皮15g。

用法：水煎服，每日1剂。

第三节　妊娠吐泻腹痛

方药1：当归、白术各15g,白芍30g,艾叶10g,黄连6g,生姜4片,炙甘草6g。

用法：水煎服，每日1剂。

方药2：补骨脂、巴戟、小茴各10g,杜仲、当归、熟地各15g。

用法：水煎服，每日1剂。

方药3：人参、白术、杜仲、川续断、桑寄生、益智仁、阿胶（烊化）、菟丝子、补骨脂、巴戟各15g,艾叶10g。

用法：水煎服，每日1次。

方药4：当归、白芍、茯苓、白术、陈皮各15g,柴胡、甘草、薄荷、枳壳、川楝子、青皮、苏梗各10g。

用法：水煎服，每日1剂。

方药5：人参30g、白术30g、菟丝子15g、续断10g、杜仲 10g、炙甘草 15g、砂仁 6 粒(研碎后下)、枸杞 10g、肉桂 6g(后下)、枣皮 30g、制附子 15g、山药 30g。

用法:水煎服,每日 1 剂。

第四节　妊娠少腹疼

方药:白术 30g、人参 15g、枣皮 15g、山药 15g、熟地 30g、枸杞子 10g、炒杜仲 10g、扁豆 15g、炙甘草 3g。

用法:水煎服,每日 1 剂。

第五节　妊娠浮肿

方药 1:人参 15g、生黄芪 15g、柴胡 3g、甘草 3g、当归 10g、白术 10g、茯苓 30g、升麻 10g、陈皮 10g。

用法:水煎服,每日 1 剂。

方药 2:茯苓、白术、大腹皮、生黄芪、五加皮、桑白皮、生姜皮各 10g。

用法:水煎服,每日 1 剂。

方药 3:炮附子、泽泻各 12g,冬瓜皮 60g。

用法:水煎服,每日 1 剂。

方药 4:赤小豆 30g,茯苓、泽泻各 10g

用法:水煎服,每日 1 剂。

方药 5:南瓜蒂 36 个。

用法:将上药烧存性、研末,每次冲服 2g,日 3 次。

第六节　妊娠咳嗽

方药 1:核桃 4 个,红糖 20g。

用法：将核桃带壳放火内烧热，取出核桃仁，捣碎与红糖冲服。

方药2：款冬花15g，冰糖10g。

用法：水煎冬花，冲冰糖服。

方药3：当归12g，白芍、沙参、麦冬、紫菀、冬花、桑白皮、川贝、知母、阿胶珠、五味子、甘草各6g。

用法：水煎服，每日1剂。

第七节　妊娠癫痫

方药1：姜半夏、杏仁、天麻、竹茹、远志、菖蒲、郁金、钩藤各12g，陈皮、白蒺藜各10g，黄连6g。

用法：水煎服，每日1剂。

方药2：醋制香附、广木香、郁金、白矾各50g，朱砂10g。

用法：上药共研细面，每次冲服1~2g，日服2次。

第八节　妊娠子悬胁痛

方药：四叶参35g、白术15g、白茯苓10g、砂仁6个、炒栀子10g、薄荷6g（后下）、当归30g、白芍30g、枳壳15g。

用法：水煎服，每日1剂。

第九节　妊娠子鸣腰痛

方药：四叶参30g、黄芪30g、当归15g、麦冬30g、甘草6g。

用法：水煎服，每日 1 剂。

第十节 妊娠小便下血（胎漏）

方药：益母草 15g、生地 10g、白芍 15g、黄芩 15g（酒炒成黑色）、四叶参 20g、甘草 3g、川断 10g、山药 10g、杜仲 10g、炒山栀 10g、炒车前子 10g。

用法：水煎服，每日 1 剂。

第十一节 妊娠小便淋沥不畅

方药 1：党参、黄芪各 15g，白术、茯苓、麦冬、益智仁各 10g，升麻、甘草各 6g。

用法：水煎服，每日 1 剂。

方药 2：生地、竹叶、山栀、通草、甘草梢各 10g。

用法：水煎服，每日 1 剂。

第十二节 妊娠小便不通

方药 1：黄芪、白术、当归、人参各 15g，陈皮、升麻、柴胡、甘草各 10g，茯苓 15g。

用法：水煎服，每日 1 剂。

方药 2：四季葱 500g。

用法：不见铁器捣烂，砂锅内加热，热敷下腹部。

第十三节 妊娠跌打损伤

方药：乳香、没药各 6g（去油），苏木 10g、生地 30g、白芍 10g、当归 30g、白术 15g、人参 3g、炙甘草 3g。

用法：水煎服，每日1剂。

第十四节　妊娠多怒堕胎

方药：熟地15g、当归10g、白芍15g、黄芩6g、芡实10g、人参10g、白术30g、甘草3g、薄荷6g、炒栀子6g。

用法：水煎服，每日1剂。

第十五节　妊娠中恶

方药：沉香3g、苏叶3g、陈皮15g、当归30g、白芍30g、人参10g、白术15g、茯苓15g、甘草3g、石斛6g。

用法：水煎服，每日1剂。

第六章 小产

第一节 畏寒小产

方药：生黄芪 90g、当归 30g、肉桂 15g。

用法：水煎服，每日 1 剂，连服 5 剂。

第二节 大便干结小产

方药：熟地 15g、生白芍 10g、当归 30g、川芎 10g、丹皮 10g、山栀 5g、枣皮 10g、山药 15g、菟丝子 6g、川断 15g、苁蓉 15g。

用法：水煎服，每日 1 剂，连服 5 剂。

第三节 大怒小产

方药：当归 15g、白芍 15g、黑荆芥穗 10g、郁金 5g、甘草 5g、白术 10g、麦冬 1g、姜炭 10g、香附 15g、丹皮 10g。

用法：水煎服，每日 1 剂，连服 5 剂。

第四节 跌闪小产

方药：四叶参 30g、生黄芪 30g、当归 15g、茯苓 6g、红花 3g、丹皮 10g、姜炭 15g、续断 20g。

用法：水煎服，每日 1 剂，连服 5 剂。

第五节 行房小产

方药：人参30g、白术15g、生黄芪30g、三七5g、熟地30g、当归15g、黑荆芥穗6g。

用法：水煎服，每日1剂，连服4剂。

第七章　临产

第一节　血虚难产

方药：生黄芪 30g、当归 30g、熟地 15g、川芎 10g、麦冬 30g。

用法：水煎服，一日服 2 剂。

第二节　气逆难产

方药：柴胡 20g、陈皮 3g、葱白 7 寸、紫苏梗 10g、人参 30g、牛膝 6g、川芎 10g、当归 30g、白芍 15g、甘草 5g。

用法：水煎服，每日 1 剂。

第三节　交骨不开难产

方药：当归 30g、人参 15g、川芎 15g、红花 3g、川牛膝 10g、柞木枝 50g。

用法：水煎服，每日 1 剂。

第四节　婴儿脚手先下难产

方药：人参 30g、当归 50g、川芎 30g、川牛膝 10g、升麻 12g、制附子 5g。

用法：水煎服，每日 1 剂。

第五节　子死产门

方药：川芎 30g、人参 30g、益母草 5g、荆芥穗 10g、赤石脂 5g

用法：水煎服，每日 1 剂。

第六节　胞衣不下

方药：当归 20g、川芎 15g、益母草 15g、乳香 10g、荆芥穗 10g、麝香 0.3g。

用法：水煎服，每日 1 剂。

第七节　子死腹中

方药：人参 30g、当归 60g、川牛膝 15g、鬼臼 10g、乳香 6g（去油）。

用法：水煎服，每日 1 剂。

第八节　血晕不语

方药：当归 30g、黄芪 100g、人参 30g。

用法：水煎服，每日 1 剂。

第九节　气虚血晕

方药：人参 30g、黄芪 30g、当归 30g、荆芥穗炭 10g、姜炭 3g。

用法：水煎服，每日 1 剂。

第十节 肠下

方药:人参30g、黄芪30g、白术15g、升麻6g、炙甘草5g。

用法:水煎服。

又方:大麻子仁49粒。

用法:将大麻子仁捣碎,外敷头顶百会穴,肠收去药。

第八章 产后诸证证治

第一节 产后外洗方（无论顺产、难产均需外用）

方药：艾叶50g、国槐枝50g、寻骨风50g、桑枝50g、武当追风草50g。

用法：产后30天以后上药煎水，先熏后洗阴户，可加食盐50g。

第二节 产后小腹痛

方药：人参10g、熟地30g、当归30g、山药15g、阿胶（烊化）10g、续断6g、小茴香5g、肉桂3g、乌药5g。

用法：水煎服，每日1剂。

第三节 产后气喘

方药：紫灵芝15g、苏叶15g、茯苓10g、五味子10g、紫菀10g、阿胶珠10g、当归身15g、熟地10g、枸杞10g、麦冬10g、蛤蚧尾2支、人参15g。

用法：水煎服，每日1剂。

第四节 产后血崩

方药：人参50g、炮附子15g、枣皮30g、白术20g、艾炭15g、阿胶珠15g、炙甘草15g。

用法：大火急煎，频服。

第五节　产后恶心呕吐不止

方药：半夏（姜制）30g、陈皮 15g、黄连 5g、伏龙肝 60g、生姜 30g。

用法：水煎服，每日 1 剂。

第六节　产后外感咳嗽

方药：党参 20g、苏叶 15g、陈皮 10g、炒枳壳 10g、前胡 10g、半夏 10g、葛根 15g、木香 6g、桔梗 10g、茯苓 10g、炙甘草 10g、杏仁 10g、紫菀 10g、甘草 5g。

用法：水煎服，每日 1 剂。

第七节　产后气血两虚乳汁不下

方药：人参 15g、炙黄芪 30g、当归 15g、山甲 10g、漏芦 10g、七孔猪蹄一支。

用法：将药布包，与猪蹄一同下锅熬汤，加盐少许服用。

第八节　产后气郁乳汁不下

方药：王不留行 10g、柴胡 6g、香附 10g、路路通 10g、山甲 10g、漏芦 10g。

用法：水煎服，每日 1 剂。

第九节　产后吹乳、全身发烧、乳房胀痛

方药：金银花 90g、公英 30g、瓜蒌皮 10g.

用法：水煎取药汁，兑皇酒少许，分 2 次服用，服药后盖被睡觉，汗出即愈。

第十节　产后奶花疮（乳痈）

方药：七叶一枝花根适量（鲜品）。

用法：将上药捣碎，外敷在患处，每天换一次药。

内服方 1（初期服用）：荆芥 10g、防风 10g、瓜蒌 10g、公英 30g、连翘 15g、二花 20g、赤芍 20g、生甘草 10g、当归 10g。

用法：水煎服，配合拿肩井穴，用观音指压肩井穴，拇指在下做拿压法，患者出汗为度，其效甚速。

内服方 2（中期服用）：生地 20g、当归 15g、赤芍 15g、连翘 10g、桔梗 10g、黄芪 20g、花粉 10g、土贝母 10g、漏芦 10g、甘草 10g、公英 20g、皂刺 10g。

用法：水煎服，每日 1 剂。

内服方 3（后期服用）：当归 15g、熟地 15g、白芍 10g、人参 10g、黄芪 20g、白术 15g、陈皮 10g、茯苓 10g、山药 10g、甘草 10g。

用法：水煎服，每日 1 剂。

第二篇 妇科病证治

第一章　月经不调证治

第一节　概论

月经不调证治，又称"调经"。月经不调是妇科最为常见疾病，武当道医将妇科病列为经、带、崩、胎、产五大证，月经病例为五大证之首。月经不调主要包括经期失度，赶前错后，经量失常，或多或少，色泽不好，深浅不定，经质稀稠不一。反应在临床上的月经不调病有：经行先期、经行后期、月经先后不定期、行经腹痛、经量过少、经量过多、行经吐血、经前便血、经前泄泻、经行泄水、经行发热、经行身痛、经行头痛、经闭、更年期经病。此病痛苦，更能影响女性生育，故有："妇科百病，调经为先"之说。

所谓调经重在治本也，如有因病而后经不调者，当先治其病，病愈则经自调，若因月经不调而生病者，当先调其经，经调则病当自去。至于临床常用之法，可以概括为"理气疏肝、健脾益胃、滋补肝肾"12个字。

第二节　月经不调的病因

歌曰：天地温和经水安，寒凝热沸风荡然。
　　　邪入胞宫任冲损，妇人经病本同参。
又曰：妇人自身不自主，病多忧忿郁伤情。
　　　血之行止与顺逆，皆由一气帅而行。

古人观察：天气温和的时候，河水流动是很平静的，天寒地冻的时候，河水就会凝结成冰，天暑地热的时候，河水也会沸动而满溢出来，暴风骤雨的时候，河水就会波浪滚滚地汹涌而起。这是自然界的一种现象，也可拿来比喻那些由外因引起的月经病。当风、寒、暑、湿、燥、火之邪侵入胞宫，瘀久成毒，损伤了冲脉、任脉，引起月经异常，胞宫内受寒毒所伤，月经则凝滞不行；胞宫受热毒所伤，月经则沸动妄行，胞宫受风毒所伤，则月经也能涌而大下。这些与河水在受到寒、热、风等不同气候的影响而发生的变化极为相似，所以道医称为"天人合一"也。

在封建社会，我国男性与女性社会地位极不平等，女性是没自主的权利，因此，在遇到不合理或者不称心的事情，女性只能闷在心里，暗自悲伤，自己苦恼而已。七情所伤，最易造成气机郁滞不畅，而血液的行与止、顺与逆，又皆由"气"来统率的，所以凡是由内因引起的月经病，大多是因为七情内伤、气机失调所造成，所以道医临床常用之法是"养血疏肝、理气通经"。

第三节　月经先期证治

歌曰：月经先期至，气虚或血热，肝郁与血瘀。
　　　　对证用秘诀，清补疏与活，调经可对月。

月经提早七天以上，甚至每个月来两次，可伴月经量过多，连续两个月经周期以上者，称为月经先期，或月经提前。

产生经行先期的原因，临床多见的有四种：一是血热，多因嗜食辛辣食物,或感受热邪,血得热而妄行;二是气虚,劳倦过度,饮食失调,气虚不能摄血所致;三是肝郁,七情所伤,肝不藏血,故月经先期而至;四是血瘀,涩滞不畅所致。

此证偶然超前,多作热治。经常超前则宜详辨证因,抓住要点。血热型:色紫,量多,质浓;气虚型:量多,色淡黄而清稀;肝郁型:多腹胀,量少,目眩;血瘀型:色紫量少,腹痛拒按。

一、血热经行先期

1.主证:月经先期,色紫,量多,质浓,心烦口渴,面潮红,舌红,苔薄微黄,脉象数。

2.治法:宜凉血固经。

3.方药:

先期汤:当归、白芍、阿胶(烊化)、香附各9g,黄柏、川芎、知母、黄芩、黄连各6g,生地15g,炙甘草3g。水煎服。

加味四物汤:当归、白芍、生地、麦冬各9g,川芎、花粉、柴胡、黑栀子、五味子各6g。水煎服。

清经汤:丹皮、酒白芍、大熟地各9g,地骨皮15g,青蒿6g,茯苓3g,黄柏10g(盐炒)。水煎服。

生地黄芩汤:生地15g,黄芩、丹皮各9g,香附12g(醋炒)。水煎服。

两地汤:生地20g、玄参15g、地骨皮20g、麦冬15g、白芍15g、阿胶10g(烊化)、丹参20g。水煎服。

二、气虚经行先期

1.主证:月经超前,色淡量多,质较稀薄,精神疲倦,气短心悸,小腹有空坠感,面色白,舌淡苔薄,脉象虚大无力。

2.治法:宜补气固经。

3.方药:

补中益气汤:黄芪 15g,当归、白术各 9g,陈皮、柴胡、人参、甘草各 6g,升麻 5g,生姜 3 片,大枣 2 个。水煎服。

归芍四君子汤:党参、当归各 15g,炙甘草 6g,白术、茯苓、白芍、阿胶(烊化)各 9g。水煎服。

归脾汤:人参、远志、广木香、甘草各 6g,黄芪、白术、茯神、元肉、枣仁(炒)各 9g,当归 15g,生姜 5 片,大枣 2 个。水煎服。用此方时,气虚极者可减去木香,如果经多不止,可以随症酌加阿胶珠、黑地榆、血余炭、升麻等。

三、肝郁经行先期

1.主证:肝郁先期,月经色红或紫黑有块,量少,头晕目眩,心烦口渴,两乳房胀痛,精神抑郁不乐,舌苔薄黄,脉多弦。

2.治法:疏肝解郁。

3.方药:

丹栀逍遥散:当归 15g,白芍、柴胡、茯苓、白术各 9g,甘草 6g,薄荷、丹皮、黑栀子各 6g,煨姜 3 片。水煎服。

加味四物汤:熟地、当归各 15g,川芎 6g,白芍 9g,香附 12g(醋炒)。水煎服。

四、血瘀经行先期

1.主证:月经提前,色紫量少,质夹血块,腹痛拒按,舌多紫斑,苔黄而干,脉象沉涩。

2.治法：活血祛瘀。

3.方药：

调经汤：当归、赤芍、生地黄、桃仁、五灵脂、坤草各9g,香附9g(醋炒),川芎、红花各6g。水煎服。

少腹逐瘀汤：小茴香6g(炒),干姜、官桂各3g,没药、川芎、赤芍各6g,当归、蒲黄、五灵脂各9g,元胡9g(醋炒)。水煎服。

保健赠言：月经先期在治疗期间,应避风寒,保持愉快的心情,不可偏食辛辣助阳食品,避免过度劳倦,经期注意卫生保健,避免剧烈运动。

第四节　月经后期证治

歌曰：　经期已过六七天,月经不来使人烦。
　　　　血寒血虚或血瘀,气滞痰阻亦常见。
　　　　血寒宜温血虚补,血瘀活化莫等闲。
　　　　气滞开郁兼理气,痰阻之证亦化痰。
　　　　临床症状要分清,辨证施治细心研。

每月经期延后六七天以上,甚至每隔四五十日一至,连续三个月经周期以上的称为"经行后期",亦称"经行退后"或"经迟"。

本病的发生,多因气血运行不畅,以血寒血虚为多见,但也有气滞、血瘀、痰阻所致。总因上述诸因,致使冲任受损,血海不能按时满盈,月经因而后期。

治疗此证,以温养经血为主,但必须注意虚寒者腹痛绵绵,实寒者小腹绞痛,血虚色淡量少,气滞胀比痛重,痰阻者色淡稠黏而量多,分清证型,取效才速。

一、血寒经行后期

1.主证:有虚实之分,血虚而寒的经行后期,面色苍白或萎黄,月经量少而色淡,腹痛绵绵,喜暖喜手按,脉象微细或沉迟;实寒经行后期,色黯红而量少,少腹冷痛,得热痛减,面青肢冷,舌淡,苍白,脉象沉紧。

2.治法:虚寒者宜补血温经;实寒者宜温经行滞。

3.方药:

(1)虚寒型:

十全大补汤:人参、白术、茯苓、当归、白芍、熟地、黄芪各9g,川芎6g,肉桂3g,甘草5g,生姜3片,大枣1个。水煎服。

滋血汤:人参、川芎各6g,熟地15g,黄芪、山药、茯苓、白芍各9g。食前水煎服。

大营煎:当归、熟地、枸杞子各9g,杜仲6g(炒),牛膝、炙甘草各6g,肉桂3g。水煎服。寒甚加附子,虚甚加人参。

艾煎丸:吴萸、橘红各6g,当归15g,熟地、白芍各9g,川芎6g,石菖蒲、人参、艾叶各6g。水煎服。

(2)实寒型:

过期饮:当归15g,酒芍、熟地、香附各9g,川芎、红花、桃仁、干姜、莪术、木通各6g,炙甘草、肉桂各3g。水煎服。

温经汤:人参5g,牛膝、白芍各9g,当归15g,川芎、丹皮、甘草各6g,桂心3g,莪术6g(醋炒)。水煎服。如月经过多去牛膝、莪术,加焦艾叶、阿胶珠;如腹痛拒按,时下暗红色血块,酌加蒲黄、元胡。

二、血虚经行后期

1. 主证:经期错后,色淡量少,头晕耳鸣,腰酸腿困,小腹空痛,心悸寐少,面色萎黄,唇白或微有浮肿,舌淡红无苔,脉象细虚。

2. 治法:补血行气。

3. 方药:

人参养荣汤:人参、黄芪、当归、白芍、熟地、白术、茯苓各 9g,陈皮、五味子、远志、甘草各 6g,桂心 3g,生姜 3 片,大枣 2 个。水煎服。

补血调经汤:党参、白术、茯苓、当归、白芍各 9g,甘草、川芎、砂仁、陈皮各 6g,黄芪 15g,熟地 9g,香附 9g(醋炒)。水煎服。

小营煎:当归、熟地各 15g,白芍、枸杞子、山药各 9g,炙甘草 6g。水煎服。

四物汤:当归、熟地各 15g,川芎 9g、白芍 12g。水煎服。

归附羊肉汤:当归 30g、附子 3g、羊肉 100g。水煎服。

三、血瘀经行后期

1. 主证:月经错后,少腹疼痛拒按,经色紫暗有块,块下疼减,舌有紫暗色斑块,脉沉涩。

2. 治法:活血化瘀。

3. 方药:

加味元胡散:当归 15g,赤芍、元胡、香附各 9g,蒲黄、乳香各 6g,没药 6g(去油),桂心 3g。水煎服。

加减牛膝散：牛膝、丹参、桃仁、乌药各9g，香附9g(醋炒)，元胡6g(醋炒)，归尾15g，五灵脂、红花各6g。水煎服。

仙姑通经汤：当归、赤芍、川芎、熟地、红花、桃仁、三棱、莪术、香附各10g，桂枝6g，益母草20g，甘草6g。水煎服。

四、气滞经行后期

1.主证：经行后期，色红量少，经前或行经时少腹胀甚而痛，甚则牵连胁肋乳房疼痛，精神抑郁，情志不畅，面色青暗，苔白润，脉沉弦。

2.治法：开郁理气。

3.方药：

加味乌药汤：乌药、当归各9g，香附12g(醋炒)，炙甘草3g，砂仁6g，元胡9g(醋炒)，生姜3片。水煎服。

逍遥散：当归15g，白芍12g，柴胡、茯苓、白术各9g，甘草6g，薄荷5g，生姜3片。水煎服。

理气调经汤：当归、白芍、熟地、柴胡各9g，川芎、郁金各6g，香附(醋炒)、元胡(醋炒)、枳壳(麸炒)各9g。水煎服。

香附当归汤：当归30g，香附15g。水煎服。

七制香附丸(中成药)：日服2次。

五、痰阻经行后期

1.主证：月经后错，色淡稠黏而量多，或兼有白带、黄带，舌质淡，苔黄腻，脉滑。

2.治法：宜健脾化痰。

3.方药：

香砂六君子汤：人参、甘草、陈皮、砂仁各6g，白术、云苓、半夏各9g，木香5g。水煎服。

芎归二陈汤：半夏、橘红、茯苓、川芎各9g，甘草6g，当归15g，生姜5片。水煎服。

保健赠言：避免受寒冒雨涉水等，以防血为寒湿所凝，导致月经后期病发生。保持愉快心情，注意合理调节饮食，避免节食，避免劳倦。

第五节　经行先后不定期证治

歌曰：经来先后无定期，前热后寒有实虚。

淡少为虚不胀痛，紫多胀痛属有余。

月经提前或错后7天以上，2周以内，连续3个月经周期以上者，为经行先后无定期，或称经期紊乱，前人称为经乱。

本病的产生，主要是气血不调，冲任功能紊乱。导致气血不调的原因以肝郁、脾虚、肾虚为多见。肝郁者肝气紊乱，血随气行，气乱血也乱；脾虚者肝木所乘，脾失统血之职；肾虚者，禀赋素弱，或房事过度，冲任损伤，导致肾虚"经乱"。

本病治宜调理气血为主，不可过用香燥之品，以免耗气。临床治疗时应注意辨证：肝郁者小腹胀，甚则牵连胸胁；脾虚者倦怠懒言，大便多溏；肾虚者小腹空坠，腰部酸痛。

一、肝郁经行先后无定期

1. 主证：来经或先或后，经量时多时少，色紫红，乳房或少腹胀痛，甚则牵连两胁胸闷嗳气，精神郁郁不乐，舌苔微黄，脉弦。

2. 治法：宜舒肝解郁，佐以和血。

3. 方药：

加味逍遥散：柴胡、白术、茯苓、当归、白芍、陈皮各9g，炙甘草、薄荷各6g，香附6g（童便炒），生姜3片。水煎服。经行腹痛拒按，加泽兰叶、桃仁、红花；热甚，加丹皮、黑栀子；肾虚腰疼，加山药、山萸、熟地、菟丝子。

香郁汤：香附（醋炒）、郁金、当归、白芍、柴胡各9g，栀子、丹皮、黄芩、没药（去油）、乳香（去油）各6g，甘草3g。水煎服。

二、脾虚经行先后无定期

1. 主证：月经或先或后，经量或多或少，色淡质稀，四肢不温，倦怠懒言，腹胀便溏，口淡无味，舌淡苔白，脉迟缓无力。

2. 治法：益气健脾。

3. 方药：

家传白术散：党参60g，白术45g，茯苓15g，炙草、山药、建莲子各15g，扁豆、苡仁各15g（炒），砂仁、桔梗、陈皮各15g。为末，每服9g，清米汤调服。如用汤剂，腹痛者加香附、焦艾叶；腰痛加川断、补骨脂、杜仲（炒）。

归芍六君子汤：当归、白芍、茯苓、半夏各9g，人参、炙甘草、陈皮各6g，白术9g（土炒）。水煎服。

三、肾虚经行先后无定期

1.主证：经行或前或后，月经量少，色淡质清，面色晦暗，头晕耳鸣，腰部酸胀，夜尿多，舌淡苔薄，或舌边有齿痕，脉象沉弱。

2.治法：宜补肾气，调冲任为主。

3.方药：

定经汤：菟丝子、大白芍各30g（酒炒），柴胡15g，大熟地15g（九蒸），当归30g（酒洗），黑芥穗6g，山药15g（炒），茯苓9g。水煎服。

固阴煎：人参、五味子各6g，熟地15g，山药9g，菟丝子15g（炒），山萸9g，远志6g，炙甘草5g。水煎服。

临证也可酌加肉桂、附子、补骨脂。

七味神效调经散：斑蝥虫5g、土元18g、水蛭15g、虻虫15g、血竭9g、番木鳖6g、麝香0.5g。

用法：上药研为极细面，贮存在密闭瓶内，勿使漏气，治疗时取药面4g，分成两份，分别放在脐下3寸的"关元穴"，腰骶椎关节处的"腰阳关穴"，外用纱布覆盖，胶布固定，经60~90分钟，敷药处有刺激感时取下，擦净药面。

适应病症：月经不调，痛经。

注意：此药面不可敷贴时间过长，以免过敏。

健康赠言：调节好情绪，避免强烈的精神刺激，保持心情舒畅，节制房事，避免房劳伤肾。

第六节 经行腹痛证治

歌曰：经行腹痛称痛经，临床治疗辨清因。
　　　腹痛经后血虚弱，肾虚经后腹空痛。
　　　气郁经行小腹胀，血瘀经前腹刺痛。
　　　风寒之邪腹绞痛，针药并用效果灵。

每遇经期或经行前后小腹疼痛，随月经周期发作，甚至疼痛难忍，甚则伴呕吐汗出，面青肢冷，以至晕厥者，也有部分患者，经期小腹疼痛连及腰骶，或放射至肛门两侧股部，这种症状称为经行腹痛，也称"痛经"。

临床上经行腹痛的病最为常见，经行腹痛的病机主要是气血运行不畅，造成气血运行不畅的病因主要是血虚、肾虚、气郁、血瘀、风寒等类型。

治疗本病，以通调气血为主。辨证施治时应抓住下列各点：经前或行经中腹痛拒按多为实；经后腹痛多为虚；经后冷疼多为寒；行经热疼多为热。从痛的性质上来分别是：抽痛、刺痛为寒，绞痛、阵痛为实，胀多于痛为气滞，痛多于胀为血瘀，痛时绵绵属虚寒，胀痛灼灼属实热，痛而兼坠为气虚，痛而兼酸为风冷。上述各点，辨证时要四诊合参，才能辨明虚实寒热，正确对证用药。

一、血虚经行腹痛

1.主证：行经期中或行经以后，小腹隐隐作痛，喜手按，经色淡红量少，面色苍白或萎黄，精神疲劳而倦怠，舌淡苔薄，脉虚弱而细。

2. 治法：宜补中益血。

3. 方药：

丹参四物汤：丹参、当归、熟地各 15g，党参、白术各 10g，川芎、白芍各 9g。水煎服。

补血益气汤：党参、黄芪、白术、茯苓、当归、白芍、熟地各 9g，炙甘草 5g，川芎、陈皮、吴萸（炒）各 6g，香附 9g（炒），元胡 6g（醋炒），生姜 3 片，大枣 2 个。水煎服。

胶艾八珍汤：人参、甘草、川芎各 6g，白术、茯苓、当归、熟地、白芍、阿胶各 9g，艾叶 6g（醋炒）。水煎服。

当归地黄汤：当归 15g，川芎、白芍、熟地、黄芪各 9g，人参、丹皮、元胡（醋炒）各 6g。水煎服，也可制成蜜丸，米汤送下。

二、肾虚经行腹痛

1. 主证：经来色淡量少，经后少腹空痛，腰部酸软，肢体无力，舌淡红，苔薄，脉象沉弱。

2. 治法：宜调补肝肾。

3. 方药：

调肝汤：酒白芍、山萸各 9g，山药 15g（炒），阿胶 9g（白面炒），当归 9g（酒洗），巴戟天 10g（盐水炒），甘草 3g。水煎服。若腰骶痛甚者，加杜仲、续断；小腹两侧痛者，加小茴香、橘核；两肋胀痛者，加青皮、金铃炭；小便夜尿多者，加益智仁、桑螵蛸；气虚者，加人参。

温肾调经汤：巴戟天、川断、熟地、当归、阿胶（烊化）、乌药各 9g，杜仲（炒）、益母草、焦艾叶各 6g。水煎服。

三、气郁经行腹痛

1.主证：经前或行经时小腹胀痛，胀甚时牵引胸胁及乳房，行经量少，经无定期，脉象多弦。

2.治法：宜理气行滞。

3.方药：

加味四物汤：川芎、砂仁、红花各6g，白芍、熟地、香附各9g，元胡6g(醋炒)，莪术9g(醋炒)，桃仁9g(去皮炒)，当归15g。水煎服。

乌药汤：乌药、当归各9g，香附12g(醋炒)，木香3g，甘草5g。水煎服。

元胡散：当归、赤芍、没药各9g，元胡9g(醋炒)，桂心6g，蒲黄9g(炒)，乳香9g(去油)。水煎服。如腹痛甚者，可以酌加五灵脂、木通、枳壳、刘寄奴。

经验方：木通、白芍、五灵脂(炒)各等份。醋水各半煎服。方中白芍调和肝气，木通通气行血而利窍，五灵脂通利血脉，散寒止痛，加醋止痛效力更速，配伍虽简，疗效很好。

香附皇酒汤：香附9g(醋炒)、元胡6g(醋炒)、广木香6g、肉桂3g、当归15g、皇酒2盅。水煎温服。

理气开郁汤：当归、赤芍、白芍、丹参、香附各9g，川芎、郁金、佛手、橘皮、木香、枳壳(麸炒)、青皮(醋炒)各6g。水煎服。

尚氏八珍汤：当归、白芍、熟地、元胡各9g，川芎、木香、槟榔、川楝子(炒)各6g。水煎服。也可加小茴香6g。

红藤败酱四物汤：红藤30g，败酱草20g，当归10g，川芎、赤芍、生地各12g,川楝子10g,炒五灵脂12g,制乳没各5g。水煎服。痛经一证,多因受寒而得,但据临床所见热郁痛经并非少见。辨证要点:舌质红,苔薄黄,脉弦或弦数,行经第一天腹痛甚剧,或见有血块落下,痛减身轻。

四、血瘀经行腹痛

1.主证:经前或行经时腹痛拒按,痛时如刺,色紫黑有块,月经量少,有时血块排出则疼痛减轻,舌质正常,或青紫晦暗,苔微黄,脉多沉涩。

2.治法:宜活血化瘀。

3.方药:

行经红花汤:当归、紫葳、苏木、香附、刘寄奴各9g,赤芍、川牛膝、元胡、青皮(醋炒)各6g,桂心3g,桃仁9g(炒)、红花6g。水煎服。如发热腹痛加丹皮、大黄。

血府逐瘀加减:当归、赤芍、红花、牛膝、香附各9g,川芎、青皮、枳壳、木香、元胡各6g,桃仁9g(炒),甘草3g。水煎服。

加减四物汤:当归15g,川芎、赤芍、香附(醋炒)各9g,元胡、红花、甘草各6g,五灵脂9g(醋炒),桃仁6g(炒),肉桂3g。水煎服。

桃红失笑散:五灵脂9g(醋炒)、蒲黄9g、桃仁9g、红花9g、元胡9g(炒)、白酒1盅。水煎服。

丹归饮:当归30g、丹参15g、香附9g(炒)、元胡6g、五灵脂9g。水煎服。

琥珀散:三棱、莪术、赤芍、刘寄奴、丹皮、熟地、当归、官桂、乌药、元胡各 30g。共为细末,每服 6g,温酒调下。

五、风寒经行痛腹痛

1.主证:经前或行经中少腹绞痛,有冷感,喜热拒按,月经量少,色暗红,或如黑豆汁,舌边紫,苔白腻,脉沉紧。

2.治法:宜温经散寒。

3.方药:

柴胡丁香汤:柴胡、生地各 9g,血竭、羌活各 6g,当归 15g,丁香 5g。水煎服。

没药除痛散:蒲黄、元胡、五灵脂各 9g,良姜、没药各 6g,桂心 3g,莪术 9g(炒),当归 15g,甘草 5g。水煎服。

温经止痛汤:川芎、五灵脂、元胡各 9g,白芷 6g,香附 9g(醋炒),艾叶 6g(醋炒),生姜 3 片。水煎服。

吴萸汤:当归、吴萸、半夏、麦冬、茯苓各 9g,肉桂、细辛各 3g,丹皮、炙甘草、木香各 6g,干姜 3g,藁本 6g,防风 6g。水煎服。

附:武当道教医药针灸及外敷法治疗痛经

1.艾灸至阴穴法:至阴穴位于足小趾外侧,趾甲角旁约 0.1 寸处。

治疗方法:患者取坐位或仰卧位,将艾条点燃后,灸足小趾处的至阴穴 15~20 分钟,以患者自觉温热为度,自月经前 3 天开始至经后为一疗程。用本法治疗一二疗程便可痊愈。

按:灸至阴穴法,用于宫寒痛经。至阴穴为膀胱经的井穴,有疏通经络、调整阴阳的作用,灸之温经散寒。古人常用艾灸此穴治疗胞衣不下、难产之证，今用艾灸至阴穴治疗痛经，其效显著。

2.针刺承山穴法：

承山穴，位于小腿腓肠肌两肌腹之间凹陷的顶端，即人字窝内。

治疗方法：患者俯卧，以6寸毫针针刺双侧承山穴，徐徐捻转进针，以有强烈针感为度，留针15~30分钟。

按：承山穴为足太阳膀胱经穴，有舒筋活络、调理肠腑的功能，又为治痔痛之效穴，今用治痛经也有明显疗效。其理与调理肠腑，其经别入肛进腹有关，故针刺同样可以治疗痛经。

3.针刺合谷穴配三阴交穴法：

合谷穴，位于手背第一、二掌骨之间，约平第二掌骨中点处。三阴交穴，位于内踝上3寸，胫骨内侧后缘。

治疗方法：治疗时取右侧合谷穴，配以左侧三阴交。消毒皮肤后，将毫针垂直刺入1~2寸深，施以平补平泻手法，留针15分钟，疼痛消失后取针。

按：因左侧主血，右侧主气，右合谷配左侧三阴交可补气和血。合谷为手阳明之原穴，阳明为多气多血之府；三阴交属足太阴脾经主血分，三阴交调理三阴经气，行气活血，引血下行。故二穴相伍温经散寒、活血通经、止痛，可用治痛经及闭经。

4.胡仙姑痛经散：丁香、肉桂、元胡、细辛、小茴、白胡椒各30g，研极细面，用姜汁或皇酒调药面5g，敷脐部，外用青盐0.5kg,炒热外敷药上。治痛经神效。

第七节 经行过多证治

歌曰:月经量多不断头,气虚质稀痰湿稠。

血热深红多稠黏,医家牢记在心间。

月经周期正常,经行血量较以往明显增多,每次行经总量超过100ml,经行七八天仍不干净,且连续两个月经周期以上者,称为经行过多,也称"月经量过多"。

月经如期来潮,经量超过正常。正常妇女来经,大约三至五天时间,有的人七八天还不干净,且连续两个月经周期以上者,称为经行过多,也称"月经量大"。

本病多为冲任失守,血海不固所致。导致冲任失守的原因有三种:一是气虚下陷,冲任气机不能固摄血海;二是痰湿影响气机所致;三是血热,患者禀赋素盛,阳气有余,或平素嗜食辛燥之品,热伏冲任,迫血妄行,致血量增多。

治疗本病,应着重益气清热,固冲摄血为主。

一、气虚经行过多

1.主证:月经来时量多而色淡,经质清稀如水,面色白,气短懒言,精神不振,少腹有空坠感,舌淡红,苔薄润,脉浮虚。

2.治法:宜补气摄血。

3.方药:

加减补中益气汤:人参、黄芪各10g,炒白术、广陈皮、白茯苓、当归各 10g，柴胡、升麻各 3g，大枣 2 个，生姜 5g，炙甘草 10g，仙鹤草 20g，炒芡实、怀山药各 15g。

加减归脾汤： 人参、白术各 9g，黄芪 15g，炙甘草、当归、远志、元肉、枣仁各 10g，木香 5g，大枣 2 个，生姜 5g，升麻 6g。水煎服。如效不显著，可加入阿胶、艾叶（炒黑）、黑地榆之类。

丹溪方： 白术、人参、陈皮各 9g，黄芪 15g，炙甘草 6g。水煎服。

卫生汤： 当归、黄芪各 15g，白芍 12g，甘草 6g。水煎服。如气虚加人参。

二、痰湿经行过多

1. 主证：月经过多，色淡质稠黏，体多肥胖，口淡腻，胸脘胀闷，舌质淡红，苔腻。有热者，舌鲜红，苔多黄腻，脉滑。

2. 治法：宜燥湿祛痰。

3. 方药：

益气祛痰汤： 人参、炒白术、茯苓各 10g，半夏、白芍各 15g，甘草、陈皮各 6g，当归 15g，炒薏米仁、苍术（炒）各 9g，生姜 3 片。水煎服。

三、血热经行过多

1. 主证：月经过多，经色深红而稠黏，心烦口渴，舌红唇干，小便多黄，舌质红，苔黄，脉滑数。

2. 治法：宜清热凉血。

3. 方药：

加味当归饮： 当归、白芍、丹参、丹皮、黄芩各 9g，川芎、白术各 6g，生地 15g。水煎服。如热甚者，可加黑栀子、黑地榆。

生地凉血汤：生地 15g，白芍、阿胶珠、黑地榆、黄芩、白术各 9g，黑栀子、丹皮各 6g，升麻 3g。水煎服。

固经丸：龟板、黄芩、白芍各 30g，黄柏 9g，椿白皮 21g，香附 7.5g。共为细末，酒糊为丸，如梧桐子大，每服 50 丸，酒送下，也可水煎服之。

两地汤：生地 30g，元参、麦冬各 15g，白芍、地骨皮、阿胶(烊化)各 9g。水煎服。

健康赠言：调情志，避免精神刺激，要饮食有节，少食辛辣温燥之品，饮食要富有营养，易于消化，注意休息，避免过度劳累。

第八节　经行过少证治

歌曰：经行过少不足量，血虚量少面萎黄。

　　肾虚量少腰酸痛，血瘀拒按少腹胀。

月经周期正常，经量较以往明显减少，每次总量少于 20ml，或经量减少的同时，经期也缩短到不足两天，询问发病前有无使用避孕药及人工流产，刮宫术史，有无失血病史，有无结核病史，若无上述病史的经行过少，可称为经行过少，也称"月经量过少"。

经少之因，多为营血空虚，或冲任受阻，血行不畅所致。临证常见有血虚型，无血所下；肾虚型，血无源泉；血瘀型，寒凝气滞，瘀血内停，血行不畅，而经量减少。

治疗本病,宜先辨别色质:色淡质清为血虚;色红不深,腰痛为肾虚;色紫有块为血瘀。总宜养血活血,益肾调气为主。

一、血虚经行过少

1.主证:月经量少、色淡,面色萎黄,头晕眼花,耳鸣心悸,皮肤头发干燥不润,甚则腰膝酸软,手足不温,舌淡苔少,脉虚细。

2.治法:宜补气养血。

3.方药:

参芪逍遥汤:当归15g,川芎、柴胡、炙甘草各6g,白芍、茯苓、白术、人参、黄芪各9g,薄荷3g。水煎服。

五福饮:人参、炙甘草各6g,熟地、白术各9g,当归15g。水煎服。

四物加两花汤:当归15g,川芎、白芍各9g,熟地12g,玫瑰花、红花各6g。水煎服。

二、肾虚经行过少

1.主证:来经量少,或不到一日即净,色红不深,腰酸腿胀,头晕耳鸣,大便秘结,夜多小便,舌质淡,脉沉。

2.治法:宜补肾养心。

3.方药:

益肾养心汤:熟地、肉苁蓉各15g,枸杞、菟丝子各20g,益智仁、桑螵蛸、茯神各9g,泽兰6g,杜仲、枣仁、柏子仁各9g(炒)。水煎服。

加味六味地黄汤:熟地24g,山药、山萸各12g,制首乌、当归各10g,茯苓、泽泻、丹皮各9g。水煎服。

三、血瘀经行过少

1. 主证：经行过少，量少色紫而夹血块，小腹疼痛拒按，块下后其痛势稍减，舌边紫暗，或满舌紫而晦暗，脉沉涩。

2. 治法：宜活血化瘀。

3. 方药：

安坤四物汤：当归 15g，川芎、熟地、泽兰、益母草各 9g，赤芍 12g，香附 9g（醋炒）。水煎服。

牛膝散：川牛膝、赤芍各 9g，桂心 3g，桃仁 9g（炒），元胡 6g（醋炒），当归 15g，丹皮、广木香各 6g。水煎服。

桃红四物汤：桃仁、红花、川芎、白芍、熟地各 9g，当归 15g。水煎服。

痛瘀煎：当归尾、赤芍、山楂各 15g，红花、桃仁、乌药各 9g，香附 9g（醋炒），青皮 6g（醋炒），木香、泽泻各 6g。水煎服。

健康赠言：经期注意保暖，不宜淋雨涉水，不宜过食生冷饮食，以免因寒而滞血，避免精神不良刺激，节制房事，节制生育，避免手术及外伤失血，及早治疗原发病，如子宫发育不良、子宫内膜结核等。

第九节　经行吐衄证治

歌曰：经期吐衄很异常，经期口鼻出血浆。
　　　肝热烦怒两胁胀，肺燥热咳手心烫。
　　　肝热丹栀逍遥散，肺燥清金引血汤。

每适经来，或经期前后，出现周期性的吐血或衄血，影响月经来少或不来的症状,称为"经行吐衄"。俗称"逆经"或"倒经"。

经期吐衄的原因,主要是血热气逆,经血妄行所致,临床多见有肝热、肺燥两种类型。

治宜清热降逆为主。

一、肝热经行吐衄

1.主证:经前或行经期中,常有吐血或衄血,两胁胀闷,烦躁易怒,抑郁多思,时有潮热,头晕耳鸣,口苦咽干,逐渐经期量少而赶前,舌质红,苔黄,脉弦数。

2.治法:宜清肝解郁,降逆止血。

3.方药:

加减四物汤: 生地15g,当归、川芎、赤芍、桃仁、红花、柴胡、胆草、白茅根、丹参、炒山栀、苏木各9g。水煎服。

顺经汤: 当归、赤芍、柴胡、茯苓、花粉、麦冬、阿胶、生地、川牛膝、郁金、丹皮各9g,甘草6g。水煎服。

川军饮: 川军15~30g。水煎服。

茜草汤: 茜草15~30g。水煎服。

二、肺燥经行吐衄

1.主证:经期或经后,常有吐血或衄血,色红量少,头晕耳鸣,时有潮热或咳嗽,口渴欲饮,咽喉干燥疼痛,手心热,嘴唇红,面颧赤,舌红或绛,舌苔剥脱或无苔,脉象细数。

2.治法:宜滋阴降火,清燥润肺。

3.方药:

止衄调经方: 生地15g,川芎、桔梗、丹皮各6g,黄芩、阿胶珠、白芍、白茅根各9g,栀子、蒲黄、侧柏叶各9g(炒)。水煎服。

清金引血汤: 藕节、红景天、川牛膝、白茅根各15g,侧柏叶9g(炒),降香6g,桑叶、麦冬、旱莲草、泽兰、黑芥穗各9g。水煎服。

白茅根汤: 白茅根、生地各15g,黑栀子、当归、白芍、麦冬、阿胶、大小蓟各9g。水煎服。

第十节 经行前便血证治

歌曰:经前便血莫惊慌,热郁大肠脉络伤。

若非肛肠器质病,清热凉血安肠腔。

每月经前一二天,大便下血,而经量减少,连续三个月经周期,排除肠道及肛门恶性病或痔疾等,称为"经前便血"。

经前便血,多因平素过食辛热燥血之物,热郁肠中,迫血下行所致。

1.主证:经前大便下血,色深红,面赤唇干,头晕心烦,大便干燥,小便短黄,月经量少,舌红苔黄,脉滑数。

2.治法:宜清热凉血。

3.方药:

槐角四物汤: 当归、白芍、白茅根、炒荆芥、炒防风、藕节各9g,生地15g,槐角9g(蜜炙),椿皮9g(炙),枳壳6g(麸炒),侧柏叶9g(炒),黑豆面15g。水煎服。

顺经两安汤: 当归15g(酒洗),白芍15g(酒洗),大熟地15g(九蒸),山萸肉6g(蒸),人参9g,白术15g(土炒),升麻 3g,麦冬 15g,黄连 6 克,木香 5 克,黑芥穗 6g,巴戟 10g（盐水浸）。水煎服。

补血汤：黄芪 60g(生熟各半),归身 12g(酒洗炒黑),杭芍炭 9g,焦白术 15g,杜仲 6g(炒),荆芥炭 6g,姜炭 3g,贯仲炭 3g(研末冲入)。水煎服。

健康赠言：保持愉快心情,避免生气,少吃辛辣刺激食品,少接触闷热环境,注意休息,多吃鲜藕、鲜梨等食品。

第十一节　经行泄泻证治

歌曰:经行泄泻休小瞧,日久即成稀屎痨。

认清脾虚和肾虚,对证用药病能好。

经行泄泻,是指女性月经每月来潮时,大便泄泻,经净即止。本病宜急早治疗,不然可以持续数年,很难不药自愈,久而失治,即成俗称"稀屎痨病",对身体健康有很大的影响。

本病产生的主要原因是脾虚和肾虚。脾虚者不能化水谷之气为精微,反而化为湿浊,随脾气下陷而作泻。肾虚者,命门火衰,不能上温脾土而为泄泻。此证治疗以健脾温肾为主,佐以调经即可。

一、脾虚经行泄泻

1.主证:经行泄泻,面色苍黄,精神疲倦,四肢乏力,口淡无味,不思饮食,甚则呕吐,浮肿,腹胀,舌淡或胖嫩,苔白腻,脉虚迟濡。

2.治法:宜补中健脾,调经理气。

3.方药：

参苓白术散：人参、白术、白茯苓、炙甘草各 9g，山药 9g(炒)，白扁豆 6g(微炒)，建莲子 6g(炒令深黄色)，薏苡仁 6g，砂仁 6g，大枣 3 个。水煎服。

加味六君子汤：人参、陈皮、炙甘草各 6g，白术 9g(土炒)，茯苓、半夏、川芎各 9g，炮姜 5g，当归 15g，生姜 3 片，大枣 2 个。水煎服。

理中汤：人参 9g，白术 9g(土炒)，炙甘草 6g，干姜 5g。水煎服。寒甚加附子，名附子理中汤，主治经行泄泻，粪便澄沏清冷，腹中冷痛喜热按，四肢厥冷，舌淡，苔白而滑，脉见沉迟无力。

七味白术汤：人参、茯苓各 9g，白术 9g(土炒)，炙甘草、藿香各 6g，木香 6g(煨)，葛根 9g。水煎服。

二、肾虚经行泄泻

1.主证：经行泄泻，五更较重，大便溏薄，面色晦暗，腰腿酸软，下肢畏冷，手足不温，小便清长，夜间更勤，舌淡苔白，脉象沉迟。

2.治法：宜补肾回阳。

3.方药：

四神丸：补骨脂 120g，五味子 60g，肉豆蔻 60g，吴茱萸(浸炒)30g。上为末，生姜 240g，红枣 100 个煮熟，取枣肉和末；丸如桐子大，每服 6g。

四君子汤：人参、茯苓各 9g，白术 9g(土炒)，炙甘草 6g。水煎服。可合四神丸同服。

健固汤：人参、茯苓各 9g，白术 9g(土炒)，苡仁 15g，巴戟天 6g。水煎服。

第十二节　经行泄水证治

歌曰：经行泄水脾湿重，症见食少四肢困。

　　　补脾利湿医脾虚，肾虚可选健固用。

女性经水未来之前，先泄水二三日，而后行经者，称为"经行泄水。

本病多因脾脏湿气太重，经水将动，脾气不固，血未流注血海，而湿气先乘之，所以经未行先泄水。治宜补脾利湿。

1.主证：经水未来之前，先泄水二三日而后行经，经色淡黄不鲜，四肢沉困，食减嗜卧，舌淡，苔薄白，脉濡缓。

2.治法：宜补脾利湿。

3.方药：

益气渗湿汤：人参、茯苓、半夏各 9g，白术 9g（土炒），陈皮、甘草、猪苓、泽泻各 6g，车前子 9g（炒），生姜 5 片，大枣 2 个。水煎服。

健固汤：方见肾虚经行泄泻。

健康赠言：经行泄泻与经行泄水之证，多属脾肾虚，应调节好饮食，节制房事，不过劳倦，注意腹部保暖。

第十三节　经病发热证治

歌曰：经病发热似火烧，原为血虚肝郁招。

　　　认得病因用方药，包管当月即退烧。

经病发热是指女性在月经来潮期间，或在见经前后，自觉身体发热病证。

产生本病多因血虚和肝郁所致：血虚者，每到经期前后，易受外感，引起发热；肝郁者，妇人平素善怒，怒则伤肝，肝郁化火而发热，也有肾水不能涵木，木郁化火所致者。

治疗本病总以养血调经为主，兼有外感者，处方用药时酌加防、羌之类表解之。

一、血虚经病发热

1.主证：经行发热，眼花心悸，来经量少，色淡，经期调摄不慎，血虚外感者，畏风怕冷，头项强痛，腰酸腿沉，或遍身疼痛，如虫爬行，舌淡，苔白，脉虚细或浮缓。

2.治法：宜养血祛风。

3.方药：

四物汤：熟地、白芍、当归各12g，川芎8g。如五心烦热者，原方加黄连3g、胡黄连5g；如自汗发热者，加桂枝、甘草、生姜、大枣；如无汗发热，畏风怕冷者，加防风、羌活、独活、生姜等。

二、肝郁经病发热

1.主证：精神抑郁，情怀不畅，临经潮热，月经量少，色紫有块，头晕目眩，咽干口苦，四肢沉困，大便秘结，舌淡红，脉细数。

2.治法：宜养血疏肝。

3.方药：

加味逍遥散：生地、丹参、香附、当归、白芍、柴胡、黄芩、山栀、白术、薄荷、甘草、丹皮。如月经前几日，肢体发热沉困，饮食少进，加丹皮、薄荷；发热出汗，加知母、地骨皮；五心烦热，头目不清，干烧不出汗，加薄荷、胡黄连；经期热甚，重用黑栀子、丹皮；久治不愈，加肉桂 2g，引热归元。

加味四物汤：生地、当归各 15g，白芍、川芎、柴胡各 9g，黄芩 6g。水煎服。

也有肾虚经行发热者，腰膝酸软，足跟疼痛，舌红有裂纹，脉虚数。方用：

杞子地黄汤：枸杞子、山茱萸、淮山药、白茯苓各 9g，熟地黄 15g，丹皮、泽泻各 6g。水煎服。

第十四节　经行身痛证治

歌曰：经行身痛苦难言，血虚气滞是病源。
　　　血虚养血祛风寒，气滞开郁理气安。

女性每逢经期，或经前经后，突然遍身疼痛，称为"经行身痛"。

本病产生的主要原因是血虚气滞。血虚者，经行血少，身体空虚，被外感风寒所侵袭；气滞者，气血不和所致。

一、血虚经行身痛

1.主证：行经期，头晕心悸，遍身疼痛，舌淡、无苔，脉细迟。如兼外感风寒证，则头痛，身痛。若无汗恶寒，脉浮细而紧，治宜麻黄四物汤；若恶风无汗，脉浮细而缓，治宜桂枝四物汤。

2.治法：宜养气血，祛风寒。

3.方药：

黄芪建中汤：黄芪15g(蜜炙)、肉桂3g、白芍12g、炙甘草6g、大枣3个、生姜5片。水煎服。寒甚加附子。

麻黄四物汤：当归15g、川芎、白芍、熟地、桂枝、杏仁各9g、麻黄、甘草各6g、生姜3g、大枣3个。水煎服。

桂枝四物汤：当归15g、川芎6g、白芍12g、熟地9g、桂枝9g、甘草6g、生姜3片、大枣2个。水煎服。

二、气滞经行身痛

1.主证：经行身痛，面色带青，怕冷、发热、无汗，项强，后背沉，头胀而痛，胸闷泛恶，便泄不畅，舌苔薄白，脉浮弦。

2.治法：宜开郁理气。

3.方药：

乌药顺气散：乌药9g、僵蚕6g、白芷5g、陈皮6g、川芎6g、枳壳6g(麸炒)、甘草6g、麻黄6g、干姜3g、生姜3片、葱1根。水煎服。

养血去痛汤：当归15g，川芎、白芍、茯苓各9g，柴胡、炙甘草、薄荷、防风、川羌各6g，苍术9g(炒)，生姜3片。水煎服。

第十五节 经行头痛证治

歌曰：经行头痛内外伤，内伤血虚肝火旺。

外因风寒侵头上，认清内外用药当。

每逢经期，或月经前后两三天头痛，可连续数个月经周期，甚至数年不愈，月经过后，头痛可以不治而愈，周而复始，反复发作，称为经行头痛，也称月经期头痛。

经行头痛的主要原因，素有痰火，复因当风取凉，风邪从风府入脑,成为"头风"。又因血虚,头部不能受血荣养,故经行头痛。头风之痛,痛连眉梢,痛时目不能睁,头不能抬,时左时右,痛无定处。血虚头痛,最易引起虚阳上扰,头痛偏重两侧,眩晕、目眶痛,眼皮酸重,睡眠不安,严重者巅顶如有重物所压,兼麻木感,血虚者面色不荣,舌淡脉细弱。

一、风邪经行头痛

1. 主证:风邪经行头痛:经前一两天头痛发作,其来势甚速,疼痛较重,心烦易怒,痛处不定,或左或右,常痛连眉骨,痛时目不能睁,头不能抬,稍遇风受凉疼痛加重。月经量少,色暗或紫黑,有血块,舌淡,苔薄白或薄黄,脉浮弦。

2. 治法:宜祛风活血,通络止痛。

3. 方药:

坤科头痛汤: 丹参90g,川芎、白芷各20g,荆芥、防风、羌活、细辛、薄荷(后下)各6g,全虫、甘草各5g,蜈蚣1条。水煎服。

神仙选奇汤: 防风15g,羌活、黄芩、川芎、白芷各10g,甘草5g。水煎服。

二、血虚经行头痛

1. 主证:素来面色不荣,心烦失眠,经行时头痛,以头两侧、目眶及头顶疼痛为主,头痛常伴头晕,头痛绵绵不休,月经量少,色淡,或有小血块,舌质淡,少苔,脉细弱。

2. 治法:宜养血除风,通络止痛。

3.方药:

驯龙汤: 生地、当归、白芍、丹参、制首乌、桑寄生各15g,珍珠母、龙齿、磁石各20g、白菊花、薄荷、双钩藤、独活各10g,沉香5g,羚羊角粉2g(冲服)。水煎服。

第十六节 闭经证治

歌曰:闭经之证分两因,临床虚实要辨清。

　　虚为血虚与脾虚,还有劳损热烁因。

　　实有风寒与气郁,血瘀痰湿分辨明。

女性年过16岁,第二性特征已发育,月经还未来潮,或正常月经周期建立后,又中断6个月以上者,称为"闭经",又称"经闭"。坤道道医,内丹修炼到高层次,有意中断月经,称为"斩赤龙",不属闭经之列。另有未婚女性,从不来月经,第二性特征亦发育正常,古人称为"室女"或"石女",应作专科体检,以防属性器官发育不良,应请西医手术治之。

经闭的主要原因,可以分为虚实两类。虚为血枯;实为血滞。血枯者血海空虚无血可下;血滞者,脉道不通,经血不得下行。临证时对血枯经闭又可分为血虚、脾虚、劳损、热烁四型。血滞经闭又可分为风寒、气郁、血瘀、痰湿四型。血枯经闭治宜补血为主,兼顾脾胃与肝肾。血滞经闭治宜活血行瘀为主,佐以调气。瘀久干血成痨者,必先攻破其干血,然后着重补养正气。

一、血虚经闭

1.主证:月经数月不行,面色苍白,头晕目眩,时而头痛,怔忡心悸,大便干燥,甚则两颧潮红,五心烦热,盗汗咳嗽,皮肤干燥,形体消瘦,舌淡红,苔薄微黄,脉细涩。

2.治法:宜补血降火,益气养肝。

3.方药:

当归泽兰汤:当归 15g,川芎、白芍、泽兰、刘寄奴各 9g,黄芪 120g,熟地 15g,香附 9g(醋炒)。水煎温服。

益母胜金丹:大熟地(砂仁酒拌,九蒸九晒)、制首乌(黑豆拌,九蒸九晒)、当归(酒蒸)、茺蔚子(酒蒸)各 120g,白芍(酒炒)90g,川芎(酒蒸)45g,丹参(土炒)120g(醋、酒、姜汁、盐水各炒 30g),白术(陈土炒)120g。以益母草 240g,酒水各半熬膏,炼蜜为丸,每早开水送下 12g。制丸时,血热者,加丹皮、生地各 60g;血寒者,加厚肉桂 15g。若不寒不热,只照本方。如变成汤剂,效力也佳。

柏子仁丸:柏子仁(炒、另研)、牛膝(酒洗)、卷柏各 15g,泽兰叶、续断各 60g,熟地黄(酒浸半日,石臼捣成膏)90g。上为细末,炼蜜丸如桐子大,空心 米汤饮下 30 丸。

圣愈汤:人参、熟地、白芍各 9g,黄芪 12g,当归 15g,川芎 6g。水煎服。

调经养荣汤:当归、生地、香附、白芍、白术、熟地各 9g,川芎、丹参、元胡、丹皮、陈皮各 6g,砂仁、红花各 5g。水煎服。

二、脾虚经闭

1.主证:月经闭止,面色苍黄,皮肤浮肿,精神疲倦,手足不温,口淡腹胀,食少便溏,舌质淡红,苔白腻,脉缓弱。

2.治法:宜补脾养血。

3.方药：

异功散：人参、白术、茯苓、陈皮各 9g，甘草 6g。水煎服。也可加扁豆、莲子。

加减补中益气汤：人参 10g，黄芪 15g，白术 10g，柴胡、升麻、陈皮、当归各 5g，炙甘草 3g，大枣 2 个，生姜 5g。可加阿胶、艾叶、生地。

加减八珍汤：当归、熟地、黄芪、白术、茯苓、山药、故纸各 9g，人参、甘草、陈皮各 6g，香附 9g（炒）。水煎服。

三、劳损经闭

1.主证：月经数月不来，面色苍白消瘦，面颊潮红，手足心发热，午后较重，咳嗽唾血，气短心悸，舌淡红，苔微黄。

2.治法：宜养肝肾，固本元。

3.方药：

劫劳散：黄芪 12g，白芍 15g，甘草、五味子各 6g，当归、沙参、半夏、茯苓、阿胶、熟地各 9g，生姜 7 片，大枣 3 个。水煎服。

益阴肾气丸：山萸肉、山药各 120g，茯苓、丹皮、泽泻各 90g，当归、五味子（炒）各 60g，生地（酒浸杵膏）120g，熟地黄 240g（酒浸杵膏）。共为细末，入二膏，炼蜜为丸如桐子大，朱砂为衣，每服 50 丸，空心淡盐汤下。

麦味地黄汤：熟地 24g，山药、山萸各 12g，茯苓、泽泻、丹皮、麦冬、五味子各 9g。水煎服。

前胡紫菀汤：前胡、紫菀、五味子、茯苓、川贝母、白及、天冬、麦冬各 9g，枳壳 6g（麸炒），防风 5g，桑白皮 9g（蜜炙）。水煎服。

四、热铄经闭

1. 主证：月经闭止，面黄颧赤，口苦咽干，入夜潮热，心烦失眠，消渴，舌红绛，苔黄而干，脉象虚弦而数。

2. 治法：宜清热养阴。

3. 方药：

玉烛散： 当归、白芍、地黄、大黄、芒硝、甘草各等份。锉细，每服 24g，水煎食前服。

三和汤： 当归、白芍、生地、大黄、芒硝、黄芩、连翘各 9g，川芎、栀子、薄荷各 6g，甘草 5g。水煎服。

二黄散： 大黄(烧存性)6g，生地黄 9g。共为细末，作一服。空腹好酒调下。

一贯煎： 大生地、当归身各 15g，枸杞子 12g，北沙参、大麦冬各 9g，川楝子 6g。水煎温服。

清热通经汤： 当归、白芍、大黄、黄芩、桃仁各 9g，川芎、厚朴、枳壳、苏木、红花各 6g，生地黄 15g，乌梅 5g，官桂 3g，枳实 6g，生姜 3 片。水煎温服。气滞者加青皮、乌药、砂仁、香附；有瘀血者，加蒲黄、牛膝、姜黄、血竭；有块瘕，加三棱、莪术；寒甚，加艾叶；有热加黄柏、山栀子、丹皮；寒热往来，加柴胡、鳖甲；经闭衄血者，加白茅根、茜草、童便；疼痛者加乳香、没药、元胡。

五、风寒经闭

1. 主证：经闭数月，少腹冷痛，四肢不温，或胸闷恶心，或大便不实，面色青白，苔白，脉沉紧。

2. 治法：宜温经散寒。

3. 方药：

温经止痛汤：川芎、五灵脂、焦艾叶各9g，白芷6g，香附9g(醋炒)，元胡6g(醋炒)，生姜3片。水煎服。

六、气郁经闭

1.主证：经停数月，面色青黄，精神抑郁，烦躁易怒，胸脘两胁或少腹胀痛，苔微黄，脉弦涩。

2.治法：宜理气疏郁。

3.方药：

乌药汤：乌药、当归各15g，莪术9g(醋炒)，桂心3g，桃仁9g(炒)，青皮6g(炒)，木香6g。水煎服。如有热去桂心，加丹皮。

开郁二陈汤：陈皮、茯苓、半夏、苍术(米泔水炒)各9g，香附、川芎、青皮、莪术、槟榔、木香、甘草各6g。水煎服。

艾附丸：艾叶120g、香附500g、当归（半酒半醋炒）120g。醋糊丸。有气郁加枳壳、陈皮；肌瘦加人参60g，白术120g，茯苓90g；身热加柴胡120g。

香附理郁汤：苍术9g(炒)、香附15g(醋炒)、川芎9g、青皮6g、莪术9g(醋炒)、槟榔6g、木香5g、生姜3片。水煎服。

七、血瘀经闭

1.主证：月经数月不来，少腹疼痛拒按，如积瘀过久，久成干血者，则四肢倦怠，时有潮热，肌肤甲错，大便干燥，舌暗红或有瘀点，脉沉弦而涩。

2.治法：宜行血祛瘀。

3.方药：

通经汤：莪术、红花、三棱各9g，干姜、炙甘草各5g，桃仁 9g(去皮尖炒)。水煎服。

活血通瘀汤：当归 15g,川芎、红花、桃仁、莪术(炒)、元胡(醋炒)各 9g,川牛膝 12g。水煎服。

红花汤：红花 15g、䗪虫 9g(炒)。水煎服。

生化通经汤：酒丹参、当归尾各 15g,香附(醋炒)、牛膝、泽兰、桃仁(炒)各 9g,红花、乳香(去油)各 6g。水煎服。

大黄䗪虫丸：大黄、黄芩、甘草、桃仁、芍药、地黄、干漆、虻虫、水蛭、蛴螬、䗪虫各等份,共为细末,炼蜜为丸,小豆大,酒饮服 5 丸,每日 3 次。

下取通经丸：乳香、没药、儿茶、巴豆(去壳)、血竭各 5g,斑蝥 5 个。共为末,捣为丸,绵裹 3 层,送入阴户三四寸许,俟一个时辰,经水即下。

八、痰湿经闭

1.主证：月经数月不来,胸满呕恶,周身乏力,四肢沉重,白带多,口淡无味,舌苔白腻,脉滑。

2.治法：宜通经化痰。

3.方药：

苍术导痰丸：苍术、香附(童便炒)各 60g,陈皮、茯苓各 45g,枳壳、半夏、南星、炙甘草各 30g。共为细末,面饼为丸,如梧桐子大,淡姜汤送下。

山甲坐药：川椒、葶苈、牙皂、甘草、炮山甲各 10g,巴豆 3g(去油)。共为细末,葱汁拌匀,团成枣核样,约重 6g,用绸布包好,送入阴户,放后大约 2 个小时,瘀血通,经水正常。未婚室女,用量减半,用药后禁忌房事 1 月。

另附：苏红散治干血痨。

苏木、红花、红白鸡冠花、神曲、红扫帚子、黑豆、蜂房各等份。共为细末，皇酒送下9g，出汗即愈。

第十七节　更年期经病证治

歌曰：更年经病较麻烦，自身感觉不安然。
　　　一会烘热出虚汗，潮热面红心燥烦。
　　　心悸失眠腰背酸，面浮肢肿亦常见。
　　　月经错后或赶前，总因心脾肾脏虚。
　　　阴阳失调是根源，抓住矛盾细心研。

女性到49岁左右，月经应该终止，称为"经断"或"绝经"，这是正常的生理现象。但是有女性绝经前后，往往会出现一些病证，如身体逐渐肥胖、心慌气短、失眠、心烦易怒、头晕目眩、麻木、腰痛、头痛、阵发性烘热出汗、面红潮热、小便频数等症，称为"更年期经病。"

产生本病的原因，主要是心、脾、肾衰弱，冲任虚损所致。治法应以补肾气，强心脾，调冲任为主。

1.主证：头晕头痛，心烦易怒，情志失常，心慌气短，身体肥胖，疲劳倦怠，月经紊乱，漏下淋沥，舌淡红，脉虚细。

2.治法：养心健脾。

3.方药：

加减归脾汤：当归、白芍、熟地、枣仁、元肉各10g，木香6g，远志、人参、黄芪各9g，桔梗6g，炙甘草5g，大枣2个，生姜3g。如头晕头痛，加柴胡、黑栀子、白芍；五心烦热，加黑栀子、麦冬、胡黄连；惊慌气短，加柏子仁、牡蛎、菖蒲；漏下淋沥，加阿胶、升麻、白芍；腰痛，加菟丝子、川断、杜仲、故纸。

秘制十全丹：当归头60g，山药90g，人参、黄芩（酒炒）各60g，绵地榆、鹿角霜各90g，黄柏60g（酒浸炒），白茯神30g（去皮心），生地（酒浸烘干）120g。共为细末，用艾叶90g，水1kg。煎至1kg，去渣。入浮小麦粉180g搅匀，煮熟糊和药为丸。每日空心服1丸，侧柏叶煎汤送下。

加味六味地黄汤：熟地30g，丹皮、龟板、云苓、泽泻、白芍各9g，山药、山萸各12g，牡蛎15g。水煎服。

健康赠言：注意精神调摄，保持乐观，避免暴怒，过度紧张，工作压力不要过大，避免节食。经行之际，避免冒雨涉水，忌食生冷，不要长期服用避孕药。

第二章　崩漏证治

歌曰：崩漏本为冲任伤，不能固摄血遭殃。
　　　突然失血名曰崩，漏为淋淋时间长。
　　　血热气虚和劳伤，气滞血瘀细思量。
　　　最怕老年五色崩，大意失治命不长。

女性不在行经期间，阴道失血淋沥，或大量失血，称为"崩漏"。临证常以淋沥不断为漏下，大量出血为崩中。证虽有别，病因则同，故崩漏历来常是合并论述。崩漏如见于妊娠期间，常是堕胎小产的先兆，将在胎前病专门论述，不属本病范围。年老失血，临证也多见，应该注意。另有年老崩漏，常反复发作，下血杂见五色，常与子宫癌有关，此非善证，宜抓紧时机，及早治疗，故将"年老崩溃"特附本篇后。

本病产生，是由于冲任损伤，不能固摄所致。导致冲任损伤的原因：一是血热妄行，多因久食辛辣之品，内生积热而成；二是气虚，思虑过度，饥饱劳役，损伤脾气，心脾虚损，中气下陷，不能摄血；三是劳伤冲任，因劳过度，脏腑耗损，冲任气虚，带脉不固，制约其能失职；四是气郁，情志不畅，气机紊乱，血随气而行，气乱血也随之而下；五是血瘀，多在经期产后，余血未尽，或外感六淫，或内伤于七情，余血残留，血滞经脉，恶血不去，新血难安，血不归经，形成崩漏。

本病治疗应分别缓急。突然失血如崩,治宜固涩升提,益气止血为主;如崩漏日久,宜养血益气逐瘀为主。

第一节 血热崩漏证治

1.主证:突然阴道下血,量多或淋沥不断,日久不止,血色深红,烦躁口渴,头晕失眠,舌红、苔黄,脉大而数。

2.治法:宜清热凉血。

3.方药:

凉血除风四物汤:当归、白芍、黑芥穗、黑地榆各9g,川芎、黄芩各6g,生地15g,升麻5g,白术6g(土炒),防风3g,香附6g(醋炒)。水煎服。

阿胶四物汤:阿胶珠、当归(酒洗)、白芍(酒炒)各9g,川芎6g,熟地9g,升麻、莲须、发灰各3g。水煎服。

知柏四物汤:知母、黄柏、白芍(酒炒)各9g,当归、熟地、黑地榆各9g,升麻3g,川芎6g。水煎服。

蜂房四物汤:当归15g,川芎、白芍、熟地、椿白皮各9g,蜂房6g,黑地榆、黄芩各6g。水煎服。

简易黄芩汤:黄芩末9g。霹雳酒下(用秤锤烧红淬酒中,名霹雳酒)。

地榆苦酒汤:黑地榆60g。醋水各半煎服。

河间地黄汤:生地、熟地各15g,白芍、黄芪、枸杞子、天冬、地骨皮各9g,柴胡6g。便血者加黑地榆,水煎服。

三七汤:汉三七(另研冲服)6g,当归、白芍、白术各9g,生地15g,蒲黄(炒)、黑地榆各9g,丹皮、橘红各6g,香附 9g(醋炒)、生姜 3 片。皇酒一盅煎服。

第二节 气虚崩漏证治

1.主证：暴崩不止或淋沥不断，色淡红而清稀，精神倦怠，面色萎黄，四肢沉困，气短懒言，甚则怔忡不寐，舌质淡红，苔薄而润，脉虚芤，或微细。如流血过多可成崩脱，两目昏暗，眩晕不省人事者，是气虚崩漏，气随血脱之危证。

2.治法：宜补气摄血。

3.方药：

补气养血汤：党参 15g，白术、茯苓、当归、白芍、熟地、阿胶(烊化)、生地各 9g，仙鹤草 20g，黄芪 12g，甘草、川芎各 6g，木香 5g。水煎服。

固本止崩汤：人参、黄芪各 15g，白术、熟地各 30g，当归 15g，炮姜 6g。水煎服。

独参汤：人参 15~30g。水煎取浓汁，顿服。如四肢厥逆，大汗肢冷，又宜原方加附子，以回阳救逆。

复元养荣汤：当归身 15g，远志 6g(炒)、枣仁、白芍、茯神各 9g，人参 5g，黄芪 9g(蜜炙)，地榆 9g(炒黑)，甘草 3g，制首乌 6g，血余炭 3g。水煎服。

益气凉血汤：当归 15g，人参、五味子、阿胶珠各 6g，炒白术 10g，川连 5g，白芍(酒炒)、黑地榆各 9g，黄芩(酒炒)、莲肉(去心)各 5g，甘草、升麻各 3g。水煎服。

第三节 劳损冲任崩漏证治

1.主证：骤然下血，血漏淋沥不止，或多或少，血色鲜红,精神困倦,面色苍白,怔忡不寐,腰酸腹痛绵绵,舌淡红,苔薄,脉虚大而芤。

2.治法:宜补气养血,固本止血。

3.方药:

胶艾四物汤:熟地 15g,白芍 12g,当归 15g,川芎、艾叶(醋炒)、甘草各 6g,阿胶珠 9g。水煎服。该方是治劳伤冲任失血淋沥的主要方剂。临床加减:脉象浮大而芤,宜去川芎,加党参;自汗加黄芪;冲任虚损有热加黄芩;心悸不寐加炒枣仁、炒柏子仁;腹胀加木香、乌药、吴萸;腹痛拒按加香附、元胡、五灵脂;腰痛加山药、山萸、川断、杜仲。

龟鹿补冲汤:党参 15g,黄芪 12g,龟板、鹿角胶、乌贼骨各 9g。水煎服。

伏龙肝散:川芎 90g,伏龙肝、赤石脂各 30g,艾叶(炒)、熟地各 60g,麦冬 45g,当归、干姜各 22g,肉桂、甘草各 15g。以上诸药共研为粗末,每次取粗末 12g,加大枣 1 个煎服。

第四节 气郁崩漏证治

1.主证:突然下血甚多,或淋沥不断,血色正常,有时有血块,少腹及胸胁胀痛,性情急躁多怒,时欲太息,口苦,便秘,舌红,苔微黄,脉弦数。

2.治法:宜理气解郁。

3.方药:

加减丹栀逍遥散:当归、白芍、生地、柴胡、黄芩、白术、丹皮、炒山栀各 10g,大枣 2 个,生姜 3g。水煎服。如仍不止，血热者加白茅根、黑地榆、米醋，血虚加阿胶，崩久不止加升麻。

郁金散：郁金不拘多少。烧炭存性，研为细末，童便好酒送下 1g，奇效。

五灵脂散：五灵脂炒令烟尽，不拘多少，为末，每服 3g，温酒送下。

开郁四物汤：香附（醋炒）、当归（酒洗）、白芍（酒炒）、熟地、白术各 9g，川芎 5g，黄芪 15g，地榆 9g（炒黑），人参、蒲黄各 9g（炒黑）。水煎服。

第五节　血瘀崩漏证治

1.主证：崩漏不止，血紫黑有块，少腹疼痛拒按，腹痛一阵，血下一阵，血块下后，疼痛稍减，舌正常或青紫斑点条带，苔厚，脉涩。

2.治法：宜活血行瘀，止血。

3.方药：

香归五灵散：香附 120g（醋炒），当归尾 36g，五灵脂 30g（炒）。共为细末，每服 15g，醋汤调下，空心服，立效。

桃红四物汤：当归、桃仁（炒）、赤芍、川芎、香附（醋炒）、生地各 9g，红花、血余炭、地骨皮、棕炭各 6g。水煎服。

归灵汤：香附 15g（醋炒），五灵脂 9g（醋炒），青皮 6g（醋炒），当归 9g，川芎、蒲黄（炒）各 6g，莪术、三棱（炒）各 5g，升麻 3g。水煎服。

宽中实里汤：黄芪 7g，人参 5g，白术 6g（土炒），当归

15g(酒浸)，远志 6g，香附 15g(醋炒)，熟地 9g，蒲黄 6g(炒)，地榆 9g(炒黑)，枳壳 6g(麸炒)，川朴 6g，生姜 3片，大枣 2 个。水煎服。

大黄四物汤：当归 15g，川芎、熟地、白芍(酒炒)、枣仁(炒)各 9g，火麻仁、大黄(酒炒)、元胡(醋炒)各 6g。水煎服。

第六节 年老崩漏证治

年老女性，天癸已竭，本不当下血，往往因情欲不节，损伤脏气，脾肾双虚，致使冲任大虚，失血暴崩，或淋沥不断。临证常见有气虚、肾虚等类型。治以补脾益气、固肾为主。

一、气虚年老崩漏

1. 主证：突然崩漏，色淡黄红，质清，精神疲倦，气短懒言，心悸怔忡，面色萎黄，微有浮肿，舌淡，苔薄，脉象虚大或细弱。

2. 治法：宜健脾固肾。

3. 方药：

献忠汤：党参 15g，炙黄芪 20g，白术 15g(土炒)，当归、熟地、山药、山萸、枣仁(炒)各 9g，附子 3g。水煎服。心神不安加柏子仁、茯神；流产损伤子宫流血不止者，加川断、杜仲(炒)、阿胶；肾虚腰痛加菟丝子、巴戟天；有瘀血者，加三七、丹皮、黑蒲黄；久崩须回阳加黑姜，去党参加人参。

黄土汤：灶中黄土蛋大一块，生地、黄芩、甘草、白术

（土炒）各 9g，阿胶珠 15g，附子 6g。水煎服。气虚者加人参 9g。

加减当归补血汤：当归（酒洗）、生黄芪各 30g，桑叶 14 片，三七根 9g（研末）。水煎服。此方用之颇效。傅青主认为四剂崩漏不止后，原方再加入白术 15g、熟地 30g、山药 12g、麦冬 9g、北五味子 3g，连服百剂，则崩漏之根，可尽除矣。

补气止崩汤：白术、党参、生黄芪各 15g，白芍 12g，当归 9g，升麻 5g，香附 9g（醋炒），甘草 3g。水煎服。

加味六君子汤：党参 30g，白术 15g（土炒），茯苓、当归、白芍、山药、川断、杜仲（炒）各 9g，甘草 3g，陈皮、半夏各 6g。水煎服。

二、肾虚年老血崩

1.主证：崩漏不止，头晕目眩，耳鸣心悸，腰膝酸痛乏气，有时心烦，或者潮热汗出，舌红，脉细数。

2.治法：宜固肾止崩。

3.方药：

加减地黄汤：熟地 24g，山药、山萸、茯苓、泽泻、当归、生龟板各 9g，白芍 12g，生牡蛎 15g，五味子 6g。水煎服。

第三章 带下病证治

歌曰：带下之病最常见，临床先把五色辨。

白带脾肾虚肝郁，风寒湿热与湿痰。

赤带心肝火炽盛，又有肝脾湿热因。

黄带脾经多湿热，青带肾虚肝经热。

黑带三焦火气旺，五色带下五脏伤。

医者治精带下病，杏林之中美名扬。

带下有两种含义：一种是指妇科的经、带、胎、产等病，因为这些病都是发生在束带以下的部位。另一种是指女性阴道内流出来的白色或黄色的黏液，如涕如唾，绵绵不断，称为"带下证"，也就是本章叙述的内容。

女性生理发育成熟之时期，或在月经前后，或在妊娠初期，阴道内分泌出透明、黏滑的的液体，常感湿润，本非病也，这都是正常的生理现象。如果带下很多，经常浸湿裤子，所下颜色有白色的、黄色的、赤色的、青色的、黑灰色的、赤白两色的、五色杂见的，质稀如鼻涕，质浓的如脓如血，有的还有腥臭味，这就不是正常的现象，属于"带下"病了。

治疗带下病，总以健脾、升阳、除湿为主。临床上用药可掌握下列几点加减原则：带下如崩，酌加收敛药，如龙骨、牡蛎、芡实、山药、山萸、桑螵蛸、金樱子、乌贼骨；头目眩晕，加蒺藜、菊花、天麻、防风、羌活；腰酸腿软者，加续断、杜仲、菟丝子、桑寄生、巴戟天、补骨脂；健忘怔忡者，加远志、枣仁、柏子仁、茯神、龙眼肉；纳谷不香者，加谷芽、麦芽、山楂、神曲、陈皮、苍术、鸡内金；带下腐臭者，加土茯苓、黄连、银花、连翘、萆薢；腹痛者，加艾叶、香附、元胡等。

第一节 白带证治

女性阴道流出白色液体，绵绵如带，如涕如唾，不能禁止，甚则臭秽难闻，称为"白带"。

产生白带的原因：一是脾虚，多因饮食不节，劳倦过度，损伤脾气，运化失常，则水谷之精微不能上输以生血，反聚下为湿，伤及任脉，而为白带；二是肾虚，由素体肾阳不足，或房事不节，损伤肾气，带脉失约，任脉不固所致；三是肝郁，因七情所伤，肝郁化火，湿热下注所致；四是风寒，多因女性经行，产后风邪入胞门传入脏腑所致；五是湿热，多因经、产之期不注意卫生，或为房事所伤，湿毒之气内侵，损伤冲任之脉，而为带下；六是痰湿，素体胃中湿热有痰，影响带脉，湿热下注而浊液为带。

本病治以健脾、升阳、除湿、解郁、祛痰为主。

一、脾虚白带

1.主证：白带绵绵不止，色白无臭，带下量多，面色苍白，四肢不温，精神疲倦，大便溏薄，或两足浮肿，舌质正常，苔白，脉象缓弱。

2.治法：宜补脾健胃，升阳除湿。

3.方药：

健脾止带汤：当归、白芍、熟地、枣仁、元肉、远志、白术（炒）各 10g，茯苓、薏仁（炒）各 20g，木香 6g，大枣 2个，生姜 3g。治白带不愈时，酌加补骨脂、煅牡蛎、芡实等。

加味补中益气汤：黄芪、当归、牡蛎各 15g，白术、人参、白果各 9g，陈皮、柴胡、甘草、破故纸、栀子各 6g，升麻 3g。水煎服。

白果丸：白果仁 250g，红糖 120g。共捣为丸，每服 9g，日服 3 次。

仙姑止带汤：党参 15g，白术（土炒）、茯苓、山药、白果、芡实、车前子各 9g，黄柏（盐炒）6g，甘草 6g。水煎服。

加味异功散：人参、白术、茯苓、白扁豆各 9g，甘草、陈皮各 6g，苡仁、山药各 15g。水煎服。

加味六君子汤：人参、甘草、陈皮、柴胡、栀子各 6g，白术 9g（土炒），半夏 9g，升麻 5g，苍术 15g（炒），生姜 3 片。水煎服。

完带汤：白术（土炒）、山药（炒）各 30g，人参 6g，甘草 3g，白芍 15g（酒炒），车前子（酒炒）、苍术（炒）各 9g，陈皮 4.5g，芥穗 3g（炒），柴胡 6g。水煎服。腰痛加杜仲、菟丝子；腹痛加艾叶、香附；病久白带如崩加鹿角霜、海螵蛸、巴戟天、白果。

十六味保元汤：黄芪、巴戟天、炒芡实、贯仲、山药、当归各 9g，石斛、白茯苓、人参、独活、莲子心、杜仲（炒）各 6g，升麻 3g，元肉 6g，黄柏 3g，骨碎补 6g。水煎服。

二、肾虚白带

1.主证：白带清稀，久下淋沥，腰酸痛如折，小便清长，夜间尤甚，四肢不温，腰腹有冷痛感，舌淡、苔白、脉沉迟。

2.治法：宜固肾培元。

3.方药：

益肾止带汤：知母、黄柏各6g(盐水炒)，山药、茯苓、巴戟天、淫羊藿、续断、菟丝子(酒炒)、车前子(酒炒)各9g，山萸、泽泻、丹皮各6g，甘草、竹叶各3g，灯心草15g，木通5g。水煎服。

首乌枸杞汤：制首乌、枸杞子、菟丝子、桑螵蛸、狗脊、赤石脂、杜仲各12g，熟地24g，藿香、砂仁各6g。水煎服。

内补丸：鹿茸、菟丝子、沙蒺藜、肉桂、车前子、枸杞子、女贞子、黄芪、桑螵蛸、肉苁蓉、附子、茯神、白蒺藜各等份。共为细末，炼蜜为丸如绿豆大，每服20丸，食远酒服。有火者忌用。

金匮肾气丸：熟地24g，山药、山萸各12g，茯苓、泽泻、丹皮各9g，肉桂4.5g，附子6g。水煎服，或炼蜜为丸。

补肾汤：大熟地12g，山茱萸、巴戟天、煅牡蛎各6g，赤茯苓、锁阳、萆薢、甘草、补骨脂、莲须各3g，益智仁、枸杞子各5g，小茴香9g，阿胶(烊化)5g。水煎服。

艾叶暖宫汤：黄芪9g(蜜炙)，人参、川芎、艾叶(炒)、吴萸(酒炒)各6g，当归15g，肉桂、附子各3g，故纸6g(炒)、白术、熟地、白鸡冠花各9g，小茴香6g(炒)。水煎服。

三、肝郁白带

1.主证：白带时多时少，色多而白而浅红，精神抑郁不舒，头晕、心悸、胸闷胁痛，苔白，脉弦。

2.治法：舒肝解郁，清热止带。

3.方药：

调肝理带汤：当归、白芍、茯苓、花粉、山药、山萸各9g，柴胡、甘草各6g，牡蛎（煅）15g。水煎服。

止带四七汤：紫苏叶6g，厚朴、茯苓各9g，白果、芡实（炒）各10g、半夏15g（姜炒），生姜3片，大枣3个。水煎服。

四、风冷所伤白带

1.主证：带下量多、质清而稀，味腥难闻，面色苍白，四肢寒冷，小便清长，舌质正常，苔薄白，脉沉迟。

2.治法：宜温散寒邪。

3.方药：

加味吴茱萸汤：当归、清夏、麦冬、茯苓各9g，吴萸、丹皮、防风各10g，肉桂、细辛、干姜、木香各6g，炙草5g。水煎服。

固真汤：柴胡、炙甘草各10g，炮附子、干姜末9g，陈皮、人参各6g，白葵花5g（剪碎），肉桂5g，郁李仁3g（去皮尖，另研如泥），生黄芪10g（另入）。上药除黄芩外，以水二盏煎至一盏七分，再入黄芩同煎至一盏，空心热服之，候少时，早膳压之。

五、湿热白带

1.主证：带下稠黏臭秽，白色兼黄，小便不利，或阴痒不止，头晕倦怠，胸闷纳少，苔黄腻，脉弦数。

2.治法：宜清热化湿。

3.方药：

加味二陈汤：苍术15g(炒)，炮姜9g，黄柏9g(酒炒)，车前子、法半夏、白茯苓、陈皮、大腹皮各10g，炙甘草6g。水煎服。热重者去炮姜，加鸡冠花15g。

龙胆泻肝汤：龙胆草9g(酒炒)，黄芩(炒)、栀子(酒炒)、泽泻、木通各6g，车前子3g，当归1.5g(酒炒)，柴胡6g，甘草1.5g，生地6g(酒炒)。水煎服。

六、痰湿白带

1. 主证：白带量多，形如痰状，身体肥胖，头重眩晕，口中淡腻，胸闷腹胀，气粗喘急，舌淡，苔白腻，脉弦滑。

2. 治法：宜燥湿化痰，佐以扶脾。

3. 方药：

化痰胃苓汤：厚朴、陈皮、白术、茯苓、泽泻、胆南星、法半夏、海蛤壳、桂枝各9g，苍术15g(炒)，砂仁6g(后下)，甘草5g，猪苓6g。水煎服。头晕加天麻。

渗湿清痰饮：白术、苍术、清夏、橘红、茯苓、竹茹、黄芩、香附(醋炒)各9g，白芷、甘草(炙)各6g。水煎服。

第二节　赤带证治

女性阴道内流出一种赤色黏液，似血非血，淋沥不断，称为"赤带"。致病原因一是心肝火炽，以致肝血亏损，渗与带脉，带脉失约而下；二是肝脾湿热，多因妇人七情所伤，忧思伤脾，郁怒伤肝，肝经郁火内炽，乘袭脾土，脾不健运，以致湿热下注，而为"赤带"。

此病治宜清热化湿为主。

一、心肝虚热赤带

1.主证：赤带淋沥不断，稠黏而臭秽，头晕目眩，口渴心烦，心悸不寐，胸闷胁痛，或自觉心热不止，舌质红，苔薄黄，脉弦细而数。

2.治法：宜滋阴清火。

3.方药：

四物芩连汤：生地、制首乌、当归各15g，白芍12g，川芎、黄芩各9g，黄连6g（炒）。水煎服。

清肝止淋汤：当归、白芍各30g（酒洗），夏枯草、菊花、生地（酒炒）各15g，阿胶（白面炒）、丹皮各9g，黄柏、牛膝、香附（酒炒）各6g，红枣10个，小黑豆30g。水煎服。

止带奇方饮：当归、赤芍、柴胡、麦冬、栀子各9g，巴戟天、焦楂、山萸、白果各6g，牡蛎15g（煅），甘草5g。水煎服。

加味一贯煎：北沙参、麦冬、甘杞子、川楝子、白芍、当归各9g，黄柏6g，椿白皮、女贞子各12g，旱莲草9g，生地15g。水煎服。

二鸡汤：红鸡冠花、白鸡冠花各15g。水酒各半煎服。空心服。治妇人赤白带。

当归定志汤：当归9g，生姜5g，熟地、艾叶（炒）、黄柏各6g，鹿角胶（烊化）、茅根、白芍、人参、丹皮、杜仲（炒）、地榆（炒黑）各10g。水煎服。

二、肝脾湿热赤带

1.主证：赤带量多，黏腻而臭秽，嘴苦而口渴，便秘心烦，小便涩少而刺痛，或尿中带血，舌质红，苔黄腻，脉滑数。

2.治法：宜清热化湿。

3.方药：

加减逍遥散：当归、白芍、柴胡、黄芩、白术、车前子、泽泻、麦冬各 9g，甘草、栀子、丹皮、黄连各 6g。水煎服。

加味四物汤：当归、生地各 15g，川芎、白芍、黑地榆各 9g，黑栀子 6g，黄芩、黄连各 5g。水煎服。

如若赤带日久，营血受伤，治宜胶艾四物汤补之；带久中气受损，气不摄血，补中益气汤提之。

第三节　黄带证治

女性阴道内流出一种黏液臭秽的液体，色如黄茶叶汁，称为"黄带"。

产生黄带原因，主要因为忧思伤脾，脾不健运，使湿热停聚，郁而化黄，其气臭秽，下注带脉而致。

本病治宜清热化湿，健脾和胃。

1.主证：带下黄色而臭秽，面色淡黄而浮肿，头胀眩晕，阴痒心烦，饮食日减，大便溏薄，舌苔薄黄而腻，脉滑数。

2.治法：宜清热化湿。

3.方药：

止带易黄汤：山药、芡实（炒）各 30g，黄柏（盐水炒）、炒白术、炒薏仁、车前子、白果各 9g。水煎服。

加味六君子汤：人参、甘草、山栀各 6g，白术（土炒）、茯苓、陈皮、半夏、柴胡各 9g。水煎服。如若黄带日久，淋沥不断，兼有气虚证者宜补中益气汤加煅牡蛎、煅龙骨。

侧柏椿白皮丸：椿白皮（炒）、鱼腥草、败酱草各 15g，侧柏叶、黄柏（酒蒸）、川连各 10g，香附 15g，白术 9g，白芷（烧存性）6g，白芍 9g。水煎服。小便赤涩者加萆薢、滑石、赤苓。

第四节　青带证治

女性带下色青，甚则如绿豆汁，其气臭秽，黏腻而下，称为"青带"。产生青带的主要原因是肝经湿热下注；也有青带日久，肾经虚损而成者。本病治宜解肝郁，清肝火。肾虚者宜滋肾养肝。

一、肝经湿热青带

1.主证：带下色青或带黄白，面色苍黄带青，精神抑郁，善怒气短，胁肋疼痛，舌质暗红，苔黄腻，脉弦数。

2.治法：宜解肝郁，清肝火。

3.方药：

逍遥散加减：茯苓、白芍（酒洗）、生甘草各 15g，柴胡、黄芩、陈皮各 10g，茵陈 15g，酒大黄、山栀子各 9g（炒）。水煎服。

加味小柴胡汤：人参、甘草、防风、栀子各 6g，柴胡、黄芩、半夏各 9g。水煎服。

二、肾虚青带

1.主证：青带久而不止，致使肝肾虚损，头晕目眩，咽喉干燥，眼睛视物不清，舌红，少苔，脉虚细。

2.治法：宜滋肾养肝。

3.方药：

加味六味地黄丸：生地、山药、枣皮、茯苓各 15g，丹皮、泽泻各10g，椿白皮、薏米仁各20g。水煎服。

济阴地黄丸：五味子、麦冬、当归、地黄、肉苁蓉、山茱萸、山药、菊花、枸杞子、巴戟各等份。研为末，炼蜜为丸如梧桐子大。

第五节　黑带证治

女性带下色黑如黑豆汁，或赤白带中夹有黑色，或清稀如水，或浓黏臭秽，称为"黑带"。

产生黑带，一因胃火旺盛，与命门膀胱三焦之火合而煎熬，熬干而变为炭色，断是火热之极；二因肾虚，黑为肾之本色，带下日久，肾虚不能摄关。治法宜泄火益肾为主。

一、火热黑带

1.主证：带下黄赤兼见黑色，黏腻臭秽，心烦口渴，面色黄赤，或阴中肿痛，小溲赤涩刺痛，舌质红，苔黄，脉滑数。

2.治法：宜泄火为主。

3.方药：

真武泻火汤：黄连、栀子（炒）、刘寄奴、大黄、王不留行（炒）、茯苓、滑石、生地、竹叶、白术（土炒）、车前子（酒炒）各9g，石膏15g，生甘草、知母各6g。水煎服。

如若火热之证较轻，伴有阴虚见证，咽喉干燥，午后潮热，掌心灼热等症，可用加味固阴煎治之。

附方：生地15g，白芍、龙骨、牡蛎、茯神、山药各9g，阿胶（烊化）、知母、黄柏各6g，地骨皮15g。水煎服。

二、肾虚黑带

1.主证：带下黄赤而兼黑色，质稠而臭，面色苍白，颧部发赤,头目眩晕,午后潮热,咽干口渴,甚则心悸不寐,大便干结,小溲黄少,舌质红绛苔剥,脉象虚细而数。

2.治法:宜滋阴益肾。

3.方药:

加味地黄汤: 熟地 24g,山药、女贞子、枸杞子、车前子、菟丝子、山萸各 12g,茯苓、泽泻、丹皮、知母、黄柏各 9g,酒大黄 6g(后下)。水煎服。

第六节　五色带下证治

五色带、白、赤、黄、青、黑五种颜色混杂而下,一般都有臭秽气。造成五色带下的主要原因:一是五脏俱虚,故其色随秽液而下,带下五色;二是湿热内蕴,胞宫溃腐而色随带下。

治疗五色带下,应掌握虚补实泻两个方面,五脏俱虚者宜补虚固涩;湿热内蕴者,宜清热利湿,排脓解毒为主。"五色带下"比较难治,近观子宫颈癌多与此病有关,必须高度注意。必要时,请西医作妇科全面检查,以免误诊。

一、脏虚证,五色带下

1.主证:带下五色,久而不止,面色苍白,精神疲倦,有时怕冷,头目眩晕,腰酸力乏,心悸不眠,大便溏薄,舌质暗淡,苔薄滑腻,脉沉迟。

2.治法:宜温补固涩。

3.方药:

五带散: 人参、白术(土炒)、白芍(酒炒)、当归、川芎、茯苓、木香、陈皮、炙黄芪、制首乌、紫灵芝、金樱子、大芡实(炒)、薏米仁(炒)、肉桂各等份。研为粗散,每取粗散15g。水煎,空腹稍热服,每日服3次。

伏龙肝散: 方见劳伤冲任崩漏。

参芪固本丸: 人参、茯苓、熟地、香附各9g,炙黄芪、当归各15g,川芎、陈皮、厚朴、枳壳、艾叶(醋炒)、补骨脂(醋炒)、小茴香(炒)各6g,龟板(醋炙)9g,苍术12g,白芍9g(酒炒),焦楂、巴戟、丹皮、柴胡、川连(酒炒)、黄芩(酒炒)、川羌各6g,地榆9g(炒),龙骨15g(煅)。共为细末,姜水为丸如梧桐子大,每服9g,开水送下。每日服3次。

吴茱萸汤: 吴朱萸、木香、丁香各30g,杜仲、蛇床子各60g,五味子30g。水煎乘热熏洗双脚,每次浸泡30分钟,每天1次。

二、湿热证,五色带下

1.主证:带下五色,臭秽异常,有时起泡沫,胸闷纳少,口苦且腻,少腹胀痛,寒热往来,小溲黄浊,舌质暗红,苔黄厚腻,脉弦数。

2.治法:宜清化湿热为主。

3.方药:

湿清饮: 黄芩、黄连、黄柏、栀子、生干地黄、当归、白芍、川芎各9g。水煎服。

止带散: 当归9g(酒炒),川芎5g,香椿根皮12g(炙),牡蛎粉(煅)、莲须、生地、熟地黄各9g,甘草5g(蜜炙)。水煎服。带下腥臭者,加樗根皮9g;肝郁带青者,加醋炒柴胡9g,童便炒香附9g,栀子10g;脾虚湿痰下渗之黄带者,加茯苓、陈皮、白术各9g,半夏6g,黄芪9g;赤带心悸、盗汗发热者,加茯神7g,远志10g,麻黄根9g,地骨皮9g,鳖甲10g,桂枝尖6g,麦冬、丹皮各6g;白带肺虚咳嗽者,加陈皮9g,蜜炙马兜铃6g,杏仁6g;黑带腰痛肾热者,加黄芩9g,盐炒黄柏6g,杜仲炭、川断、破故纸、苡仁各9g;肾寒者,加小茴香9g,干姜6g;带下腹痛者,加香附、五灵脂各9g,元胡(醋炒)10g,吴茱萸6g;以上带下如兼胎孕不安者,加艾叶、白术、白芍各9g,黄芩6g,皇酒、童便为引,水煎服。

第七节 赤白带下证治

带下而见赤白相杂的,叫做"赤白带"。产生赤白带的病因:一是湿热留恋下焦,腐化成赤白带,其气味多臭秽;二是血瘀,多因胞内瘀血停留所致;三是气郁,患者平素多思善虑,损伤心脾,血不归经而成赤白带。此外,还有虚型赤白带等。

治疗赤白带的方法和治疗白带大致相同。不同点是治疗赤白带比治白带要多用清热药,要在方药内适当加些止血药。

一、湿热证赤白带

1.主证:带下赤白,量多黏腻而臭秽,胸闷食少,阴户湿痒,舌质红,苔黄腻,脉弦涩而数。

2.治法:宜清热化湿。

3.方药:

胜湿丸:苍术30g(炒),白芍60g(酒炒),滑石60g

(炒)、椿白皮60g(醋炙)、炮姜15g、地榆60g(炒黑)、枳壳9g(麸炒)、甘草15g。共研为末,糊丸,米饮送服9g。

四白二黄汤：酒侧柏、黄连、黄柏各15g,醋香附、白石脂、白术、白芍各30g,椿白皮60g。共为细末,炼蜜为丸,每服9g,日服2次,或用量减半,水煎服。

土苓散：土茯苓、陈皮、茯苓、木通、当归、金银花、大黄、川芎各等份。研细末,每用12g,水煎温服。

二、血瘀证赤白带

1.主证：带下赤白,少腹满痛,行经困难,经期大多超前,舌质紫暗,脉迟涩。

2.治法：宜化瘀为主。

3.方药：

益母丸：益母草3kg,煮水熬成浸膏约600g,白术、茯苓、川芎、三棱、莪术、当归尾各30g。研为细面,制成丸,每服6g,日3次。或改为白术、白茯苓各15g,川芎、三棱、莪术各6g,益母草60g,水煎服,也效。

如若产后,或者滑胎以后,带下赤白,淋沥不断,少腹时而疼痛,脉象弦细而涩,宜用生化汤：当归30g,川芎15g,甘草6g(炙)、炮姜3g、桃仁9g。水煎服。

三、气郁证赤白带

1.主证：带下赤白,胸闷胁胀,嗳气频繁,纳谷不香,舌苔薄黄,脉弦。

2.治法：宜理气解郁。

3.方药：

川楝丸：川楝子(碎、酒浸)、炒茴香、当归各等份。酒糊丸如绿豆大,每服三五十丸,空心酒下。

乌香四仙丸:乌药、四制香附子各 60g,炒神曲、炒山楂、炒麦芽、炒鸡内金各 20g。研细面,制成蜜丸,每服 6g,日 3 次。

四、虚寒证赤白带

1. 主证:带下赤白,久而不止,形寒肢冷,面色苍白,脉紧细。

2. 治法:宜温补固涩。

3. 方药:

火龙止带丸:当归 60g,附子 30g(炮黑),龙骨 60g(煅),吴萸 30g(炒),牡蛎 60g(煅),艾叶 30g(炒黑),赤石脂 60g(醋煅),干姜 30g(炮黑)。研为末,醋丸,乌梅汤下 9g。

当归煎丸:当归(酒浸)、赤芍药、牡蛎(煅)、熟地(酒蒸)、阿胶(锉蛤粉炒成珠子)、白芍、续断(酒浸)各 30g,地榆 15g。上为细末,醋糊丸,如梧桐子大,每服 50 丸,空心米饮下。

第四章　不孕证证治

歌曰：不孕之故冲任关，血虚血热与虚寒。
　　　痰湿肝郁气血虚，血瘀不孕亦常见。
　　　排卵之期施妙方，喜得贵子全家欢。

女性结婚2年以上，男性无病而女性不能生育，或已经生过一二胎，没有采用避孕措施，而后又多年没有生育的均称"不孕证"。不孕的原因：一是血虚，女性体质素弱，阴血不足，冲任空虚，血少不能摄精成孕；二是血热，女性平素阴虚火旺，内热骨蒸，血热耗枯而致不能凝精成孕；三是虚寒，女性经期不慎，坐卧湿地，感风受寒，伤及冲任，冲任子宫寒冷，犹如冰天雪地，万物不生矣；四是痰湿，女性肥胖，或恣食膏粱厚味，痰湿内生，气机失调，或因躯脂丰满，阻塞子宫，不能摄精成孕；五是肝郁，疏泄失常，气血不和，冲任不能相资，以致不能受精成孕；六是气血双虚，体弱胞宫虚损，不能摄精；七是血瘀，血瘀阻滞子宫，致使子宫无以容物之处，不能受精着床。另外有属于先天性生理缺陷，古书曾云"五不女"，即是螺、纹、鼓、角、脉五种。除脉的一种可以用中药治疗外，其他需要外科手术治疗。

本病除药物治疗以外，必须心情愉快，房事有节，劳逸适当。效果才好。

第一节　血虚不孕证治

1.主证：月经周期错后，量少色淡，面黄形衰，精神不振，头晕目眩，舌淡，苔薄，脉沉细。

2.治法：宜养血补肾。

3.方药：

二山四物汤：熟地 30g，当归 15g，川芎、白芍、山药、山萸各 9g。水煎服。

滋肾种子汤：川断 6g，杜仲 6g(炒)，茯苓、熟地、当归、白芍、山药、山萸、鹿角胶(烊化)各 9g。水煎服。

坤定丹：当归、生地、白术各 180g，白芍、川芎、陈皮、阿胶各 90g，黄芩、香附各 120g，砂仁 60g。共为末，另将益母草 1250g 煎膏和前药蜜丸，如桐子大，每服 15g，空心开水送下。

调经育子汤：香附、当归各 15g，川芎、酒芍、陈皮、丹参、熟地各 9g，川朴、砂仁、阿胶(烊化)、黄芩各 6g，甘草 3g。水煎服。

调经种子丸：香附 120g，阿胶、归身、首乌(酒炒)各 60g，白芍、熟地、天冬、麦冬、川朴、杜仲(炒)各 45g。共为细末，炼蜜为丸，每丸重 9g，日服 2 次。

第二节　血热不孕证治

1.主证：月经先期，量多色红，经前常感头晕咽干，有时面赤唇红，舌红，苔黄，脉数。

2.治法：宜清热养血。

3.方药：

清血养阴汤：生地 15g，丹皮、元参、女贞子、旱莲草各 9g，白芍 12g，黄柏 6g（盐水炒）。水煎服。如兼潮热者，加龟板、阿胶、青蒿、炙鳖甲等以滋阴而清虚热。

清骨滋肾汤：地骨皮 30g（酒洗），丹皮、沙参、麦冬各 15g，元参 15g（酒洗），五味子 2g（炒研），白术 9g（土炒），石斛 6g。水煎服。

第三节 虚寒不孕证治

1.主证：月经过期，色淡量少，少腹冷痛，腰膝酸软，四肢不温，口淡无味，性欲减退，舌淡，苔薄，脉沉迟。

2.治法：宜暖子宫，补心肾。

3.方药：

艾附暖宫丸：艾叶 90g，香附 180g（醋五升煮一日夜，打烂作饼，慢火焙干），当归 90g，续断 45g，吴萸、川芎、白芍、黄芪各 60g，生地 30g，官桂 15g。研为细末，醋煮米糊为丸，如梧桐子大，每服五七十丸，食远淡醋汤送下。

温胞种子汤：当归 15g，川芎、白芍、熟地各 9g，吴萸 5g（醋炒），香附 9g（醋炒），元胡 6g（醋炒），茯苓、白术各 6g，陈皮 5g，砂仁、丹皮、肉桂、甘草、炮姜各 3g，艾叶 5g（炒绒），生姜 3 片。水煎服。

温肾丸：熟地黄、茱萸肉各 90g，巴戟天 60g，当归、菟丝子、鹿茸、生地、益智仁、杜仲（炒）、茯神、山药、远志、川断、蛇床子各 30g。共研细末，炼蜜为丸，如梧桐子大，每服 12g，温酒送下。如精不固倍鹿茸，加龙骨。

太乙安胎丸：沉香、檀香、草豆蔻、细辛、枳壳、川乌、大黄、白豆蔻各等份。共为细末，炼蜜为丸，每月男女同服，男用良姜引，女用荜拨引。

益肾安胎丸：鹿茸、香附各60g，熟地45g，黄狗骨30g（醋炙），茯苓45g，山药60g，山萸、麦冬、枸杞、首乌各60g，丹皮、五味子各30g，补骨脂30g（盐水炒），生地120g（酒炒），紫河车（河水洗净）1个（焙干）。共为细末，炼蜜为丸，梧桐子大，每服9g，温酒送下，如不饮酒淡盐水送下。

第四节 痰湿不孕证治

1. 主证：形体肥胖，面色苍白，经无定期，量多色淡，头晕心悸，气短懒言，白带量多稠黏，舌淡，苔白腻，脉滑。

2. 治法：宜补气、燥湿、化痰。

3. 方药：

化痰安胎汤：苍术9g（炒），白术9g（土炒），神曲6g（炒），陈皮6g，香附9g（醋炒），半夏、茯苓各9g，川断6g，黄芪10g，杜仲5g（炒）。水煎服。

厚朴二陈汤：陈皮、姜半夏、茯苓各9g，炙甘草、川朴各6g，生姜5片。水煎服。

启宫丸：半夏、茯苓各9g，苍术15g（炒），香附15g（醋炒），神曲9g（炒），陈皮、川芎各6g。水煎服。

第五节 肝郁不孕证治

1. 主证：月经量少，血色晦暗，面色苍黄，精神抑郁，头胀目眩,胸闷不舒,四肢沉困,久郁化火,夜热骨蒸,舌淡红,苔白微腻,脉弦数。

2.治法:宜疏肝解郁。

3.方药:

调经种子汤: 当归 12g(酒洗),川芎、茯苓、陈皮、元胡、丹皮各 9g,白芍 9g(酒炒),熟地 18g,香附 12g(炒),吴萸 12g(炒)。水煎服。若月经先行三五日,色紫者,为血虚有热,加黄芩 9g;若过期经水色淡者,为血虚有寒,加肉桂、炮姜、艾叶、附子等暖宫药。

开郁种子汤: 当归 9g(酒洗),白术 9g(土炒),白芍 9g(酒洗),茯苓、丹皮、花粉各 9g,香附 15g(酒炒)。水煎服。如果患者胸满,减去白术,加苍术、青皮,梦多加炒枣仁。

抑气散: 香附(童便浸)120g,茯神 45g,陈皮 60g,炙甘草 30g。共为细末,每服 6g,空心开水送下。

第六节 气血双虚不孕证治

1.主证:月经赶前错后,经色淡红,量多或少,自觉四肢无力,精神倦怠,少腹有下坠感,舌质淡红,苔白,脉虚弱。

2.治法:宜补气养血。

3.方药:

加减八珍汤: 当归 15g,白芍、香附、熟地、菟丝子各 9g,肉苁蓉 6g,白术 9g(土炒),茯苓、党参各 9g,川芎 6g。水煎服。

当归养血汤: 当归 15g,甘草 6g,川芎、白芍、党参、黄芪、茯苓、阿胶(烊化)、香附各 9g。水煎服。

十全种子汤：香附 9g(童便炒)，当归、熟地、菟丝子各 9g，人参、陈皮、丹皮各 6g，吴萸 6g(醋炒)，元胡 9g(醋炒)，肉苁蓉 15g。水煎服。

养血暖宫汤：香附 15g(醋炒)，艾叶 6g(醋炒)，当归 15g(酒洗)，川芎、人参各 6g，白芍、熟地各 9g，吴萸 5g(酒炒)，川断 5g，白术 9g(土炒)，小茴香 6g(酒炒)。水煎服。

双补汤：当归 15g，炙黄芪、阿胶(烊化)、何首乌各 9g，人参 5g，川芎、川断各 6g，白芍(酒炒)9g，艾叶 3g(醋炒)，黄连 3g(酒炒)，香附 9g(童便炒)。水煎服。

续嗣丹：鹿茸、川芎、阿胶、百合各 30g，当归、生地各 60g，香附 120g(用酒、醋、童便、盐分别各制 30g)，郁金 60g(酒炒)，熟地 45g，杜仲 45g(炒断丝)，茯神 45g，五味子 24g，柏子仁 90g，人参 45g，枸杞、橘红各 45g，首乌 60g(酒炒)，麦冬 6g，紫河车 1 个(洗净焙干)。共为细末，蜜丸 9g 重，每日早晚各 1 丸，淡盐水送下。

第七节　血瘀不孕证治

1. 主证：经行不利，腹胀疼痛，月经错后，渐至经闭，皮肤干燥，目眶暗黑，舌紫暗，脉涩。

2. 治法：宜荡胞逐瘀。

3. 方药：

荡胞汤：朴硝、牡丹皮、当归、大黄、桃仁(生用)各 20g，厚朴、桔梗、人参、赤芍、茯苓、桂心、甘草、牛膝、橘皮各 6g，附子 18g，虻虫、水蛭各 15g。上 17 味，共研为粗末，每次用皇酒 150ml，水 300ml，煎煮上药末 50g，煎煮药汁至 150ml 时，过滤出药末，留药汁分 3 次服用。

加减少腹逐瘀汤：小茴、干姜、玄胡、没药、当归、川芎、肉桂、赤芍、蒲黄、五灵脂各 10g。血瘀甚者，加土元、水蛭，水煎服。

第五章 胎前诸病证治

歌曰：胎前之病禁忌多，用药禁忌要记牢。

辨证施治特谨慎，母胎主次分辨好。

能保母子平安渡，堪称橘井一英豪。

胎前病证是指女性从妊娠到分娩前的总称。妊娠期间由于生理上有其特殊变化，较平常容易发生疾病，在这个时期内出现的各种疾病，统称胎前病。

妊娠常见的疾病有：恶阻、胎动不安、胎漏下血、堕胎小产、滑胎、子烦、子悬、子痫、子鸣、子暗、子肿、子嗽、子淋等病证。同时也介绍一些常见内科疾病，比如痢疾、泄泻、伤食、心胃疼痛等疾病的诊治方法，着重体现了与内科疾病的治疗同中有异的地方，同时也包括了笔者屡用屡效的验方。

产生妊娠疾病的机理：多因女性受胎以后，血液蓄下而养胎，因而感到血常不足，气多有余。血虚气滞，诸病发生。所以孕妇必须注意调摄，武当道教医药坤科常以"静养神，常活动，善饮食，任其性，少房事，忌色情，胖衣服，常干净"的短言向孕妇进行宣传说教。

如果孕期已经发生了疾病，必须及时治疗，在治疗原则上要以安胎、治病并举。凡因母病而致胎动者，应治其母，母安则胎也安。凡因胎病引起母病者，宜先安胎，胎安母自愈。治法以补肾健脾、清热养血为主。安胎药常以白术、黄芩为基础，火盛黄芩以清火，道医有："清得一份热，安得一份胎"之说。痰甚倍白术以消痰。气滞者酌加香附、砂仁、紫苏、陈皮以理气；气虚加入人参、黄芪；血虚可合四物汤；胎动不安加菟丝子、川续断、西洋参、杜仲、山药以安胎固本。总之，临床上遵其法，辨其证，善化裁，常可收到较好的治疗效果。

第一节 胎前忌用药物

胎前忌用药是指胎前有些药物应用后对母子都有妨害。凡是峻下、滑利、破血、耗气、散气及一切有毒药品，都要禁用或慎重使用。但在病情急需的情况下，亦可适当选用，但要严格掌握剂量，"衰其大半而止"，以免伤胎。《本草纲目》胎前药忌歌，通俗易记，抄录于下供参考：

元斑水蛭及虻虫，乌头附子配天雄。
野葛水银并巴豆，牛膝薏苡与蜈蚣。
三棱芫花代赭麝，大戟蝉脱黄雌雄。
牙硝芒硝牡丹桂，槐花牵牛皂角同。
半夏南星与通草，瞿麦干姜桃仁通。
硇砂干漆蟹爪甲，地胆茅根都莫用。
牛黄巴豆牵牛子，元胡常山记心中。

第二节 恶阻证治

妊娠二三月时，恶心呕吐，饮食不进，恶闻食气，或食入即吐,称为"恶阻",俗称"妊娠反应"。

恶阻胎前常见疾病,主要病因:一是胃虚:受孕经停,冲脉逆上犯胃,饮食随气逆上所致;二是肝热:孕后血液聚下养胎,阴虚阳盛,木火上炎,影响脾胃而致恶心呕吐;三是痰滞:脾阳虚损,痰涎内滞,血壅遏而不行,故痰饮随气而上导致恶阻。

治宜调气和中,降逆止呕为主。病轻者宜择饮食,调情志,心情愉快可无药而愈。病重者,必须及时治疗,不然可使孕妇迅速消瘦,或诱发其他疾病。

一、胃虚恶阻

1.主证:孕后二三个月,脘腹胀闷,呕吐不食或食入即吐,全身倦怠无力,大便溏泻,舌淡,或胖嫩,苔薄白,脉缓滑无力。

2.治法:宜补脾健胃,和中降逆。

3.方药:

李仙姑养胃汤:当归、白芍、白术(炒)、茯苓、半夏(香油炒黄)各9g,陈皮6g,藿香5g,砂仁3g,神曲6g(炒),生姜3片。水煎服。

胡姑健胃汤:陈皮、竹茹、人参、川朴、香附(醋炒)、枳壳(麸炒)各6g,白术9g(土炒),生姜3g。水煎服。

人参丁香散:人参15g,丁香、藿香各9g。共为粗末,每用15g。水煎服。

二香汤:香附15g(醋炒),藿香9g,甘草6g。水煎服。

砂仁二陈汤:陈皮、半夏、砂仁各10g,茯苓12g,炙甘草、生姜各3g,乌梅1个,大枣1个。水煎服。

调降汤：白术 15g（土炒）、当归、焦楂、神曲（炒）、香附（醋炒）、黄芩（酒炒）各 9g，炙甘草 3g，枳壳 6g（麸炒），生姜 3 片。水煎服。

二、肝热恶阻

1.主证：妊娠初期，呕吐苦水或酸水，脘闷胁痛，嗳气叹息，精神抑郁，舌质红，苔薄黄，脉弦滑。

2.治法：宜调肝和胃。

3.方药：

抑肝和胃饮：苏叶、川连（炒）各 6g，半夏 9g（香油炒），竹茹 5g，陈皮 9g。水煎服。热甚伤津，舌红口干，加麦冬，去半夏。头晕甚，去苏叶，加钩藤、菊花、白芍。

竹茹汤：姜半夏、苏梗、广皮、黄芩、白芍（酒炒）、茯苓各 9g，藿香、枳壳（麸炒）、竹茹（姜炒）各 6g。水煎服。

加味左金丸：黄连、陈皮、半夏、竹茹各 10g，吴萸、紫苏各 5g，柴胡、栀子（姜汁炒）各 6g。水煎服。

黄芩竹茹汤：青竹茹、陈皮、茯苓、半夏、黄芩各 9g，白术 6g（土炒），生姜 3 片。水煎服。

调气和胃汤：当归、白芍、茯苓各 9g，柴胡、陈皮、藿香、枳壳（炒）各 6g，甘草 3g。水煎服。

三、痰滞恶阻

1.主证：妊娠初期，恶心呕吐，伴有痰涎，恶闻油腻，头晕心悸，胸满不思饮食，面色浮白，口内淡腻，舌质淡红，苔白滑而腻，脉浮滑。

2.治法：宜化痰降逆。

3.方药：

小半夏加茯苓汤：半夏 9g（炒），生姜 3g，茯苓 9g。水煎服。

枳壳二陈汤：枳壳 6g（麸炒），广皮 9g，半夏 9g（姜汁炒），茯苓 9g，甘草、生姜各 3g。水煎服。

青竹叶汤：竹叶、橘红、茯苓、半夏各 9g，砂仁 5g，生姜 3 片。水煎服。

第三节　胎动不安证治

女性妊娠，胎动下坠，伴有轻微的腹胀、腹痛或阴道内有少量血液流出，称为"胎动不安"。

产生胎动不安的主要病因：一是气虚：孕妇体质素虚，中气不足，冲任不固，不能载胎而致；二是血虚：常因恶阻日久，损伤脾胃不能化生精微上奉于心而生血，气不充，血不足，子不够食而胎动不安；三是血热：扰乱血海，血不养胎，故而胎动；四是肾虚：多因妊娠时期不慎静养，好色纵欲，损伤肾气，肾虚冲任不固，胎失所养而致；五是外伤：跌打损伤，劳役过度，损伤冲任而致；六是误服毒药：多因孕期过服温药和妊娠忌用药所导致。

本病治法，除对证用药外，还必须注意：因母病而胎动者，但治母病，母病愈，其胎自安；有因胎不坚固，动及母病者，首当安胎，胎安其母病自愈。

一、气虚胎动不安

1. 主证：妊娠初期，胎动不安，腰腹疼痛或不痛，精神不振，少语懒言，心悸气短，舌淡，苔薄，脉沉弱而缓。

2. 治法：宜补气安胎。

3.方药：

补中益气汤：人参、黄芪、当归、白术、陈皮各 6g，柴胡、升麻各 4g，炙甘草 3g。可加阿胶、艾叶。

减味当归寄生汤：党参、熟地、当归、川断、桑寄生各 9g，白术 12g，焦艾叶 6g。水煎服。

补气安胎药：黄芩、白术、当归、山药、菟丝子各 9g，甘草、广皮各 6g，党参、黄芪各 15g。水煎服。

二、血虚胎动不安

1.主证：胎动不安，腰腹疼痛或不痛，面色萎黄，皮肤干燥，头晕心悸，舌淡红，苔薄白，脉细滑。

2.治法：宜养血健脾，佐以安胎。

3.方药：

保产无忧散：厚朴（姜汁炒）、蕲艾各 10g，当归、川芎各 5g，生黄芪、荆芥穗各 6g，川贝母（去心）、菟丝子各 10g，羌活、甘草各 3g，枳壳 9g，白芍 6g（冬月只用 3g），生姜 3 片。水煎服。

固胎饮：当归 9g，川芎、人参各 6g，生地、熟地各 15g，枣仁 9g（炒）。水煎服。

胎元饮：人参、当归、杜仲、白芍、熟地、白术各 10g，陈皮（无气滞者不用）、炙甘草各 6g。水煎服。如若胎坠甚者，加菟丝子、桑寄生；已经下血者，加阿胶珠、艾叶（炒）；气虚加黄芪。

三、血热胎动不安

1.主证：胎动不安，有时腹痛，口干咽燥，渴喜冷饮，小便短黄，舌质红，苔薄黄而干，脉弦数。

2.治法：宜清热养血。

3.方药：

安胎散： 黄芩 15g，白术、当归各 9g，甘草 6g。共研粗末，水煎服。

黄芩白术散： 黄芩 30g，白术 15g。水煎服。

当归散： 当归 15g，川芎、白芍、黄芩、白术各 9g。水煎服。

四、肾虚胎动不安

1.主证：胎动不安，腰腿酸软，头晕耳鸣，小便频数，甚至失禁，舌质淡，苔薄白，尺脉沉弱。

2.治法：宜固肾安胎。

3.方药：

杜仲丸： 杜仲（姜汁炒断丝）、川续断（酒洗）各等份。共为末。煮枣肉杵和为丸，梧桐子大，每服 30 丸，米饮下。如预防堕胎，可与胡连丸每日早、晚分服更妙。早空心服杜仲丸，晚食前服胡连丸。

胡连丸： 胡黄连、条芩各 120g（沉水者），白术（土炒）、莲肉（去心）各 60g，砂仁（微炒），炙甘草 30g。共为末，山药 150g 作糊为丸，如绿豆大，米饮下 50 丸。

黑白安胎汤： 熟地 30g，白术 15g（土炒）。水煎服。

固肾安胎饮： 党参、白术各 15g，杜仲 9g（炒），川断 9g，益智仁、艾叶各 6g，阿胶 9g（烊化），菟丝子 15g，补骨脂 6g。水煎服。

五、外伤胎动不安

1.主证：胎动不安，腰酸下坠，精神倦怠，四肢无力，脉滑无力。

2.治法：宜安胎,调补气血。

3.方药：

圣愈汤：人参、黄芪、熟地、白芍各 9g,川芎 6g,当归 15g。水煎服。原方可加川断、杜仲、菟丝子、桑寄生固肾安胎。

小胶艾汤：阿胶珠 9g,艾叶 6g(醋炒),当归 9g(酒炒),川芎 6g,白芍 9g(酒炒),熟地 12g(酒洗),黄芪 9g,炙甘草 5g,生姜 3 片,大枣 1 个。水煎,空心服。

六、误服毒药胎动不安

1.主证：胎动不安,有时下坠,阴道失血,心烦不安,舌质暗,脉滑数。

2.治法：宜安胎解毒。

3.方药：

三物解毒汤：甘草、黑豆各 15g,淡竹叶 12g。水煎服。

白扁豆散：白扁豆子,多少不限,为细末,米饮调服,每次服 5g,神效,或浓煎服也可。

第四节 胎漏证治

女性妊娠以后,阴道少量下血,或时下时止,淋沥不断,称为"胎漏下血"。有的女性平素体格健壮,受孕后,月经仍按周期而至,量少,饮食如常,而胎不动者,俗称"猫怀",医书上称为"激经",一般到妊娠四五个月以后,下血自止。还有的女性血从尿道排出,不是从阴道而来,排尿时偶有漏血,无淋沥不止现象。对胎漏下血,应临床详审,治各有别。

产生胎漏下血的主要原因：一是气虚不能提摄所致；二是血热，迫血妄行；三是肾虚，胎元不固。总之，胎漏下血是引起堕胎小产的早期症状，必须及时治疗。

一、气虚胎漏下血

1.主证：妊娠初期，阴道不时下血，色淡如黄豆汁，舌质淡白，苔薄白，脉象沉弱，或虚大。

2.治法：宜补气摄血，安胎。

3.方药：

补中安胎汤： 人参、黄芪、炒白术各10g，茯苓、陈皮各9g，柴胡、升麻、当归各5g，山药、山萸各15g，炙甘草3g。水煎服。

加味补中安胎饮： 人参、紫苏、陈皮、砂仁、炙草各10g，白术(土炒)、当归(酒洗)各9g，川芎、黄芩各6g。水煎服。

芩连四物汤： 当归、熟地、人参、黄芩(酒炒)各9g，川芎、砂仁、阿胶(烊化)各6g，白芍9g(酒炒)，艾叶(炒)、川连(酒炒)各5g。水煎服。

二、血热胎漏下血

1.主证：妊娠初期，胎漏下血，色鲜红，心烦不寐，口干咽燥，小便黄赤，舌质红，苔黄，脉细滑数。

2.治法：宜清热止血，安胎。

3.方药：

黄芩安胎汤： 黄芩12g，白术、当归、阿胶(烊化)、黑地榆各9g，甘草5g，升麻3g，大生地、菟丝子(炒)各15g，黑芥穗6g。水煎服。

加减逍遥散：当归、白芍、柴胡、茯苓、白术、麦冬、黄芩、黑栀子各 9g，甘草 6g。水煎服。

加味胶艾汤：当归、白芍、熟地、白术(土炒)、阿胶(烊化)各 9g，香附 15g，黄芩 12g，川芎、艾叶(炒)各 6g，砂仁 3g。水煎服。玉门痛加川连，热甚去艾叶、砂仁，加大生地。

枳壳汤：白术、黄芩各 30g，枳壳 6g(麸炒)。水煎服。

加味四物汤：川芎、当归、阿胶(烊化)、知母(酒炒)、白芍(酒炒)、生地、黑地榆各 9g，甘草 6g，水煎服。

胎漏验方：地榆(醋炒)、当归各 15g，川芎 6g，砂仁 9g，炙甘草、人参各 5g。水煎服。

三、肾虚胎漏下血

1.主证：妊娠初期，阴道不时下血，头晕耳鸣，腿困而沉，舌质红光无苔，脉沉弱。

2.治法：宜固肾止漏，安胎。

3.方药：

固肾健脾汤：人参、白术各 15g，当归、枣仁(炒)、山药各 9g，山萸、巴戟天各 6g，桑寄生 15g。水煎服。

第五节　堕胎小产证治

女性妊娠三月以内而流产的称为"堕胎"，三月以外，胎儿成形而流产，称为"小产"或"半产"。

堕胎小产的发生，是"胎动不安""胎漏下血"的继续。病因、证治可参阅前两节即可，不再重谈。如已小产，当按产后病治疗。但因临床上堕胎小产以后，多有下血不止和血凝不出两种病证较为突出，故列验方备用。

一、气虚失血证

1.主证：堕胎小产下血下止，面色苍白，四肢无力，精神倦怠，舌质淡，苔薄白，脉微弱。

2.治法：宜补气益血，止血固脱。

3.方药：

人参黄芪汤：人参、白术（土炒）、黄芪（炙）、当归、白芍各9g，艾叶（醋炒）、阿胶（烊化）各15g。水煎服。

寄生汤：桑寄生30g，当归15g，升麻6g，山药、党参、故纸、山萸各9g。水煎服。

二、血瘀证

1.主证：堕胎小产以后，恶露少，少腹疼痛拒按，脉象沉实而涩。

2.治法：宜温经活血，生新逐瘀。

3.方药：

芎归泽兰汤：当归30g，川芎21g，泽兰叶、桃仁（炒）、元胡（醋炒）、香附（醋炒）各9g，红花、五灵脂、蒲黄各6g。水煎服。

第六节　滑胎证治

滑胎是指小产以后，下次受孕如期而堕者。西医称滑胎为"习惯性流产"。滑胎的治疗方法大体与胎动不安、胎漏下血相同。本节介绍的内容主要是指屡经小产，想逐月吃药进行保胎，而能达到足月正产者。把常用的逐月养胎方附后，以供参考。

固肾安胎汤：菟丝子15~30g，白术15g（土炒），甘草

6g,黄芩、当归各15g。水煎服。上方是养胎主方,如果孕期没有其他疾病,可以常服。服法可以每月服药3剂。滑胎次数多者,可以服药5剂,也可每隔5天服药1剂,也可以1星期吃1剂,经常服。

妊娠期,各月病情多有不同,治疗也就有别。下列各方可以按月选用,灵活对证化裁,不可拘泥。

陈皮半夏汤:妊娠2个月,血聚下而养胎,冲脉之气上逆犯胃,多有恶心呕吐,饮食少进之症状,可以选用此方。

陈皮、茯苓、半夏、黄芩(酒炒)各9g,枳壳6g(麸炒),紫苏4.5g,炙甘草3g,生姜3片。水煎服。

半夏反胎,古书已详,我们治恶阻证多用此药,未见不良反应。曾见有妊娠5个月以上患者两例,服半夏而小产,试想半夏对5个月以后妊娠患者用时要慎,香油或生姜汁炒半夏可以减少其反胎的副作用。

黄连固胎汤:妊娠3个月服。妊娠3个月,多数心经火盛,连服3剂,可以清心火而固胎。

白术(土炒)、黄芩各15g,甘草、黑栀子、川黄连(炒)各6g,当归、柴胡各9g。水煎服。

安胎和气汤:治妊娠4个月,自觉倦卧不安,或口苦头痛,脚弱及喘急等症状,只服安胎和气汤3剂。

焦白术15g,盐陈皮6g,盐香附、茯苓、白芍、酒黄芩各9g,川芎6g,炙甘草5g,当归15g。水煎服。

养胎饮:妊娠5个月服。自觉胎长腹重,睡卧不安。

当归15g(酒洗),白芍12g(酒洗),泽泻6g(盐水炒),白术15g(土炒),黄芩9g(酒炒),枳壳6g(麸炒),川芎

6g，炙甘草 3g。水煎服。

紫术安胎饮：治妊娠 6 个月，自觉胎上逼心，两胁不舒，胎动不安等证。

当归、白术(土炒)各 15g，黄芩 12g，甘草 6g，砂仁 5g，紫苏 9g，陈皮 6g，香附 9g(醋炒)，枳壳 6g(麸炒)。水煎服。

清胎万全饮：妊娠 7 个月服。治觉腹大重。

阿胶珠、白芍(酒炒)、黄芩(酒炒)、川芎、荆芥(炒)各 6g，续断(酒炒)、当归(酒洗)、茯苓各 9g，炙甘草 5g。水煎服。

和胎调气饮：治妊娠 8 个月，自觉胎气喘肿，不问有无外感。

陈皮、黄芩(酒炒)、茯苓(土炒)、白术(土炒)、香附各 9g，枳壳 6g(麸炒)，炙甘草 3g，紫苏 6g。水煎服。

顺胎饮：治妊娠 9 个月，虽无他证，亦宜顺气和中安胃，便无难产之忧。

当归 15g，白术 9g(土炒)，黄芩 6g(酒炒)，滑石、紫苏、白芍、大腹皮各 6g。水煎服。

保产芎归汤：治临产血虚，心悸不安，宜服此汤。

当归 30g，川芎 21g，茯神、远志各 9g。炒黑豆水煎服。

逐月养胎选方，多以清热养血，理气安胎为主。如患者气血双虚，可用泰山磐石散和师传保胎验方。

泰山磐石散：人参、黄芪、当归、续断、黄芩、熟地、白芍、白术、糯米各 9g，川芎、炙甘草、砂仁各 6g。有孕后，每隔三五日进一服，至四月后可保无虞。有热者，倍黄芩，减砂仁；胃弱者，重用砂仁，少加黄芩。

师传保胎验方：生黄芪 30g，大人参、香附（醋炒）、川断、杜仲（炒）、黄芩、白芍、桑寄生、当归各 9g，山药、白术（土炒）各 15g，甘草 6g，菟丝子 10g。水煎服。

第七节 子烦证治

女性妊娠期中，烦躁不安，心惊胆怯，郁闷不乐，称为"子烦"。

产生本病主要是火热乘心，神志不宁，原因：一是热痰相搏，上扰心肺，痰滞而成；二是七情不畅，肝郁气滞，木火上逆，损心及肺而致；三是血热，孕后血聚下养胎，阴血不足，心火偏亢，神志不安，烦躁胸闷。

治法以清热养阴为主，如挟痰滞，以蠲饮除痰为先。

一、痰滞子烦

1.主证：心惊胆怯，烦闷不安，胸脘痞闷，时呕痰涎，头重，眩晕，口中淡腻，舌质淡红或鲜红，苔白黄而腻，脉象滑。

2.治法：宜蠲饮除痰。

3.方药：

温胆汤：半夏、橘红、茯苓各 9g，炙甘草、竹茹、枳实（炒）各 6g，生姜 3 片，大枣 2 个。水煎服。

加味六君子汤：人参、陈皮、甘草、紫苏、山栀子各 6g，白术、半夏（生姜汁炒）、茯苓各 9g。水煎服。

竹茹汤：青竹茹 30g，以水 500g，煮取 200g，徐徐服尽为度。

竹叶汤：白茯苓、麦冬、黄芩各 15g，防风、竹叶各 6g。

水煎服。

二、气郁子烦

1.主证：妊娠数月，心烦不安，精神抑郁，脘腹胀闷，或两胁胀痛，饮食减少，舌质红，苔薄白，脉弦。

2.治法：理气解郁，清热除烦。

3.方药：

加减逍遥散：白芍、柴胡、茯苓、白术、甘草、麦冬、淡豆豉、黄芩各9g，焦栀子6g。水煎服。

越菊丸：香附、苍术、川芎、山栀、神曲各等份。共为细末，滴水为丸，食前服。或加陈皮、砂仁，水煎服。

三、血热子烦

1.主证：心中懊恼烦躁，坐卧不安，五心烦热，口苦咽干，渴欲饮冷，小便黄少，舌质红，苔薄黄而干，脉象细数而滑。

2.治法：宜养血清热，安神除烦。

3.方药：

人参麦冬散：人参6g，麦冬、黄芩、知母、生地各9g，炙草5g，竹茹1团。水煎服。

加味竹叶汤：人参、竹叶各6g，黄芩、茯苓、麦冬、粳米各9g。水煎服。

当归饮：当归15g（酒洗），川芎、阿胶珠、豆豉、桑寄生各9g，葱白2根。水煎服。

犀角散：水牛角20g，地骨皮、条芩、麦冬、云苓各6g，甘草3g，竹沥15g。水煎服。

养血除烦汤：当归15g，茯神、枣仁（炒）各9g，黄连6g

（酒炒）。水煎服。

四物除烦饮：当归、生地、白芍、麦冬各 9g，川芎、远志、川朴、莲肉、葛根各 6g，黄芩 9g（酒炒），橘红 5g。水煎服。

第八节　子悬证治

女性妊娠五六月间，胸腹胀满，甚则喘急疼痛，烦躁不安，胎上逼心，称为"子悬"。

产生子悬的病因：一是胎热气逆，肾水亏损，水不济火而致；二是水不涵木，肝盛乘脾，虚受寒气侵袭所致。

治法宜解郁下气治其标，滋阴养血固其本，并以寒、热辨证为主。

一、寒证子悬

1. 主证：妊娠胸腹胀满，胁痛不安，精神郁闷，体倦畏寒，呼吸气短，脉弦滑，尺脉沉微。

2. 治法：宜调理气机，柔肝实脾。

3. 方药：

紫苏和气饮：紫苏、大腹皮、白芍各 9g，人参、甘草各 3g，川芎、陈皮各 6g，当归 15g，生姜 5 片，大葱白 5 寸。水煎服。有热者加黄芩、竹茹；心烦加羚羊角；食积加神曲、山楂；腹痛加香附、木香；咳嗽加枳壳、桑皮；呕吐加砂仁、白蔻；泄泻加白术、茯苓；感冒加羌活、防风；气恼加香附、乌药；怔忡不寐加枣仁、柏子仁；心神不安加茯神、远志。

当归紫苏汤：当归、紫苏各 15g，人参、乌药各 6g，生姜 5 片，葱白 7 根。水煎服。

降悬饮：当归15g，川芎5g，紫苏9g，大腹皮、陈皮、川朴、枳壳（麸炒）各6g，香附9g，生姜3片，木香3g，葱白7寸。水煎服。

二、热证子悬

1.主证：妊娠胸闷腹胀，呼吸急促，两胁疼痛，内热口干，心烦寐少，颧赤潮热，小便不利，苔黄，脉弦数。

2.治法：宜清热平肝，理气和脾。

3.方药：

理肝开郁汤：青皮6g（醋炒），柴胡9g，木香6g（杵），黑栀子6g，黄芩9g，莪术5g（醋炒），白茯苓、滑石、当归、白芍各9g，枳壳6g（麸炒），甘草3g。水煎服。如若孕小便自利，素体虚弱，去莪术、滑石。

枳壳汤：枳壳90g（麸炒），黄芩60g。共为粗末，每用药末15g，水煎服。如腹满身体沉重加白术30g。

加味小柴胡汤：柴胡、黄芩、人参、半夏（姜汁炒）、茯苓各9g，甘草、山栀、枳壳（麸炒）各6g，生姜3片，大枣2个。水煎服。

加味四君子汤：人参、白术、茯苓、柴胡各9g，甘草、山栀子、枳壳（麸炒）各6g。水煎服。

第九节　子痫证治

女性妊娠六七月以后，或正值分娩之时，出现全身痉挛，角弓反张，手足抽搐，目睛直视，牙关紧闭，神识错迷，口吐白沫，呶呶不语，称为"子痫"。子痫一证是胎前大病，病轻者，出现以后一会自醒，如同常人一般。病重者，次数频繁,甚至死亡。

本病发生原因:一是血虚:孕妇素体血虚,妊娠血聚营养胎元,阴血愈亏,虚火愈炽,阴虚阳亢,血不养筋所致;二是肝热:肝主藏血,血虚生热,热极生风,正如《素问》所说"诸风掉眩,皆属于肝";三是痰滞:多因孕妇体内热,挟痰上扰所致。

子痫一证,脑力劳动者、少活动者得之较多,体力劳动得之较少。疾病未发生之前,常常出现头晕目眩,下肢浮肿等症状,此时即应注意防治。如孕足月,分娩时出现子痫证,当用平时催生之剂,产下即愈。偶有产后痫证者,应大补气血为先。

一、血虚子痫

1.主证:发作前头晕目眩,常有视黑为白,或视白为黑的错觉,有时头痛,心悸气短,面色苍白无华,大便秘结,下肢浮肿,病时卒然倒仆,口吐白沫,不省人事,手足抽搐,舌质红或绛,脉细弦。

2.治法:宜养血息风,潜阳镇逆。

3.方药:

定痫如意汤: 当归15g,白芍12g,柴胡、茯苓、白术、钩藤各9g,甘草、薄荷各5g,羌活6g,枣仁15g,羚羊角3g,黑栀子6g。水煎服。

钩藤汤: 钩藤、当归各15g,茯神、桔梗各9g,人参、桑寄生各6g。水煎服。血虚证,去人参、桔梗,加沙参、麦冬、阿胶珠、干地黄、牡蛎、龙齿;如痰重,加贝母、竹茹;肝风甚者,加白芍、羚羊角、菊花。

羌活酒：羌活 15g（去芦），防风 30g（去芦），黑豆 50g（去皮）。前二味，咀，好酒 2500g，浸一宿，每服用黑豆 50g，炒令热投入药酒一大盏，候沸即止，去滓分温服灌之。

养血定痫汤：当归 15g，川芎 9g，酒芍 12g，茯神 9g，胆星 6g，天麻、陈皮、川朴、僵蚕各 6g，全虫 5g，甘草 3g，生姜 5 片。水煎服。

二、肝热子痫

1. 主证：发作前头痛面赤，眼目昏花，情急善怒，发病突然，昏迷不省人事不知，四肢抽搐，口吐白沫，目赤唇红，舌红，苔黄，脉弦数有力。

2. 治法：宜清肝泻热，镇痉祛风。

3. 方药：

羚羊钩藤汤：羚羊角 3g，霜桑叶、川贝、菊花、生甘草、淡竹茹各 6g，茯神木 9g，生白芍 15g，钩藤 12g，鲜生地 15g。水煎服。

羚羊角散：羚羊角 2g，独活、防风、木香、川芎各 6g，杏仁 9g（炒），薏苡仁 9g，枣仁（炒）、茯苓各 15g，甘草 5g，当归 9g，生姜 3 片。水煎服。羚羊角散治疗子痫证是用之有效的方剂，临证可以灵活加减：风热重，加钩藤、天麻、僵蚕、黄芩、栀子等药；风痰重者，酌加南星、半夏、天竺黄、竹沥等药。

三、痰滞子痫

1. 主证：孕妇素体肥胖，头痛昏闷，呕吐痰涎，喉间痰喘而鸣，舌质淡白，苔薄白滑腻，有热者多黄腻，脉浮滑。

2.治法：宜涤痰祛风。

3.方药：

加味二陈汤：橘皮 6g，法半夏 9g，茯苓 12g，甘草 6g，竹沥 15g，生姜汁 1 盅。水煎服。

清热祛痰汤：当归 9g，川芎、川羌、黄芩、天竺黄（炒）、羚羊角各 6g，石菖蒲、胆星各 5g，生姜 5 片。水煎服。

第十节　子鸣证治

女性妊娠七八个月，胎儿在母腹内鸣鸣似语，或啼啼似哭，称为"子鸣"。临床虽不多见，但偶然有之。本病多因妊母气血大虚，子不够食所致。

1.主证：妊娠腹内忽然儿啼似肠鸣，并自觉腰间有隐隐作痛的现象，舌质淡白，苔薄黄，脉虚弱。

2.治法：宜安胎，补养气血为先。

3.方药：

养胎止鸣饮：人参、白术（土炒）、黄芪、当归、白芍、熟地各 9g，菟丝子 15g（炒），黄芩 6g（酒炒）。水煎服。如烦躁有热加黑栀子、胡黄连。

第十一节　子喑证治

女性妊娠八九个月，出现的声音嘶哑，语言低微，甚则语不出声的症状，称为"子喑"。

本病原因主要是肾虚，妊娠九月，肾经养胎，因胎儿增大，食需增多，故肾越虚，肾虚胎大，胞脉受阻，肾脉不通，不能上荣舌本。其他也有气实、火盛证。总之，此证比较少见,如无其他兼证,也可不药而顺其自然,产后则胞络通而音声自复。

一、肾虚子喑

1.主证:妊娠八九个月,言语低微,声音嘶哑,甚则语不出声,咽喉干燥,有时颧红,头晕耳鸣,掌心灼热,心悸而烦,大便干燥,小便频数或淋沥,舌质红有裂纹,苔花剥,脉细数。

2.治法:宜滋肾益阴。

3.方药:

加味地黄汤:熟地15g,山药、山萸、茯苓、泽泻、丹皮、麦冬、沙参各9g。水煎服。

加味补肾煎:甘杞子、当归、熟地、沙参各15g,山萸肉、茯苓、杜仲(炒)、六神曲(炒)各9g,菟丝子(炒)、白芍(酒炒)各12g,陈皮5g。水煎服。

二、气实子喑

1.主证:妊娠九月,声音重浊低微,或不能出声,面色如常,素体壮实,舌苔薄腻,脉弦滑。

2.治法:宜理气开窍。

3.方药:

安胎挞气散:杏仁、菖蒲、桔梗、甘草各6g,枳实(麸炒)、元参各9g。水煎服。

四、火盛子喑

1.主证:妊娠九月,声音嘶哑,面红耳赤,口干燥渴,心烦内热,夜寐不安,大便秘结,小便红赤,舌质红,苔黄腻,脉滑数。

2. 治法：宜养阴清火。

3. 方药：

玉烛散： 生地15g，当归9g，川芎、大黄、元明粉、枳实、川朴各6g，白芍9g。水煎服。

第十二节　子肿证治

女性妊娠三至七月之间，身体出现的肿胀，称为"子肿"。古代妇科有"子肿""子气""子满""脆脚""皱脚"等名称。《医宗金鉴》指出："自膝至足肿，小水长者，名曰子气。头目遍身浮肿，小水短少者，名曰子肿。遍身俱肿，腹胀而喘，在六七月者，名曰子满。但两脚肿而肤厚者属湿，名曰皱脚。皮薄者属水，名曰脆脚"。古代前贤分门详尽，但究其病因，则属同类病证，故统称为子肿。

产生本病的主要病因：一是脾虚：不能制水，因而水湿停聚，流于四末则肢肿，阴遏气化则腹胀；二是气虚：中气下陷，不能升清降浊，而蒸化失常，水邪流注全身而肿胀；三是肾虚：如《沈氏女科辑要证》说："妊娠发肿，良由真阴凝聚以养胎元，肾家阳气不有敷布，则水道泛溢莫制"；四是气滞：七情郁结，气机不畅，气滞妨碍气机之升降，使水潴留而肿胀。

治法以健脾渗湿、顺气安胎为主。水肿证，皮薄色白而光亮，按之凹陷，即时不易复原。气肿证，皮厚而色不变，随按随起。

一、脾虚子肿

1. 主证：妊娠数月，面目四肢或全身肿胀，面色萎黄，精神倦怠，四肢不温，气短懒言，减食便溏，舌质淡嫩，苔薄白，脉缓滑无力。

2.治法：宜健脾行水。

3.方药：

白术散：白术 15g（蜜炙）、茯苓皮、陈皮、大腹皮各 9g，生姜皮 3g。水煎服。本方去白术，加桑皮，名叫五皮散。

香砂胃苓汤：苍术（炒）、泽泻、车前子、茯苓、香附（醋炒）各 9g，厚朴、陈皮、桂枝、猪苓各 6g，白术 15g，砂仁 5g，炙甘草 3g。水煎服。

防己汤：防己、赤茯苓、桑皮、紫苏各 9g，木香 5g。水煎服。

茯苓导水汤：茯苓 9g，槟榔、猪苓、砂仁、陈皮、泽泻、木瓜、大腹皮、桑皮、苏梗各 6g，木香 5g，白术 15g。水煎服。胀甚加枳壳以破结，腿脚肿者加防己以利下湿，喘加苦葶苈以泻上水，加减平正有法，临床有验。

如胎中挟水，水与血相搏而成胎水证，宜用千金鲤鱼汤或乌鸡鲤鱼汤。

千金鲤鱼汤：鲤鱼 1 尾，白术 15g，当归、茯苓各 9g，生姜 3g。先以鲤鱼 1 尾，去鳞肠，加水煮熟，去渣取汁，用汁煎药，食前空肚服。

乌鸡鲤鱼汤：鲤鱼 1 尾，公乌鸡一只。先把鲤鱼去鳞肠，再把乌鸡去肠毛，砂锅内同煮，煮熟时淡吃，忌盐，特效。

二、气虚子肿

1.主证：妊娠数月，下肢浮肿，或全身肿胀，中气虚弱，不思饮食，口淡无味，倦怠懒言，舌质淡白，苔薄白润，脉虚弱。

2.治法：宜益气健中。

3.方药：

加减补中益气汤：人参15g，黄芪9g，柴胡、甘草各3g，当归9g(酒洗)，白术15g(土炒)，茯苓30g，升麻、陈皮各6g。水煎服。

三 肾虚子肿

1.主证：妊娠数月，面浮肢肿，心悸气短，下肢逆冷，腰痛酸困，舌质淡白胖嫩，多有齿印，苔白滑，脉象沉迟。

2.治法：温阳化水。

3.方药：

金匮肾气丸：生地、山萸、山药、丹皮、茯苓各60g，泽泻30g，肉桂、附子各15g。制蜜丸，每次服6g，每日3次。

真武汤：茯苓、白芍、白术、生姜各9g，附子3g。水煎服。方内附子辛温大毒，有碍胎气，如非肢冷厥逆者，不宜用，也可以桂枝代之。

四、气滞子肿

1.主证：妊娠三四月后，从足到腿，自下而上肿胀，肤色不变，肿后行步艰难，甚则脚趾流黄水，精神抑郁，头晕胀痛，胸闷胁肋，舌质暗红，舌苔白厚腻，脉弦滑。

2.治法：宜理气行滞。

3.方药：

天仙藤散：天仙藤9g(洗，略炒)，香附(醋炒)、陈皮各6g，甘草5g，乌药、木瓜各9g，紫苏6g，生姜3片。水煎服。

理气消肿汤：防风、甘草各 3g，当归 9g，黄芩 6g，桑皮 9g，大腹皮 5g，白茯苓 9g，陈皮 9g，枳壳 6g。水煎服。

茯苓汤：当归、白芍（酒炒）、熟地、白术（土炒）各 9g，川芎、泽泻、麦冬各 6g，茯苓 15g，条芩 5g，甘草 3g，栀子（炒）、厚朴（姜汁炒）各 5g。水煎服。

第十三节　子嗽证治

子嗽是指女性妊娠期中，咳嗽频数，甚则五心烦热，胎动不安的症状。

本病原因：一是肺虚：妊妇蓄血聚下养胎，不能上承，水亏火盛，虚火上炎，肺燥而咳；二是外感风寒，多因孕妇起居不慎而致。

咳嗽伤气，必须及时治疗，如子嗽久治不愈，可以发展成为"抱儿痨"，对大人身体健康很有妨害。

在治疗上，肺虚证宜润肺止嗽为主，外感风寒证宜安胎止嗽，发散风寒为主。滑利、降气之药，必须慎用，以防滑利动胎导致小产。

一、肺虚咳嗽

1.主证：妊娠咳嗽，干咳无痰，不治难以及时自愈，咳嗽日久，有时带血，咽干口燥，两颧发红，午后发热，甚则头晕，舌质红，苔薄黄而干，脉虚细而数。

2.治法：宜养阴润肺，止咳安胎。

3.方药：

百合固金汤：生地、麦冬、贝母、当归各 9g，熟地、百合各 15g,白芍(酒炒)、生甘草、元参、桔梗各 6g。水煎食远服。

冬花冰糖饮:紫菀(炒)、天冬、杏仁(炒)、桑皮(炙)、川贝各 9g,甘草 5g,防风、竹茹各 3g,冰糖 30g,冬花 15g,水煎服。

当归凉血汤:当归 9g,生地、熟地、麦冬、知母、天冬各 6g,阿胶、丹皮、侧柏叶、黄连、紫菀各 5g,白茅根 10g。水煎服。

加减四物汤:当归 9g,川芎、白芍(酒炒)、麦冬、百草霜各 6g,黄芩、枇杷叶(炙)、知母(酒炒)、杏仁各 5g,甘草 3g,生姜 3 片,大枣 1 个。水煎服。

二、外感风寒咳嗽

1.主证:咳嗽吐痰,头痛,憎寒发热,无汗,大便燥结,小便发黄,舌质红,苔薄白,脉象浮紧而滑。

2.治法:宜安胎止嗽,宣肺理气。

3.方药:

宁肺止嗽散:麦冬、荆芥、前胡、杏仁(炒)、知母各 9g,桔梗、紫苏、橘红、桑皮(炙)各 6g,甘草 9g。水煎服。有痰加竹沥、姜汁;火嗽加黄芩;虚嗽加紫菀、款冬花;寒甚加麻黄;虚损加党参、熟地;嗽而心胸不舒,加贝母、百合、紫菀;若嗽不止,胎动不安加白术、黄芩。

桔梗散:天冬、赤茯苓各 9g,桑白皮、桔梗、紫苏各 15g,麻黄(去节)、贝母、人参、甘草(炙)各 3g,生姜 3 片。水煎服。

第十四节 子淋证治

女性妊娠数月,小便频数而少,点滴而下,兼有疼痛的症状,称为"子淋"。

本病产生主要是肾和膀胱有热。其病因:一是虚热:孕母素体阴虚,阴亏肾水不足,命门火旺,胎移热于膀胱所致;二是实热:多因孕母阴血下聚养胎,阴不上承,心火偏亢,移热于小肠,小肠为火脏,二火交炽,传膀胱,燥伤津伤,故因小便淋沥而痛;三是气虚:不能上载其胎,下压膀胱,气虚又不能制约其水,则小便淋沥不尽。

本病治以清润为主,不同于一般淋证治法,如通利太过,可导致伤胎小产。

一、虚热子淋

1. 主证:小便频数不利,或有涩痛,尿色淡黄,头重眩晕,两颧发红,气短心烦,睡眠不安,舌质红,苔薄黄而干,脉细数而滑。

2. 治法:宜养阴润燥,通淋安胎。

3. 方药:

加减地黄汤: 熟地24g,山药、茯苓、泽泻、麦冬、车前草各9g,丹皮6g,五味子5g。水煎服。

加味四物汤: 当归、生地、白芍、知母、麦冬、元参各9g,川芎、黄柏、五味子各6g。水煎服。

子淋汤: 生地、黄芩、山栀仁各9g,阿胶(烊化)、木通各6g,甘草梢5g。水煎服。

当归通淋汤: 当归、赤苓、麦冬各9g,木通、川芎、赤芍、川连(酒炒)各 6g,甘草 5g,灯心草 4g,竹叶 6g。水煎服。

二、实热子淋

1.主证:小便黄赤,艰涩不利,解时淋沥刺痛,面色潮红,心烦躁急,口苦而干,或口疮口糜,大便秘结,舌质红,苔黄厚而燥,脉滑数有力。

2.治法:宜清热泻火,通淋安胎。

3.方药:

导赤散: 生地黄、木通、生甘草梢各等份(一方不用甘草,用黄芩;一方多灯芯)。为末,每服 9g,水一盏,入竹叶同煎至一半,食后温服。近代用法,作汤剂,水煎服。热甚者,加黄芩、黑栀子以泻火;渴甚者,加麦冬、花粉以生津液。

加味五淋散: 当归、黑山栀、赤茯苓、车前子各 9g,白芍、黄芩、泽泻、滑石、木通各 6g,甘草梢 5g,生地 15g。水煎服。

赤苓葵子汤: 赤茯苓 9g,黄柏 6g(酒炒),滑石粉、黑栀子、当归各 6g,冬葵子 6g(肿胀忌用),川芎 5g,灯心草、竹叶各 1.5g。水煎服。

三、气虚子淋

1.主证:妊娠数月,小便频数,淋沥涩痛,尿色淡黄,欲解不能制约,尿量不减,面色苍白,心悸气短,舌质淡,苔薄白,脉虚缓。

2.治法:宜补气通淋。

3.方药:

加减安荣散: 人参 6g,当归 9g(酒洗),麦冬 15g,白术

6g(土炒),通草 5g,甘草 3g,灯芯 10 条。水煎服。

益气止淋汤：人参 6g,黄芪 15g,白术、茯苓、麦冬各 9g。水煎服。不应时加益智仁、升麻、甘草梢。

第十五节　胞阻证治

胞阻是指女性妊娠期间,胸腹或小腹部发生疼痛的症状。前人认为腹痛之因是胞脉阻滞,故而名为"胞阻"。

本病产生多因气血运行不畅。导致气血运行不畅的原因：一是虚寒：孕妇阳气素虚,孕后胎系于肾,肾阳越虚,肾阴越盛,导致子脏虚寒,实则凝滞,故使小腹冷痛;二是血虚：血少而气不行,胞脉阻滞,产生腹痛;三是气郁：孕妇善怒,怒则伤肝,肝郁气滞,血不畅行,以致胞脉受阻而腹痛;四是损伤,多因抬高举重损动胎元,腹痛不安。

一、虚寒胞阻

1.主证：妊娠数月,少腹冷痛,或腹胀大,背微恶寒,时有发热,食少,小便清,大便溏,舌质淡,苔薄白润,脉沉迟无力。

2.治法：宜温经散寒,理气安胎。

3.方药：

紫苏饮：紫苏、大腹皮、白芍各 9g,人参、甘草各 3g,川芎、陈皮各 6g,当归 15g,生姜 4 片,葱白 5 寸。水煎服,每日 1 剂。可加香附、砂仁、枳壳。

艾附暖宫汤：艾叶、香附(醋炒)、当归各 9g,续断、川芎、吴萸(醋炒)、白芍(酒炒)各 6g,黄芪、熟地各 9g,官桂 15g。水煎,兑米醋一盅服之。

古今录验方：薤白 30g，当归 12g，水 2 碗，煎成碗半，分 3 服。

二、血虚胞阻

1. 主证：妊娠小腹绵绵作痛，得按痛减，面色萎黄或浮肿，头晕眼花，心跳气短，口干不欲多饮，舌质淡红，苔薄黄或花剥，脉象虚细而滑。

2. 治法：宜养血理气，止痛安胎。

3. 方药：

千金方：生地黄 60g，取汁，酒 250g，合煎减半，顿服愈。

胶艾四物汤：当归、白芍、熟地、白术各 9g，香附 9g（醋炒），黄芩 6g，砂仁 3g，川芎 6g，阿胶 6g（炒珠），粳米一撮，艾叶 6g（有热者去之）。水煎服。

加味四物汤：当归 15g，川芎 9g，白芍 10g，熟地 12g，香附 9g（醋炒），枳壳 6g（麸炒），紫苏、陈皮各 6g。水煎服。

养血安痛饮：当归 15g，白芍、白术、熟地、砂仁、香附各 9g，黄芩 6g。水煎服。

加味八珍汤：人参、川芎、紫苏各 6g，白术、茯苓、当归、黄芪、熟地、白芍、砂仁各 9g，炙甘草 3g。水煎服。

当归芍药汤：当归、茯苓各 12g，杭白芍 21g，川芎、泽泻各 6g，白术 12g。水煎服。

三、气郁胞阻

1. 主证：胸腹胀痛，两胁尤甚，烦躁易怒，头痛寒热，口苦头晕，嗳气肠鸣，不思饮食，舌红，苔白腻或微黄，脉弦。

2. 治法：宜调气疏肝。

3. 方药：

加味逍遥散：当归 15g，白芍、柴胡、茯苓、紫苏、陈皮、白术（土炒）各 9g，甘草 6g，薄荷 5g，香附 9g（醋炒），枳壳 6g（麸炒）。水煎服。

舒肝止痛汤：柴胡、山栀子、黄芩各 6g，白芍、香附、当归、白术各 9g，枳壳 6g（麸炒），炙甘草 3g，生姜 3 片。水煎服。

小柴胡汤：柴胡、半夏各 9g，人参、炙甘草各 3g，黄芩 6g，生姜 9g，大枣 4 个。水煎服。原方可以加青皮、山栀子各 6g。

缩砂饮：砂仁（炒）不拘多少。为末，酒服 6g，觉腹中热，痛止胎安。

四、损伤胞阻

首先辨别病人体质强弱，参考胎漏下血和胎动不安的损伤治法。如病人气虚损，突受外伤而腹痛不止者，当以八珍汤调补气血；若因损伤而致胎伤，胎死腹痛者，可用佛手散行而逐之。

八珍汤：人参、白术、茯苓、当归、川芎、白芍、熟地各 9g，甘草 6g，生姜 3 片，大枣 2 个。水煎服。

佛手散：川芎 30g，当归 90g。以上为细末，每服 3g，水一盏，酒少许，煎取半碗温服。

第十六节 转胞证治

女性妊娠七八月间,饮食如常,小便不通,少腹满痛,心烦不寐,称为"转胞"。

本病多因胎气下坠,压迫膀胱所致。导致转胞病因:一是气虚,气不足不能上载其胎,以致胎重下坠,压迫膀胱;二是肾虚,肾阳虚损不能温化膀胱之水,故溺不得出;三是湿热,久居湿地为外湿所侵,或喜食厚味,湿浊内停,积久生热,下注膀胱,湿热郁结,水道不通;四是气滞,七情所伤,气滞郁结,膀胱津液不利,故溺频数点滴,甚则不通。

综上所述,转胞之证,可分为虚弱和湿热两大类型。一般治法是虚弱者宜补气益血,升举为主;湿热气滞者,宜清热利湿,调气行滞为主,也可配合外治法,取效更好。

一、气虚转胞

1.主证:妊娠七八个月,小便不通,或频而少,小腹胀急疼痛,心烦不寐,精神疲倦,头重眩晕,大便不畅,舌质淡,苔薄白,脉沉滑而无力。

2.治法:宜补中益气,升陷举胎。

3.方药:

举胎四物汤: 熟地、人参、当归、白术、白芍各 9g,川芎、陈皮各 6g,升麻 5g。水煎服。

益气导溺汤: 党参 5g,白术(土炒)9g,扁豆、乌药各 9g,茯苓 15g,桂枝、通草、甜桔梗各 6g,炙升麻 3g。水煎服。

二、肾虚转胞

1. 主证：小便频数不畅，继则不通，小腹胀满，痛不能卧，四肢微有浮肿，腰腿酸软，大便溏泄，舌淡苔薄，或无苔，脉觉滑无力。

2. 治法：宜温肾化气。

3. 方药：

如有饮：阿胶（烊化）、白术各 15g，猪苓、泽泻各 9g，茯苓 12g，桂枝 3g。水煎服。

全生茯苓散：赤茯苓、血余炭、冬葵子各等份。共为散，每次服 5g，日 3 服。小便利则愈，极效。

三、湿热转胞

1. 主证：妊娠小便短黄，甚则闭塞不通，小便胀痛，坐卧不安，心烦内热，口苦便秘，或溏而不爽，舌质红，苔黄腻，脉滑数。

2. 治法：宜清热利湿。

3. 方药：

三补丸：黄连 6g，黄芩、黄柏、滑石粉各 9g。水煎服。

安胎通溲汤：白术、黄芩各 15g，猪苓、泽泻各 6g，车前子 9g，甘草 3g。水煎服。

冬葵子散：冬葵子、山栀子（炒）、滑石（包）各 15g，木通 6g。水煎，空心服。

当归贝母苦参丸：当归、贝母、苦参各 120g。上 3 味为末，炼蜜丸，如小豆大，初次饮服 3 丸，加至 10 丸，每日 3 次。

四、气滞转胞

1. 主证：妊娠七八个月，突然小便不通，小腹胀急疼痛,心烦不寐,饮食正常,脉象沉弦。

2.治法:宜调气行滞。

3.方药:

分气饮:陈皮、桔梗、苏梗、半夏各6g,茯苓、白术、山栀子(炒)各9g,甘草5g,大腹皮9g(黑豆水炒)。水煎服。

附单方:

(1)杏仁7个,去皮尖,麸子炒黄研末,白开水送下即愈。

(2)独圣散:蔓荆子不拘多少,为末,每服6g,食前浓煎,葱白汤调下。

附:外治法

(1)外以冬葵子、滑石、栀子为末,田螺肉捣膏,或葱汁调膏,贴脐中,立通。

(2)甘遂,选上好品24g,研为细末,用饭糊捏和,敷贴脐下,又用甘草节18g,煎汤频服,小便立通,善能救人。

第十七节 妊娠大便秘结证治

女性妊娠,大便干结,甚则四五日不大便,称为"妊娠大便秘结"或"妊娠大便不通"。

产生此证,多因大肠燥热,血虚津损,不能润肠之故,应及早调治,否则容易小产。

治宜养血安胎,清燥通便为主。

1.主证:妊娠大便干结或不通,口渴烦躁,舌红,苔黄,脉沉细而数。

2.治法:宜养血清燥。

3.方药：

当归润肠汤：当归、生地各 15g，熟地 12g，升麻 3g，大黄 5g(酒炒)，火麻仁 9g(炒研)。水煎服。

当归麻仁汤：当归 15g(酒洗)，肉苁蓉 10g，火麻仁 9g(炒)，枳壳 6g，生白术、白芍各 6g(酒炒)。水煎服。

加味四物汤：熟地 15g，当归 20g(蜜炙)，白芍 9g(酒炒)，肉苁蓉 15g，川芎、黑栀子、黄芩各 6g，防风 5g，枳壳 9g(麸炒)。水煎服。

调导汤：当归 30g(蜜炙)，川芎 15g，防风 6g，菟丝子 15g，枳壳 9g(炒)，炙甘草 9g，生姜 5 片，大枣 2 个。水煎服。

第十八节　妊娠痢疾证治

妊娠痢疾以腹痛、里急后重、下痢赤白脓血为特征，夏秋季节多见。本病产生多因孕妇不慎调摄，外受时邪之气，内伤饮食生冷，损及脾胃与肠道所致，临床以湿热、寒湿两种类型为多见。

治法必以安胎为先。《胎产心法》治妊娠痢疾有三禁三善五审之法，比较切合适用，摘录如下：

三禁：一禁涤荡肠胃，恐阳气下陷，胎气愈坠；二禁渗利膀胱，恐阴津脱亡，胎失荣养；三禁兜涩滞气，恐浊气愈滞，后重转加。

三善：一使胃气有常，水谷输运；二使腹满腹痛后重渐除；三使浊气开发，不致侵犯胎元。

五审：

一审：饮食之进与不进。夫痢乃肠胃受病，或痢势虽甚，饮食无妨者易治。故痢以噤口为最剧。在初起浊邪全盛之时，不足为虑，但要清理积滞，饮食自进矣。若七日以后尚不能食，脉反数盛，此必初时失于清之故，急需调气理中，则积沫渐下，饮食渐进矣。或初时能食，至一旬一月后，反不能食，脉息不振，此必涤荡太过，胃气受伤所致。亦有过用芩连槟朴苦寒破气而致呃逆呕逆者，胃气大败，最危之兆，惟峻与温补，庶可挽回。若脉见数疾无伦，或翕翕虚大，或歇止不前，或弦细搏指者，皆胃气告匮，百不一生矣。

二审：溲之通与不通。下痢清浊不分，若痢虽频而水道顺利者，胎必无虞。若月数将满，胎压尿胞。每多溲便频数、转胞胀闷之患，切禁利水伤津，急与开提自通，但须察其脉无过壮过硬之形，便宜补中益气，稍加泽泻、车前，以升清降浊，投之无不辄应。非特妊娠为然，即平人久痢，津液大伤，而溲不通者，亦宜此法治之。

三审：腹之痛与不痛。下痢腹痛，必然之理。然间有浊湿下趋而无郁沸之火者，则不痛也。但此多见于肥白人之白痢，若血痢与瘦人多火者罕见也，治宜调气运积，不用清火矣。原其腹痛有寒热之分，痛有止歇，痛则奔迫下坠，至圊不及者，火也；痛自下而攻击于上者火也；痛而胀满不胜摩按，热饮愈甚者火也、实也；痛无止歇，常时痛而无绞痛者寒也；痛自上而奔注于下者寒也；痛而不满，时喜温手摩按，饮热渐缓，欲至圊而可忍须臾者虚也，寒也。大约初痢胀痛为热为实，久痢痛为虚为寒。即初因火注切痛,痢久伤气,亦必变为虚寒也。故久痢腹痛之脉,无论大小迟数,但以按之渐渐小者,并属虚寒,急需温补,慎勿利气。惟急痛脉实,久按不衰者,可稍用炮黑姜、黄连和之。

四审:后之重与不重。下痢后重浊气壅滞也。夫开通壅滞,必以调气为本,在妊娠尤为切要,调气则后重自除,而胎息自安。便初痢后重首宜开发之滞,若久痢后重,又当升举其阳,阳气升则胃气运,胃气运则周身中外之气皆调达,而无壅滞之患矣。故治孕妇之后重,无问胎之大小,但脉见有余则宜调气,脉见不足便与升提,虽血痢也宜阳药,一切滋腻而药总无干预,以气有统血之功,则血无妄行之虑也。

五审:身之热与不热。下痢为里气受病,若见身热表里俱困,元神将何所恃而得祛邪之力哉?惟人迎之脉浮数,可先用和营透表之法分解其势,然后徐徐清里。若初痢不发热,数日半月后发热,脉来渐小或虚大少力者,此真阴内亡,虚阳发露于外,在乎人或可用辛温峻补敛之,以归其源,若妊娠则桂附又难轻用,惟借参、术、姜、萸、胶、艾之属,非大剂浓煎峻投,难望其转日回天之绩也。或有痢久卫虚,起居不慎,而感冒虚风发热者,但当察其左手三部,必显浮数之象,又需理中汤加桂枝合表里而治之。以内气久虚之邪,不得参术助其中气,则客邪不得解散也。又有病后疟后,或本质虚羸之人,及秋冬天气寒冷时下痢,加以胎孕扼腕,岂可与平人痢同日而语哉!

一、湿热妊娠痢疾

1.主证:妊娠患痢,里急后重,腹痛,滞下赤白而不爽,肛门灼热,小便短少,或赤色如浓,或外感寒热,苔薄腻或微黄,脉滑数。

2.治法:宜化湿导滞。

3.方药:

当归芍药汤:当归 15g,白芍 21g,茯苓、白术、泽泻、黄芩、黄连各 9g,甘草、槟榔、广木香各 6g。水煎服。如白痢腹痛者,恐有寒,可以去川连,加炒干姜 3g,党参 15g;如系赤痢,原方可加黑地榆 9g,焦楂 12g。

归芍香连汤:当归 15g(酒洗),白芍 21g(酒炒),广木香、川黄连、黄芩(土炒)各 9g,泽泻、川朴、滑石、甘草、枳壳(麸炒)各 6g。水煎服。

葛根汤:葛根、白芍、焦楂、木香、黄芩各 9g,枳壳 6g(麸炒),神曲 9g(麸炒),陈皮、川连、柴胡各 6g。水煎服。

干姜当归散:黄连 5g,厚朴(制)、阿胶、当归、干姜各 18g,黄柏 5g。共为细末,空心米汤调服 5g,日三服。

三黄熟艾汤:黄连、黄芩、黄柏、熟艾各等量。共为粗末,每服 15g,水煎服。呕加橘皮、生姜。

白头翁加甘草阿胶汤:白头翁、黄连(炒黑)、黄柏(炒黑)、秦皮、炙甘草各 3g,阿胶 9g。上 6 味,先煮前 5 味去滓,阿胶烊化,兑入汤中,温分三服。

二、寒湿妊娠痢疾

1.主证:下痢白多赤少,或下白冻白沫,胃脘胀闷,食少神倦,腹痛绵绵,舌淡,苔白腻,脉沉濡而缓。

2.治法:宜温中化湿。

3.方药:

神仙正气汤：苍术 9g(炒)，陈皮、木香、干姜、砂仁各 6g，藿香、甘草各 5g，半夏 6g(姜汁炒)，川连 6g(炒)。水煎服。

大宁散：黑豆 20 粒，甘草 8g(生炙各半)，粟壳 6g(去顶，半生半炒)。共为粗末，作一服，加生姜 3 片，水煎食前服。

当归芩术汤：当归、白术各 15g，条芩 9g。水煎兑米汤为引。

附单方：

(1)荷叶蒂 7 个，烧枯存性，研末，酒调下即可。

(2)阿胶不拘多少，酒化服，日数次，有效。

第十九节　妊娠泄泻证治

女性妊娠泻，泻是指粪便次数增多，粪便或如水液，或如溏便，或完谷不化，或肠鸣腹痛的症状。本病应与痢疾鉴别，泄泻一证，粪便中不挟脓血，也无里急后重感觉。

产生本病原因：一是脾虚，妇人妊娠血养胎元，脾虚而食不健运，水谷难化而作泻；二是肾虚，胎赖肾养，肾气即弱，命门火衰，不能上蒸脾土而致；三是食积，宿食停滞，消化失常，影响肠胃正常运行；四是湿盛，脾喜燥而恶湿，妊娠湿甚土衰而致泄泻。

本病治法，应以调理脾胃，去湿安胎为主。

一、脾虚妊娠泄泻

1.主证：妊娠期间，大便时泻时溏，甚则完谷不化，面色萎黄，四肢倦怠，胸腹胀满，不思饮食，舌淡苔白，脉象缓弱。

2.治法：宜温运脾阳，安胎止泻。

3.方药：

养血健脾汤：当归 9g（土炒）、川芎、山萸、故纸各 6g，白芍、熟地、党参、白术（土炒）山药（炒）各 9g。水煎服。

参术肉蔻饮：人参、茯苓、白术（土炒）各 9g，砂仁、木香各 5g，干姜 6g，肉蔻、甘草各 3g，猪苓、川朴各 5g，泽泻 6g，生姜 3 片，大枣 2 个。水煎服。

温脾汤：当归、白芍、茯苓各 9g，木香 5g，泽泻、猪苓、山萸各 6g，肉桂 2g，杜仲 6g（炒），诃子皮 3g（火煨）。水煎服。如若腹痛，加神曲、山楂、姜厚朴。

二、肾虚妊娠泄泻

1.主证：妊娠泄泻，多在黎明之时，当脐作痛，肠鸣即泻，俗称"鸡鸣泻"，泻后即安，舌淡胖嫩，苔白，脉沉迟而细。

2.治法：宜健脾补肾，安胎止泻。

3.方药：

加味四君子汤：人参、炙甘草、五味子、鸡内金、吴萸各 6g，白术（土炒）、茯苓各 9g，补骨脂、肉豆蔻（煨）各 6g，生姜 5 片，大枣 2 个。水煎服。

三、伤食妊娠泄泻

1.主证：妊娠数月，腹痛即泻，泻后痛减，胸满腹胀，嗳气不思饮食，所下臭秽黏腻，粪色多黄，便臭如败卵，舌苔厚而腐浊，脉象滑数，或见沉弦。

2.治法：宜消导止泻。

3.方药：

大安丸：白术 15g（土炒）、山楂、茯苓、连翘、莱菔子各

9g,神曲(炒)、麦芽(炒)、陈皮、半夏各6g。水煎服。

四、湿甚妊娠泄泻

1.主证:妊娠期间,泄下如水液,胸满肠鸣,小便不利,胸闷气逆,苔白腻,脉象濡滑。

2.治法:宜芳香化浊,渗湿止泻。

3.方药:

不换金正气散:苍术(炒)、川厚朴、陈皮各9g,藿香、大腹皮、半夏各6g,炙甘草5g,大枣2个,生姜5片。水煎服。

胃苓汤:苍术9g(炒),厚朴6g,白术(土炒)、陈皮、茯苓、猪苓、泽泻各9g,官桂、炙甘草各3g,生姜5片,大枣2个。水煎食远服。

参苓饮:人参、陈皮各6g,黄芩、茯苓、白术各15g,炙甘草5g,生姜3片。水煎服。

神术散:苍术15g(炒),厚朴、陈皮、茯苓各9g,炙甘草、藿香、砂仁、大腹皮各6g,生姜5片。水煎服。

第二十节 妊娠伤食证治

女性妊娠,平素脾气虚弱,不思饮食,或饮食自倍,停滞胃脘难以消化,称为"妊娠伤食"。本病产生:一是脾虚不能消化;二是食滞损伤胃腑。治以健脾消食为主。

一、脾虚伤食

1.主证:妊娠时期,不思饮食,倦怠懒言,口淡无味,偶而想吃,吃时顶口,甚则胀满泄泻,舌质淡,苔薄腻,中剥或裂纹,脉虚缓。

2.治法：益气健脾。

3.方药：

六君子汤：人参、甘草、陈皮各6g，白术（土炒）、茯苓、半夏各9g，生姜3片，大枣2个。水煎服。伤米食加谷芽；伤面食加麦芽；伤肉食加山楂、神曲；伤生冷之物加木香、砂仁；肝木侮土，寒热作呕，加柴胡、生姜；呕吐腹痛，手足逆冷，乃寒水侮土，加干姜、肉桂；若泄泻黄色，乃脾土本色，加木香、煨肉蔻。

二、食滞伤食

1.主证：妊娠数月，胸胁胀满，气逆懒言，或兼恶心呕吐，舌苔厚腻，或腐浊，脉多实大或沉迟。

2.治法：宜平胃消食。

3.方药：

平胃散：苍术15g（炒），厚朴9g，陈皮、炙甘草各6g，生姜3片，大枣2个。水煎服。如呕吐恶心，加砂仁、枳壳、藿香、紫苏；吞酸嗳腐，加黄连、吴萸；气逆加香附、木香；咳嗽加半夏（香油炒透）；伤风头痛，加防风；伤寒减食，加炮姜、肉桂、附子；伤肉食，加山楂；伤面食，加麦芽、神曲。

第二十一节 中恶证治

女性妊娠，忽然心腹刺痛，闷绝欲死者，谓之"中恶"。本病产生多因妊娠气血不和，精神衰弱，邪恶之气中胎致病，重则伤人损胎。

1.主证：妊娠中恶，心腹绞痛，痰多吐涎，闷绝欲死，目多妄见，脉弦滑。

2.治法：宜补气消恶，和血化痰。

3.方药：

当归散：当归、丁香、川芎各 90g，青橘皮 60g，吴萸 15g（去梗，汤泡 3 次，炒黑）。共为细末，每服 3g，酒调下。

消恶安胎汤：当归（酒洗）、白芍（酒炒）各 30g，白术（土炒）、茯苓各 15g，人参、花粉各 9g，甘草、苏叶、沉香（研末）、陈皮各 3g。水煎服。

单方 1：熟艾如拳大，煮汁频服。

单方 2：灶心土为末，每服 6g，白开水冲服。

第二十二节　妊娠心痛证治

女性妊娠，心痛不可忍的症状，称为"妊娠心痛"，俗称"心口痛"。注意与真心痛区别。真心痛，手足清冷至节，且发夕死，夕发旦亡。妊娠心痛，多因病邪伤损心经支络及胃脘而致。临床常见证型有虚寒、胃虚、气滞等。

一、虚寒妊娠心痛

1.主证：妊娠心痛，胸满气逆，食少嘈杂，呕吐清水，畏寒喜暖，舌质淡，苔薄白，脉沉迟而紧。

2.治法：宜和气散寒。

3.方药：

加味紫苏饮：紫苏、大腹皮、当归、白芍、香附各 9g，人参、甘草各 3g，川芎、陈皮、枳壳、元胡各 6g，生姜 3 片。水煎服。

火龙散：川楝子、小茴香（炒）各 9g，艾叶 6g（盐水炒）。水煎，不拘时服。

二、胃虚妊娠心痛

1. 主证：妊娠心痛，胸脘胀满，不欲饮食，大便不畅，口淡，舌质淡白裂纹，苔厚腻或中剥，脉虚缓或弦滑。

2. 治法：宜养胃止痛。

3. 方药：

六君子汤：人参、炒白术、茯苓各 10g，半夏、陈皮各 5g，炙甘草 3g，姜 3 片，大枣 2 个。水煎服。可酌加焦楂、神曲、砂仁。

白术汤：白术 9g，赤芍 6g，黄芩 5g。水煎，日三服。忌桃李、雀肉等。

人参健胃汤：人参、甘草各 9g，青皮、木香各 6g，黑山栀、山楂各 9g。水煎服。

三、气滞妊娠心痛

1. 主证：妊娠心痛，连及两胁，胃脘胀满，嗳气频繁，苔多薄白，脉象弦滑而紧。

2. 治法：宜疏肝理气。

3. 方药：

沉香降气汤：香附（醋炒）、灵脂、乌药各 9g，木香、槟榔、砂仁、枳实（麸炒）各 6g，沉香 5g（研末），干姜 3g。水煎服。

第二十三节　妊娠腰痛证治

女性妊娠，腰痛酸软，或牵连胯痛、背痛的症状，称为"妊娠腰痛"。本病多因肾脏虚弱，或虚而痛，或虚受外邪，阻滞络脉而痛，此病是妊娠大病，调治失宜往往导致小产。在临证中妊娠腰痛,肾虚内伤多于外感,而外感也多因内部失调所致。常见有肾虚妊娠腰痛和外感妊娠腰痛。

一、肾虚妊娠腰痛

1.主证:妊娠腰膝酸软,腿膝无力,痛时悠悠不止,遇劳加剧,甚则牵连胯痛,口燥,舌红少苔,脉沉细而数。

2.治法:宜补肾固胎。

3.方药:

天真汤:菟丝子30g(炒),川断、杜仲炭各10g,黄芩6g,白术、桑寄生、当归各9g,熟地15g,炙甘草5g,补骨脂6g(炒)。水煎服。

加味八珍汤:党参、白术、茯苓、当归、白芍、阿胶(烊化)各9g,甘草、川芎各6g,熟地15g,杜仲9g(炒),砂仁5g,艾叶5g(醋炒)。水煎服。

通气散:补骨脂(瓦上焙香)为末。先嚼胡桃肉一个。嚼烂后,以温酒调下补骨脂末9g,空心服。

五加皮散:杜仲120g(炒),五加皮、阿胶(炒珠)各240g,防风、狗脊、川芎、白芍、细辛、萆薢各90g,杏仁80个(去皮尖、麸炒)。共研细面,每取药面15g,水煎服,日3次。

青娥丸:杜仲120g(姜炒),补骨脂30g(盐炒),核桃肉60g。共为末,蜜丸,酒下。

紫酒:大黑豆50g,炒令香熟,皇酒160ml,煮取一半,去豆,空心顿服。

单方:黑豆不拘多少,煮熟,淡吃。

二、外感妊娠腰痛

1.主证:妊娠腰痛,麻木,牵连下肢,发热恶风,自汗,身重,脉浮弦而缓滑。

2.宜祛风逐湿。

3.方药:

独活寄生汤:独活、当归、白芍、干地黄、茯苓各9g,寄生、秦艽、防风、川芎、杜仲、人参各6g,细辛3g,牛膝、甘草各5g,桂心2g。水煎服。

第二十四节 妊娠中风证治

女性妊娠,突然昏迷不省人事,口眼歪斜,半身不遂,语言不利,称为"妊娠中风"。本病产生多因孕妇平素生活不知调摄,或思虑过度,以致气血虚损,阴阳失调,体虚偶感风寒所致。

1.主证:前如概说。中腑者多着四肢,拘急不仁,半身不遂。中脏者多着九窍,口眼歪斜,唇缓失音,甚则昏迷不省人事。脉象浮大、浮滑、浮数、浮紧皆为中风,当审其脉,临证灵活化裁。

2.治法:中腑宜汗,中脏宜下,表里调和,大药补之,孕妇患此,佐以安胎。

3.方药:

当归秦艽汤:黄芪、独活、防风、天麻、秦艽、麦冬各9g,当归18g,僵蚕9g(炒),人参6g。水煎服。

防风散:防风、葛根、桑寄生各30g,羚羊角屑、细辛(去苗)、当归、菊花、汉防己(去皮)、秦艽、桂心、茯神、炙甘草各15g。共为末,每服24g,水一碗半,生姜5片,煎至一大碗,去滓,入竹沥 60g,搅匀,温服,每日 3~4 次。

白术酒:白术 45g,独活 30g,黑豆 50g(炒)。以皇酒 3 小碗,煎取一碗半,去滓温服。分四服,口噤者撬开口灌之,得汗即愈。

单方:熟艾 180g,陈米醋炒令极热,以布裹熨脐下,即愈。

第二十五节　妊娠瘛疭证治

瘛是筋脉急缩,疭是筋脉弛缓,瘛疭即是手足一缩一伸,相引搐搦不已,妊娠期间出现瘛疭症状,称为"妊娠瘛疭"。本病产生多因体虚劳倦过度,伤其胎宫,心火肝风相炽所致。

1.主证:妊娠忽然发生一伸一缩,手足相引,搐搦不止,脉象浮数。如无力抽搐,汗出如珠者,肝绝不治。

2.治法:宜养血补气,平肝舒筋。

3.方药:

加味钩藤汤:钩藤、茯神、桑寄生、白术、黄芩、柴胡各 9g,人参、桔梗、黑栀子各 6g,当归 15g。水煎服。如风痰上涌,加竹沥、南星、半夏;风邪急抽,加全蝎、僵蚕。

加味八珍汤:人参、甘草、川芎、山栀子各 6g,黄芪、白术、茯苓、当归、白芍、熟地、钩藤各 9g。水煎服。

第二十六节　妊娠伤寒证治

妊娠伤寒,首以保胎为要,《产科心法》说:"凡遇伤寒必保胎,莫与寻常一样猜,最稳只宜香苏饮,分经加味变通来"。

香苏饮： 香附、陈皮各 9g，紫苏、甘草、砂仁各 6g。水煎服。太阳经加防风、荆芥、秦艽；阳明经加葛根、知母；少阳经加柴胡、黄芩、人参。

葱白香豉汤： 葱白（连须）1 握，香豉 150g。水煎，入童便 50g，日 3 服。秋冬加生姜 6g。此方药味虽轻，功效最著。

去寒饮： 当归 9g，白芍 6g（酒炒），柴胡 5g，川芎 6g，细辛、紫苏、藿香、陈皮、半夏、厚朴、甘草各 3g。水煎服。

护胎法： 伏龙肝不拘多少。为末，用井底泥，调敷心下，令胎不伤。

第二十七节　妊娠疟疾证治

疟疾以寒热发热为主症，四时皆有，但多发于夏秋。孕妇患此，寒热俱作。气为阳，阳虚则恶寒；血为阴，阴虚则发热。其成因大多由于暑湿内伏，感受风寒而引起。该病寒热交作，易动其胎，治法以安胎祛邪为主。后附常用验方，以备选用。

七宝散： 常山、厚朴（姜制）、青皮、陈皮、甘草（炒）、槟榔、草果各等份。上药研末，每取药末 15g，用水酒各一盏，煎至一大盏。去滓，露一宿。再用水酒煎滓，亦露一宿。来日疟疾当发之前，烫温而服。先服头药，少顷，再服二煎药，大有神效。

当归解疟汤： 当归 9g，川芎、陈皮、半夏、槟榔、草果仁（煨）、白芍（酒炒）、青皮（醋炒）、良姜、紫苏、厚朴、枳壳（麸炒）各 6g。水煎服。若内热加黄芩、连翘、知母各 6g。

治疟验方：苍术（米泔水炒）、良姜、神曲、山楂、川朴、枳壳各 6g，当归 9g。水煎服。

第二十八节　胎儿不长证治

女性月经不行，已经六七个月，从前月经正常，今又无病，腹不见大，取脉微滑，但不甚旺，此是胎不长也。

本病多因孕妇调理无方，脾胃虚损，饮食减少，不能行荣卫、化精微、养冲任、固胎元所致。

本病治宜助其气血，补其脾胃。

导功散：人参、白术、茯苓、陈皮各 9g，炙甘草 3g。水煎服。

集验方：鲤鱼长 30cm 者，去肠及鳞，以水渍没，纳盐及枣，煮熟取汁，稍稍饮之。腹部当胎位，必汗出如牛鼻状，虽有所见，胎虽不安，十余日辄一作，此令胎长大，甚平安。

第六章　产后诸病证治

歌曰：产后诸病不一般，诸般摄生同占先。
　　　衣食住行顺自然，空气新鲜适热寒。
　　　饮食营养味清淡，忌多食肉并烤煎。
　　　头身清洁不污染，交合百日不算晚。
　　　心情愉快莫生气，劳累之事不能干。
　　　六淫之邪常防备，方保母子多平安。

产后护理不好，摄生不慎，容易得产后病，其病源一是气血津伤，二是瘀血内阻，三是外感六淫，或饮食房劳所伤。在治疗上必须参考古书之三审：即是先审少腹痛与不痛，以辨恶露之有无；次审大便通与不通，以验津液之盛衰；三审乳汁行与不行，饮食之多少，以断胃气之强弱。

治宜虚者补之，瘀滞者，活血逐瘀，外感风寒者，宜养血解表而散之。也可概括为"攻实补虚，温寒清热，选方用药，照顾气血，开郁养血，消导扶脾，气血调和，诸证自愈。"产后病，按各节辨证施治治疗，多能取得较好效果。

第一节　恶露不下证治

女性分娩后，胞宫里的瘀血和浊液总称恶露，不能自然排出，或排出数量很少，并伴有腹胀痛的症状，称为"恶露不下"。此证治不适当,容易引起血晕、腹痛、发热、癥瘕等症。

平常产妇恶露,4 天内多呈红色液体,以后逐渐变成淡红色,延续 12 天以后,由淡红色变成黄白色。一般情况恶露可持续 3 周左右。

人之气血相互为用,气血调和,诸病不生。产后恶露不下的病机多因气血运行不畅,具体病因:一是气滞,多因临产,产妇心情恐惧,七情不舒,以致气血壅滞不畅,恶露不下;二是血虚,胎前素体血虚,产后恶露不存,无血可下;三是血瘀,临产时当风受寒,或伤生冷,恶露为寒所凝,血结而不下也。

本病气滞者多腹胀,血瘀者多腹痛。治宜照顾气血,少加活血逐瘀之品。

一、气滞恶露不下

1.主证:恶露不下,或下量少,腹胀而痛,胸胁满闷不舒,舌正常,苔薄白,脉弦。

2.治法:宜理气舒郁,调肝和血。

3.方药:

香艾芎归饮: 香附 9g(醋炒),元胡、艾叶(醋炒)各 6g,当归 15g,川芎 9g。水煎服。

理气饮: 当归、茯苓、香附、白芍各 9g,川芎、花粉、元胡、枳壳、柴胡各 6g,甘草、薄荷各 3g,生姜 5 片。水煎服。

七气散: 半夏 150g(泡洗),厚朴(姜制)、桂心各 90g,茯苓、白芍药各 120g,紫苏叶、橘皮各 60g,人参 30g。上药研为粗散,每次服用12g,水200ml,姜3片,枣1个,煎成100ml,去渣,空腹服。

二、血虚恶露不下

1. 主证:产后恶露淡少,忽然停止不下,自觉少腹空胀,不痛,体倦无力,心悸气短,舌质淡红,苔正常,脉虚细。

2. 治法:宜补气益血。

3. 方药:

坤科圣愈汤:人参、熟地、白芍各10g,黄芪20g,当归15g,川芎6g,炙甘草5g。水煎服。

八珍汤:人参、炒白术、茯苓各10g,当归、熟地、白芍各15g,川芎6g,炙甘草5g。水煎服。

三、血瘀恶露不不

1. 主证:女性产后恶露不下,或下甚少,少腹疼痛拒按,舌紫、苔微黄,脉沉涩。

2. 治法:宜和血行瘀。

3. 方药:

加减生化汤:当归15g,川芎9g,桃仁9g(去皮尖,炒),红花6g,没药5g(去油),黑芥穗、血竭、苏木各6g。水煎服。

炮姜归芎汤:当归15g,川芎、三棱炭、莪术炭各9g,黑姜6g,白芍9g(酒炒)。水煎,兑童便服。

起枕散:当归、白芍各9g,川芎6g,官桂、元胡、丹皮、蒲黄(炒)、五灵脂(炒)、没药、白芷各3g。皇酒、童便煎服。

第二节 恶露不绝证治

女性产后,一般情况恶露20多天应当排尽,如果超过这段时间,恶露虽无崩漏之多,但仍然淋沥不断者,称为"恶露不绝"。如不治疗,拖延日久,常至血虚液竭,而发生其他病变。

产后恶露为血所化,虽出自胞中,但源于血海,实属冲任二经所统摄。导致冲任不固,恶露不绝的病因:一是气虚,平素体质虚弱,正气不足,临产失血耗气,或因产后操劳过早,劳倦伤脾,气虚下陷,以致冲任不固,不能摄血;二是血热,新产妇失血阴亏,多在产时失血过多,血虚阴液更亏,阴虚则血热,以致热伏冲任,迫血下行,而恶露不止;三是血瘀,新产胞脉正虚,寒邪乘隙而入,与血相搏,蓄瘀在内,行而不畅,时而淋沥。

恶露不绝,辨证要点是:色淡红,量多,质清稀,无臭气,多为气虚;色紫,质稠有臭味,多为血热;色紫黑有块,多为血瘀。

治宜"虚者补之,留者攻之,热者清之"。

一、气虚恶露不绝

1.主证:产后恶露淋沥不断,过期不止,血色淡红,量多,质稀薄,兼有黏液,无臭味,精神疲倦,心悸气短,腰腹胀痛,自觉小腹下坠,舌淡红,苔正常,脉缓弱。

2.治法:宜补气摄血。

3.方药:

加减补中益气汤:党参、黄芪(蜜炙)各15g,白术、当归、神曲、白芍(酒炒)各9g,陈皮6g,炙甘草5g,麦芽6g(炒)。水煎服。或用补中益气汤加山药、山萸、鹿角胶、艾叶。

加味圣愈汤：阿胶珠、黄芪、熟地各9g,伏龙肝15g,人参、川芎各6g,当归15g,白芍9g(酒炒)。水煎服。

参归统血汤：当归15g,人参9g,川芎6g,白术、棕炭各9g,红花5g,香附6g(醋炒),炮姜5g。皇酒、童便各半煎服。

牡蛎散：牡蛎(煅)、川芎、熟地黄、白茯苓、龙骨各30g,续断、当归、艾叶(酒炒)、人参、五味子、地榆炭各15g,甘草8g。上药共研为粗末,每次用药末25g,水200ml,生姜3片,枣1个,煎至100ml,去渣,食前服。

二、血热恶露不绝

1. 主证：产后恶露不绝,色红或紫,质稠黏而臭,腹胀,面色潮红,唇干舌燥,舌尖红,苔微黄,脉细数。

2. 治法：宜养阴清热。

3. 方药：

安露饮：生地15g,旱莲草、丹参、益母草、茜草、乌贼骨各9g,焦艾叶6g。水煎服。

清化饮：生地、麦冬、茯苓、黄芩各9g,石斛6g,白芍6g。水煎服。

藏血饮：当归、茯苓、麦冬、阿胶珠、黑地榆、白芍(酒炒)各9g,柴胡、花粉、黑栀子、丹皮各6g,甘草5g,米醋30g。水煎服。

加味四物汤：川芎6g,当归、白芍各9g,生地15g,蒲黄(炒黑)、阿胶珠、小蓟根各9g,白芷6g。水煎服。

三、血瘀恶露不绝

1.主证：产后恶露不绝，量少，色紫黑或夹血块，少腹疼痛拒按，舌质略紫，苔白，脉沉弦，或沉实有力。

2.治法：宜活血祛瘀。

3.方药：

益母草汤：益母草15g，当归30g（酒洗），川芎15g。水煎，兑童便服。

棕炭四物汤：当归15g，川芎9g，红花、棕炭、熟地各6g，炮姜5g，白芍6g（酒炒），皇酒、童便各半煎服。

败酱逐瘀汤：败酱草、白芍、续断各9g，当归15g，川芎6g，竹茹3g，生地30g。水煎服。

加味四物汤：当归、白芍、熟地各9g，川芎6g，白芷、升麻各5g，血余炭6g（后下）。水煎服。

姜黄散：姜黄研细为末，皇酒、水各半，每次服药末6g，日三四服。

第三节 产后血崩证治

女性分娩以后，阴道发生大量出血，称为"产后血崩"。产生本病原因：一是气虚，多因产后，操劳过度，损伤冲任，不能固摄；二是气郁，产妇情郁不畅，大怒伤肝，肝不藏血；三是血热，迫血妄行；四是血瘀，多因难产，或胎儿迟迟不下等原因，造成瘀滞，引起血崩。

产后血崩，必须及时治疗，不然会造成血脱气陷，甚至死亡。

一、气虚产后血崩

1.主证：产后阴道失血量多，血色淡黄，面色苍白，甚至气喘自汗，手足厥冷，欲成柔痉，舌质淡，苔薄白，脉象浮大虚数。

2.治法：宜峻补气血，固摄冲任。

3.方药：

参附汤：人参9g，熟附子3g。水煎服。体虚之甚者，加熟地30g，茯神6g，阿胶珠9g，黑艾叶2g，大剂补之，方能成功，迟则可脱。

归参汤：当归、人参各15g。水煎服。

救败求生汤：人参、当归（酒洗）、白术（土炒）、熟地（九蒸）各20g，山药、枣仁（生用）各15g，附子3g。水煎服，1剂神定，3剂血止，可调八珍汤补养之。

增损四物汤：当归、人参各9g，川芎6g，白芍9g（酒炒），炮姜、炙甘草各2g。水煎，兑童便服。

二、气郁产后血崩

1.主证：产后失血，心烦易怒，或精神抑郁，头胀眩晕，胸闷腹胀，嗳气太息，饮食减少，腹胀疼痛，大便不调，或溏薄不畅，舌质暗红，苔薄白，脉象弦细。

2.治法：宜疏肝理气，清热止血。

3.方药：

加味逍遥汤：当归、白芍、柴胡、茯苓、白术、生地、白茅根各9g，甘草、薄荷各3g，黑山栀6g。水煎服。

加味归脾汤：白术、黄芪、当归、茯神、枣仁、桂圆肉、阿胶（烊化）各9g，人参、甘草、远志、黑山栀、柴胡、艾叶（炒）各6g，木香3g。水煎服。

三、血热产后崩漏

1. 主证：初产阴道大量出血，血色深红，烦躁不寐，头晕咽干，舌红，苔黄，脉数。

2. 治法：宜养阴清热。

3. 方药：

瑞连散：莲子 100 粒，棕榈炭、当归各 30g，川芎 15g，鲤鱼鳞 21g（烧灰），炮姜 15g。共为末，酒调 6g，2 服自止。一方有槟榔。

黄连四物汤：生地 15g，川芎 6g，白芍（酒炒）、当归各 9g，川黄连 5g（炒）。水煎服。

四、血瘀产后血崩

1. 主证：血崩而有瘀块，少腹疼痛拒按，舌质紫暗，脉弦涩。

2. 治法：宜祛瘀止崩。

3. 方药：

加味生化汤：当归 30g，川芎 15g，桃仁 6g（炒），红花 5g，炮姜 3g，五灵脂（炒）、蒲黄（炒）各 9g，炙草 3g。水煎，兑童便服。

第四节　产后大便难证治

女性产后，饮食如常，而大便秘结不畅，甚则数日不通，有时大便干燥，排便时肛门疼痛，称为"产后大便难"。

产生本病原因：一是血虚，产后失血伤津，血虚津少不能润畅，以致大肠传导不畅而便难；二是气血虚损，脏腑功能减弱，不能排便外出；三是胃实，多因女性素体强健，胃有实火,消耗津液所致。

本病治法不同于内科热结,用寒药攻下,而应注意产后体虚,如血虚者,可用养血滑肠药,气血虚损者,宜用补气益血润肠之剂,胃实便难,也不宜攻下,也应在养血剂中稍加清热。

一、血虚产后大便难

1.主证:产后大便艰涩难下,或数日不解,面色萎黄,皮肤干燥,腹不胀,饮食如常,舌淡红,脉细涩。

2.治法:宜养血润燥。

3.方药:

调导汤:当归 30g(蜜炙)、菟丝子、肉苁蓉各 20g,川芎 15g,防风 6g,炒枳壳、炙甘草各 9g,生姜 6 片,大枣 2 个。水煎服。儿枕痛加桃仁;便血加阿胶、黑地榆;气喘加杏仁;气逆呕恶加香附;心悸加枣仁、柏子仁;有热加黑栀子;口渴津伤加麦冬。

加减生化汤:当归 30g(炙),川芎 21g,桃仁 9g(炒),炙甘草 6g,肉苁蓉 9g。水煎服。

芝麻润肠饮:黑芝麻 30g(研如泥),粳米 9g,当归 30g(蜜炙),桃仁 9g(去皮尖、麸炒),杏仁 9g(去皮尖、炒)。水煎服。

加味四物汤:生地、川芎、白芍、肉苁蓉、松子仁、枸杞子各 9g,当归 15g(炙),柏子仁 9g(炒)。水煎服。

阿胶枳壳丸:阿胶、枳壳各等份。共为末,炼蜜为丸,如桐子大,滑石粉为衣,温水下 20 丸,未通再服。

二、气血虚损,产后大便难

1. 主证：产后大便不通或难下，发热烦躁，小腹硬痛，近晚热甚，甚则谵语，舌苔黄，脉象沉实有力。

2. 治法：宜清热养血。

3. 方药：

保津汤：知母、生石膏、生地、麦冬、当归、西洋参、黄芪、肉苁蓉、天冬、花粉各 9g，大黄、五味子各 3g。水煎服。

加味黄龙汤：大黄 9g，芒硝 12g，枳实、生地、当归、人参各 6g，川厚朴、甘草各 3g。水二盅，姜 3 片，枣 2 个，煎之后再入桔梗 1 撮，热沸为度。身体虚弱者去芒硝。

第五节　产后发痉证治

女性产褥期中发生项背强直，四肢抽搐，口噤神昏，甚至角弓反张的症状，称为"产后发痉"。本证与内科痉病的症状大体相同，但病因治法上则不同，必须注意产后失血过多，阴气暴虚的特点。

产生本病的原因：一是血虚，产后失血过多，血虚不能养肝，肝风内动；二是风寒，初产腠理不密，多汗出，偶遇风寒侵袭则变痉。

治宜养血息风为主，佐以祛风、豁痰宣络之品。

一、血虚产后发痉

1. 主证：产后失血过多，骤然发痉，头项强直，牙关紧闭，四肢抽搐，两眼微开，皮肤干燥，面色萎黄，或苍白无华，舌淡红无苔，脉虚细。

2. 治法：宜补气益血，柔肝息风。

3.方药：

三甲复脉汤：生白芍、牡蛎各 15g，阿胶、麦冬各 9g，龟板、干地黄、鳖甲各 15g，炙甘草 6g。水煎服。也可对症酌加人参、钩藤、天麻、菖蒲等药。

防风当归饮：防风、川芎各 9g，当归、熟地各 15g。水煎服。

加味十全大补汤：人参、川芎各 6g，白术、茯苓、熟地各 9g，甘草 5g，白芍 9g（酒炒），当归、黄芪各 15g，肉桂、附子各 3g，防风 6g。水煎服。

小定风珠：鸡子黄 1 个（生用），阿胶 6g，生龟板 18g，童便 1 杯，淡菜 9g。水 5 杯，先煮龟板、淡菜得 2 杯，去滓，入阿胶上烊化，内鸡子黄，搅令相得，再冲童便顿服之。

大豆紫酒：独活 45g，大豆 100g，皇酒 200ml。先用酒浸独活，煎一二沸。另炒大豆，令极热，焦烟出，以皇酒淬之。去渣，每服 100ml，得少汗即愈。日夜数服，一以祛风，一以消血结。如女性折伤，胎死在腹中，服此即瘥。

二、风寒产后发痉

1.主证：女性产后，头项强痛，发热恶寒，牙关紧闭，眼目直视，四肢厥冷，头痛目眩，遍身疼痛，甚则角弓反张，舌正常，苔薄，脉浮弦。

2.治法：宜祛风镇痉。

3.方药：

解痉祛风汤：当归 15g，川芎、茯苓、天花粉、黑芥穗、白芍（酒炒）各 9g，柴胡、独活、川羌活、防风、薄荷各 6g，炙甘草 5g，生姜 3 片。水煎服。

华佗愈风散：荆芥穗 30g(轻焙)，研为细末，每服 6g，温酒调下(用豆淋酒,即以炒黑豆淬酒,取酒冲服)。

温经汤：炮姜、川芎各 9g,当归 15g,紫苏、红花各 6g,官桂 3g,皇酒、童便为引。水煎服。

当归香苏汤：当归 15g,川芎、藿香各 6g,紫苏 9g,附子、桃仁各 5g,官桂 3g。皇酒、童便各半煎服。

第六节　产后中风证治

女性产后,忽然发冷发烧,头疼心悸,角弓反张,牙关紧闭,两目上视,手足抽搐,神昏恍惚,狂妄怒骂,有的口眼歪斜,半身不遂,甚至死亡,这些症状称为"产后中风"。慢性的时发时止,忽轻忽重,有的延长到 10 天以上。

产生本病的原因：一是气血虚损,产后失血过多,血虚气无所主,虚极生风；二是外感风邪,初产腠理开张,操劳过早,不慎房事,或三日未出,乘风二便,或者梳头过早,风寒入脑而作中风头痛等证。

治以补养气血为先,佐以祛风、祛痰、和络之法。治疗得法,很快就会痊愈,治不及时,或药用不当,就会导致不良后果。

一、气血虚损,产后中风

1.主证：产后发冷发烧,头痛心悸,突然角弓反张,手足抽搐,牙关紧闭,两目上视,甚则昏迷不省人事,舌质淡,苔薄白,脉浮细。

2.治法：宜补气养血,平肝息风。

3.方药：

仙姑立应汤：川芎、秦艽、僵蚕、防风、钩藤、黑芥穗各 6g，甘草、肉桂各 3g，天麻 5g，生姜 3 片。水煎服。

观音血风汤：羌活、防风、白芷、川芎各 6g，白芍 9g（酒炒），当归 15g、熟地、白术、茯苓、秦艽各 9g。水煎服。

滋荣活络汤：人参、麦冬、生地各 9g，川芎、茯神、天麻各 6g，当归 15g，黄芪 12g，陈皮、黄连各 3g，荆芥、防风、羌活、炙甘草各 5g。水煎服。有痰，加半夏、竹沥、姜汁；伤肉食，加焦楂、砂仁；伤面食，加神曲、麦芽；大便秘，加肉苁蓉；渴，加麦冬、葛根；汗多，加麻黄根；惊悸，加酸枣仁。

防风汤：防风、独活、葛根、白芍各 9g，当归 15g，人参 6g，甘草 5g，大枣 2 个。水煎服。

独归饮：独活 9g，当归 30g（酒洗），黑芥穗 15g，黑豆 9g（炒），童便 1 杯。水煎服。

独活酒：独活 500g，桂心 60g，秦艽 120g。3 味捣碎为粗末，以皇酒 100ml，每取药末 60g，渍 3 日晒干，加水 200ml，煎取药汁 100ml，每次服 50ml，不能多饮，随性服。

鸡矢酒：乌鸡粪 30g（炒黄），大豆 30g（炒令声绝，勿焦）。以皇酒 200ml，乘热先淋鸡粪，次淋大豆取汁。每服 60ml，温服取汗，即愈。

二、外感风邪，产后中风

1. 主证：产后中风，身体拘急，恶寒发热，不出汗，突然角弓反张，牙关紧闭，口眼歪斜，舌苔薄白，脉浮紧。

2. 治法：解表和营，祛痰通络。

3. 方药：

小续命汤：防风 3g，麻黄、黄芩、芍药、人参、川芎、防己、肉桂、附子(炮)、杏仁(炒)、炙甘草各 2g,生姜 6g。水煎温服。有热去附子,减桂一半;有汗去麻黄,加干葛;骨节烦痛去附子,加芍药;精神恍惚加茯神、远志;心烦多惊加水牛角;呕逆腹胀加人参、半夏;骨间疼痛加附子、官桂;脏寒下痢去防风、黄芩,加附子、白术;烦闷大便涩去附子,加白芍药、竹沥;盛冬初春去黄芩。

活血搜风汤:当归 15g,全蝎、南星、陈皮、天麻各 6g,钩藤 9g,天竺黄 6g(煅),桃仁 6g(去皮尖)。水煎服。

通络祛风汤:紫苏 9g,当归 15g,全蝎、血竭、陈皮、红花、半夏、僵蚕(炒)各 6g,细辛 3g,川朴 6g(炒)。水、酒、童便各一盅煎服。

活血无忧汤:室女初次月经带或垫纸,火烧研面,开水送服。如无初次月经,年幼女性无病者,也可用。

神仙解痉汤:当归 15g,川芎、茯苓、天花粉、黑芥穗、白芍各 9g,柴胡、独活、羌活、全蝎、防风、薄荷各 6g,炙甘草 5g。水煎服。

单方:牛蹄子,煎汤,饮之出汗即愈。胎前中风用前蹄子,产后中风用后蹄子。

产后中风治而不愈,出现口眼歪斜或半身不遂时,可以用下方:

加减牵正汤:白附子、白僵蚕、全蝎、白芷、川芎各 10g,丹参、赤芍、当归各 5g。水煎服。

钩藤牵正汤:钩藤 30g,天麻 9g,防风、白附子、白芷、全蝎各 6g,僵蚕 12g。水煎服。

补阳还五汤:黄芪(生)120g,归尾 6g,赤芍 5g,地龙

(去土)、川芎、桃仁、红花各 3g。水煎服。

健身十全汤：黄芪 60g，人参、秦艽、桂枝、白芍、半夏、菊花、钩藤各 9g，甘草 6g，茯苓 18g，生姜 3 片。水煎服。

第七节　产后发热证治

女性产后一两日，常有轻微发热现象，多由初产伤血所致，不属病象。如果发热持续不减，或有其他兼证，统称为"产后发热"。

本病产生的原因不一，可以分为外感发热、伤食发热、瘀血发热、血虚发热、劳力发热、蒸乳发热、实热发热等七种。《医宗金鉴》说："产后发热不一端，内伤饮食外风寒，瘀血血虚与劳力，三朝蒸乳亦当然，阴虚血脱阳外散，攻补温凉细细参"。

产后发热虽然虚多实少，但在治疗上不能偏重于补法，仍须审因辨证，合理用药。如外感发热，用药宜补养气血之中，佐以解表药；伤食发热，宜扶脾健胃，酌加消导之品；血虚发热，当以补祛血为主，若误投凉药，祸如反掌；瘀血发热，必须行血去瘀；劳力发热，必须双补气血，其热才退；蒸乳发热，能使乳汁通畅，寒热即退。对于大便秘结的实热证，也应在养血保液的基础上，适当通之。

一、产后外感发热

1. 主证：产后发热恶寒，头痛、身痛，腰背酸楚，口干不渴，无汗，苔白，脉浮。

2. 治法：宜养血祛风为主。

3. 方药：

疏风四物汤：当归 15g，川芎、白芍、熟地各 9g，防风、羌活、荆芥、苏梗各 6g，生姜 3 片。水煎服。

紫苏消胀饮：紫苏 9g，当归 15g，川芎、红花、元胡、白芷、川朴、炮姜各 6g。皇酒、童便为引，水煎服。

逍遥如意汤：当归 15g，白芍、柴胡、花粉各 9g，陈皮、川羌、防风各 6g，生姜 3 片，薄荷 5g。水煎服。

二、产后伤食发热

1.主证：产后胸膈饱闷，嗳腐吞酸，不思饮食，或吐或泻，中夹食物，有时发热，舌正常，苔厚腻，脉滑。

2.治法：宜健脾消食。

3.方药：

退热健胃汤：苍术 9g(炒)，厚朴、半夏、焦楂、当归各 9g，陈皮 6g，炙甘草、黑姜各 3g，神曲 6g(炒)，防风 5g，香附 9g(醋炒)，枳壳 6g(麸炒)，生姜 3 片，大枣 2 个。水煎服。

加味六君子汤：党参 15g，白术 9g(土炒)，茯苓 9g，炙甘草 3g，陈皮、半夏、香附、山楂、神曲(炒)各 9g，生姜 3 片，大枣 1 个。水煎服。

三、产后瘀血发热

1.主证：产后持续发热，恶露不下，或下之甚少，血色紫暗，挟有血块，少腹胀痛拒按，口干不欲饮，舌正常或略紫，脉弦涩。

2.治法：宜活血散瘀。

3.方药：

加味生化汤：当归 30g，川芎 21g，桃仁 9g(去皮尖、炒)、红花 6g,炮姜 2g,炙甘草 5g,丹参、益母草各 9g。水煎兑童便服。

生新逐瘀汤:当归 15g,川芎、桃仁(炒)各 9g,红花、血竭、没药、苏木各 6g,黑芥穗 9g。皇酒、童便为引,水煎服。

四、产后血虚发热

1.主证:产时下血过多,身有微热,自汗出,不恶寒,头昏眼花,耳鸣心悸,面色苍白略黄,手足有时发麻,舌淡红,苔薄,脉大而芤。

2.治法:宜补气益血为主。

3.方药:

加减八珍汤:人参 6g,黄芪、白芍、川芎各 9g,麦冬、当归、地骨皮各 15g,甘草 5g。水煎服。

丹溪方:人参 6g,白术、茯苓、当归、川芎、黄芪各 9g,甘草 5g(炙)。水煎服。寒甚加干姜(炮)。

加味四物汤:当归、白芍、熟地、茯苓各 9g,川芎 6g。水煎服。寒甚加炒干姜;虚烦加茯神、远志。

抽薪散:当归、熟地各 12g,黑干姜(炒)3g。水煎服。

加味逍遥散:当归、白芍、干葛各 6g,生地、川芎、黄芩各 5g,柴胡、人参、麦冬各 3g,乌梅 6g,甘草 2g。水煎服。如血虚阴亏,症见午后发热,头痛不恶寒,手心发烧,两颧红赤,盗汗,口渴喜冷,大便燥结,小便黄赤,舌红有裂纹,脉象细数者,在养血的基础上,应兼与清热滋阴,方用加减一阴煎:生地、白芍、麦冬、地骨皮各 9g,熟地 15g,知母 6g,甘草 5g。水煎服。如潮热盗汗,可加青蒿、鳖甲。

地骨皮饮:生地 15g,当归、白芍、地骨皮各 9g,丹皮、川芎各 6g。水煎服。

加减青蒿鳖甲汤：青蒿、鳖甲各 15g，丹皮、地骨皮、白芍、麦冬、茯神各 9g。水煎服。

六味地黄汤：生地 30g，山萸肉 15g，山药 10g，丹皮、泽泻、茯苓各 6g。水煎服。

五、产后劳力发热

1. 主证：产后发热，畏冷恶寒，精神疲倦，呼吸短促，舌淡，苔薄，脉象微细。

2. 治法：宜补气养血。

3. 方药：

三合散：川芎、当归、白芍、熟地、白术、茯苓、黄芪各 3g，柴胡、人参各 5g，黄芩、半夏、甘草各 2g。上作 1 服，水二盅，生姜 3 片，红枣 2 个，水煎饭前服。

六、产后蒸乳发热

1. 主证：产后发热，乳房膨胀，按之有块，乳汁不通，舌质淡红，脉弦数。

2. 治法：宜行血通乳。

3. 方药：

通草汤：白通草 6g，王不留 12g（炒），皂刺 9g，穿山甲 6g（炮）。水煎服。

芎归鹿角汤：当归 15g，川芎、鹿角（煅）各 6g，川羌 9g，通草 3g，没药 5g。水煎服。

活血通乳汤：当归 15g，川芎 9g，扫帚把 1 个（烧存性）。皇酒、童便为引，水煎服。

七、产后实热发热

1.主证：产后发热，口渴心烦，神昏谵语，不能安寐，大便秘结，小便短赤，舌苔黄，脉滑不而数。

2.治法：宜清热通便。

3.方药：

黄龙汤：酒大黄 9g，芒硝（冲化）10g、枳实、厚朴、人参各 6g，甘草 5g，生姜 4 片，大枣 2 个。水煎服。

加味承气汤：川军、厚朴、槟榔、羌活各 6g，元明粉（冲化）、当归各 9g，枳实 10g（麸炒），薄荷 5g，番泻叶 3g。水煎服。

第八节　产后小便频数与失禁证治

产后小便次数增多，甚至日夜次数十次，称为产后小便频数。如小便淋沥不断，不能自止或睡中自遗，不能约束，称为小便失禁。

产生本病的原因：一是气虚，产后耗损气血，肺气不足，不能摄纳；二是肾虚，产后伤气失血，以致肾气不固，不能约制膀胱；三是外伤，产时接生不慎，手术损伤膀胱。

治法以补气固涩为主，不宜过用通利之品。在辨证上要注意观察小便，如小便频数或失禁，其量昼夜相等，多属气虚；如黑夜尿多，多为肾虚；外伤者小便中常挟有血液，并有外伤史。

一、气虚产后小便频数失禁

1.主证：产后小便频数或淋沥不禁，颜色清白，胸闷不畅，气短神疲，四肢无力，舌淡苔薄，脉虚缓或细弱。

2.治法：宜补气固摄。

3.方药：

补中益气汤：人参、黄芪、白术各 10g，当归、陈皮各 9g，柴胡、升麻、炙甘草各 5g，生姜 4 片，大枣 2 个。水煎服。可加山药、山萸、益智仁、五味子等药。

千金方加味：白薇、白芍、桑蛸各 9g，龙骨 9g(煅)，益智仁 6g。水煎服。

二、肾虚产后小便频数失禁

1.主证：产后小便频数，量多，色清，或小便自遗，夜间更甚，面色晦暗，手足不温，腰酸腿软，舌淡，苔润，脉沉迟。

2.治法：宜补肾固涩。

3.方药：

新改金匮肾气丸：生地、熟地各 20g，山萸肉、山药各 15g，茯苓、桑螵蛸、金樱子、泽泻各 10g，肉桂、炮附子各 5g。水煎服。

加减五子汤：枸杞、覆盆子、金樱子各 9g，砂仁、黄柏、甘草各 6g，车前子、续断各 15g，五味子 18g。水煎服。

三、外伤产后小便频数失禁

1.主证：由创伤所致，小便淋沥不断，或混有血液。

2.治法：宜补气固涩为主。

3.方药：

黄芪当归散：黄芪、当归各 15g，人参、白术、白芍各 9g，甘草 3g，猪膀胱(洗净)1 个。将上药装入猪膀胱，加清水煮至烂，去渣，服汤及猪膀胱，日 3 次。如兼有小腹疼痛者，可用补膀胱饮：生丝绢(黄色者)30cm，白牡丹根皮末、白及各 3g。上药用水 1 碗,煎至绢烂,加饴糖溶化服之。

第九节 产后小便不通证治

产后尿闭,小腹胀急疼痛,甚则坐卧不安,称为"产后小便不通"。产生本病的原因:一是气虚,多因女性素体虚弱,产时劳力过度,或因失血过多,气随血耗,脾肺气虚,不能通调水道,下输膀胱;二是肾虚,肾阳不足,不能化气行水,形成小便不通;三是气滞,产后情怀不畅,怒伤肝气,肝气郁结,气机郁滞,不能升清降浊。

治疗本病,虚者宜补气温阳以化之,实者宜疏利决渎以通之。

一、产后气虚小便不通

1.主证:产后小便不通,小腹胀急,言语无力,舌淡苔薄,脉缓弱。

2.治法:宜补气润肺,佐以行气。

3.方药:

补气通尿饮:黄芪 15g,麦冬 6g,通草 3g。水煎服。

如产后出汗过多,损伤阳气,症见烦渴咽干,小便不利者,宜用下方:

生津止渴益水饮:人参、麦冬、当归、生地各 9g,黄芪、葛根各 3g,升麻、炙甘草各 2g,茯苓 3g,五味子 15 粒。水煎服。汗多加麻黄根 3g,浮小麦 15g,大便燥加肉苁蓉 15g。

二、产后肾虚小便不通

1.主证:产后小便不通,小腹胀满而痛,腰部酸胀,坐卧不宁,舌淡苔白,脉沉迟。

2.治法:宜温肾化气。

3.方药:

加味金匮肾气丸:生地、山萸肉、山药各 15g,茯苓、丹皮、泽泻各 10g,肉桂、炮附子各 5g,车前子、滑石、白茅根各 10g。水煎服。

三、产后气滞小便不通

1.主证:产后小便不通,小腹胀痛,精神抑郁,甚则两胁胀痛,烦闷不安,舌苔正常,脉弦。

2.治法:宜理气行滞。

3.方药:

葵子通尿散:冬葵子、乌药、槟榔、车前子、二花、通草、石韦各 6g,滑石 9g,枳壳 5g,甘草 3g。水煎服。

加味逍遥散:当归 15g,白芍、云苓、花粉、车前子(另)各 9g,柴胡、甘草、薄荷各 6g。水煎服。

清热利尿汤:龙胆草、当归、生地各 9g,泽泻、木通、黑栀子、黄芩各 6g,车前子 9g(炒、另)。水煎服。

第十节　产后心胃痛证治

产后心胃痛,以胃脘部近心窝处经常发生疼痛为主症。古书称为产后心痛,其不同于真心痛,真心痛手足指甲见青黑色,心痛甚,且发夕死,夕发旦亡,药也不济。

本病原因:一是七情不畅,肝气失调,肝木乘胃所致;二是脾气素虚,胃失和降而导致。临床常见的心胃痛,多因平素就有是疾,产后更重。总之不外气滞、火郁、血瘀、虚寒、食滞等证型。

本病治法以调肝理脾为主。

一、产后气滞心胃痛

1. 主证：产后胃脘胀满，攻痛连胁，按之较舒，嗳气频繁，苔薄白，脉沉弦。

2. 治法：宜舒肝理气。

3. 方药：

舒肝理气汤：香附9g(醋炒)、陈皮、乌梅、砂仁各6g，乌药9g，官桂3g，广木香5g，神曲6g(炒)，枳壳6g(麸炒)。水煎服。

金铃子散：金铃子、延胡索各等份。为散，每次服6g。或变汤剂，水煎服。

二、产后火郁心胃病痛

1. 主证：产后心胃痛势急迫，呕酸嘈杂，心烦易怒，口干口苦，舌红苔黄，脉弦数。

2. 治法：泄热舒肝为主。

3. 方药：

加味逍遥汤：当归15g，白芍、茯苓、花粉各9g，柴胡6g，甘草5g，薄荷3g，香附9g(醋炒)，枳壳6g(麸炒)，木香、川连各5g，吴萸3g，生姜3片。水煎服。

三、产后血瘀心胃痛

1. 主证：产后心胃痛有定处，不喜手按，食后多发，或见吐血便血，舌质带紫，脉弦。

2. 治法：宜行气通瘀。

3. 方药：

化瘀立效方：川芎6g，当归12g，桃仁10粒（去皮尖），黑姜、炙甘草、吴茱萸、肉桂各2g。水煎服。一方无桃仁。伤食加山楂、砂仁；伤面食加神曲、炒麦芽；大便秘加酒洗肉苁蓉。

川芎失笑散：老川芎、生蒲黄、五灵脂各等份。共为细末，每次5g，皇酒调膏，温开水冲服。

灵脂血竭汤：元胡9g，五灵脂9g(炒)，血竭6g。水煎服。

金黄散：元胡(醋炒)、蒲黄、桂心各等份。共为末，每次6g，酒调服。

四、产后虚寒心胃痛

1. 主证：产后心胃疼痛，喜暖喜按，神疲乏力，四肢不温，舌质淡白，脉沉细。

2. 治法：宜温脾健胃。

3. 方药：

坤士火龙汤：熟地、当归(酒炙)、独活、吴茱萸(炒)、白芍(炒)、干姜、桂心、甘松各6g，细辛、炙甘草各3g。水煎服。

香砂理痛饮：白术9g(土炒)，陈皮、木香、砂仁、良姜、枳壳(麸炒)各6g，香附9g(醋炒)，吴萸6g(炒)，肉桂3g，生姜3片，皇酒1盅。水煎服。

单方：桂心90g，捣为细末，狗胆汁和丸，如樱桃大，每服2丸，热酒调下，不拘时服。

伏龙肝散：赤伏龙肝研细，每服6g，温酒调下，泻出恶物，立止。

良桂汤：良姜、官桂各6g，香附、郁金各9g，白术9g

（土炒）、茯苓、半夏各9g，广木香5g。水煎服。

五、产后食滞心胃痛

1.主证：产后心胃疼痛，得食辄甚，嗳腐食臭，脘腹胀满，不欲饮食，大便不畅，舌苔厚腻，脉沉迟或弦滑。

2.治法：宜消食理气。

3.方药：

加味二陈汤：半夏、茯苓各9g，陈皮、砂仁、木香各6g，甘草3g，神曲、麦芽各6g（炒）。水煎服。一方去麦芽、神曲，加白术、良姜。

第十一节 产后胁痛证治

产后胁痛是指女性自觉一侧或两侧胁肋疼痛而言。两胁为肝胆之区，故胁痛多责之于肝胆气郁、血瘀和血虚。治宜养肝、活血、养血为主。

一、产后气郁胁痛

1.主证：产后胁痛，以胀为主，疼痛因情志波动而增减，胸闷太息，嗳气稍舒，苔薄，脉多弦。

2.治法：宜疏肝理气。

3.方药：

加减逍遥散：当归15g，白芍、柴胡、茯苓、花粉各9g，甘草、薄荷各3g，香附9g（醋炒），枳壳6g（麸炒），青皮（醋炒）6g，木香5g。水煎服。

二、产后血瘀胁痛

1.主证：产后胁痛如刺，固定不移，手不可按，入夜尤甚，舌质紫暗，脉沉涩。

2.治法：宜祛瘀通络，调气养血。

3.方药：

元胡散：当归、赤芍、生蒲黄、桂心、琥珀、红花、元胡各等份。上以好醋浸一宿，焙干为末，每服 9g，酒调服。

祛瘀通络饮：归尾 9g，川芎、红花、香附（童便炒）各 6g，青皮、枳壳（麸炒）各 5g，桃仁 9g（去皮尖、炒）。水煎，兑皇酒、童便服。

三、产后血虚胁痛

1.主证：产后自觉胁痛，其痛悠悠不休，口干心烦，舌淡红少苔，脉象细弦。

2.治法：宜调气养血，柔肝止痛。

3.方药：

柴青四物汤：人参、甘草各 6g，青皮 6g（醋炒），熟地、当归、白芍、川芎、柴胡各 9g。水煎服。

加减八珍汤：人参、川芎各 6g，白术、茯苓、白芍、熟地各 9g，甘草 5g，当归 15g，肉桂 3g。水煎服。

第十二节 产后腰痛证治

产后腰痛是指女性产后自觉腰痛不能转侧，四肢沉重，步履艰难。

本病产生，多因肾虚，因为胞胎系于肾，腰是肾之府，产后劳伤肾气，损伤胞络。主要原因：一是气滞血瘀，多因气血运行不畅，络脉受阻；二是气虚损，多因初产失血过多，自汗耗精损液，或因产后不慎调摄，房室伤肾等因，导致肾脏虚损，无能濡养经脉；三是外感风寒，初产当风取凉,身劳汗多,风寒之邪趁虚入侵,影响气血的正常运行。

治宜培补气血固肾为先,如兼有外感风寒证,也宜在补养剂中稍加散风之品。

一、气滞血瘀,产后腰痛

1.主证:产后腰痛不可俯仰,痛如锥刺,痛处拒按,舌紫暗,脉沉涩。

2.治法:宜活血逐瘀。

3.方药:

广济方:败酱草15g,当归21g,川芎、白芍各9g,桂心3g。水煎服。忌葱。

活血饮:桃仁9g(炒),红花、广地龙各6g,当归15g,川芎9g,肉桂3g,没药6g(去油)。水煎服。

如神散:延胡索、当归、桂心各等份。为散,每次服6g,日服2次。

二、气血虚损,产后腰痛

1.主证:产后腰痛,不能起立,痛时腰凉如坐水中,绵绵不断,腰膝无力,舌淡红,脉细弱。

2.治法:宜补气养血。

3.方药:

补气养血汤:熟地、当归、白芍各15g,人参、白术、茯苓、川芎各10g,炙甘草、肉桂各5g。水煎服。可加小茴香、破故纸。

坤科八珍汤:人参、炒白术、茯苓、当归、熟地、白芍各16g,川芎、炙甘草各6g。水煎服。加入川续断、肉桂、杜仲、菟丝子补肾之品特效。

白术煎：生白术30g。水煎服。

当归黄芪汤：当归90g,黄芪、白芍各60g。上为粗面,每服12g,姜3片。水煎服。

青娥丸：胡桃仁250g,破故纸240g(酒浸,炒),杜仲500g(姜汁炒去丝)。为细末,炼蜜为丸,淡醋汤送6g。

养血补肾汤：熟地、白芍、山药、川断、桑寄生各9g,当归、菟丝子各15g,川芎、故纸、茴香各6g,杜仲9g(炒),肉桂3g。水煎服。

三、外感风寒,产后腰痛

1.主证：产后腰背重痛,不能转侧,四肢沉重发麻,步履艰难,风甚痛时游走不定,甚则牵连两腿,阴雨时加重,舌苔白腻,脉象沉紧。

2.治法：宜活血散寒,温经通络。

3.方药：

桑寄生汤：独活、川芎、酒芍、桂心、川断、生姜、桑寄生各2g,当归、防风各3g。以水3杯,煮取1杯半,空腹,分2次服。

养荣壮肾汤：当归6g,防风2g,独活、桂心、杜仲、续断、桑寄生各10g,生姜3片。水煎服。两剂煎服后痛未止,属肾虚,加熟地9g。

第十三节 产后头痛证治

产后头痛是指病人一种自觉症状,临证多见,头为诸阳之会,凡五脏精华之血,六腑清阳之气,皆上会于此。

产生本病原因：一是外感头痛,多因初产失血,阴虚易下,阳虚易上升,产后起居不慎,坐卧当风,致使风邪外侵,上犯巅顶,致令头痛;二是血虚头痛,初产失血,血虚虚火上逆而致;三是气虚,清阳不升,浊阴不降,清窍不利而头痛;四是血瘀头痛,素有宿疾,产后血滞,头痛加剧。

治法:外感头痛,以疏风祛邪为主;内伤头痛,血虚者养血祛风,气虚者补气祛风,血瘀者祛瘀止痛。

一、产后外感头痛

1. 主证:产后头痛不止,恶寒发热,无汗,口不渴,苔薄白,脉浮紧。

2. 治法:宜祛风散寒。

3. 方药:

欢喜散:黑芥穗15g,防风、羌活各45g,川乌头、老川芎各15g。共为细末,每服2g,日服2~3次。

加味小柴胡汤:柴胡15g,半夏、白芍、川芎各9g,人参、甘草、防风、菊花各6g,黄芩9g(酒炒),细辛3g,生姜3片,大枣2个。水煎服。

逍遥如意汤:当归15g,白芍、柴胡、花粉各9g,陈皮、羌活、防风各6g,生姜4片,薄荷5g。水煎服。

二、产后血虚头痛

1. 主证:产后头痛,如细筋牵引,目涩,头晕,心悸,下午夜间痛甚,舌淡,脉象虚芤。

2. 治法:宜养血散风。

3. 方药:

加减四物汤:当归15g,川芎、熟地、黑芥穗各9g,防风、川羌各6g。水煎服。

加味芎归汤：当归 30g，川芎 21g，细辛 2g，辛夷 6g，蔓荆子 6g。水煎服。

归芍养血汤：当归 15g，白芍 12g，桂心 3g，黑芥穗 9g。水煎服。

一应煎：花粉、茯苓、川芎各 9g，独活、防风、薄荷各 6g。水煎服。

藁本四物汤：当归 15g，川芎、熟地、白芍(酒炒)各 9g，淫羊藿、藁本各 5g，细辛、炙甘草各 3g，皇酒 1 盅，童便 1 盅。水煎服。

芎归苍耳汤：当归 15g，茯神 9g，枣仁 9g(炒)，细辛、炙草各 3g，川芎、阿胶各 6g，苍耳子 6g(炒)。水煎服。

三、产后气虚头痛

1. 主证：产后头觉空痛，痛而畏寒，体倦，气短，食欲不振，舌淡苔薄，脉虚细或虚大。

2. 治法：宜升阳补气。

3. 方药：

顺气和中汤：白术、当归、川芎各 9g，黄芪 15g，陈皮、柴胡、人参、蔓荆子各 6g，升麻、甘草、细辛各 3g。水煎服。

加味八珍汤：党参、茯苓、黄芪、白芍、熟地各 9g，川芎、防风、羌活、独活各 6g，当归 9g，甘草 3g，生姜 3 片。水煎服。

四、产后血瘀头痛

1. 主证：素有头痛，产后痛剧，痛有定处，舌紫，脉涩。

2. 治法：宜行血化瘀。

3.方药：

通窍活血汤：红花、生姜、桃仁(炒)各9g,赤芍10g,川芎6g,麝香1g(冲服),大枣7个,葱6根。用皇酒250g,将前7味煎1盅去滓,入麝香,再煎2沸,临卧服。

黑龙丹：当归、五灵脂、川芎、良姜、熟地各60g（锉碎入砂锅内,纸筋盐泥封锅口,火煅过）,百草霜30g,硫黄、乳香各6g,花蕊石、琥珀各3g。共为细末,醋糊丸,如弹子大,每用一二丸,炭火煅红,投入生姜自然汁浸粹,以童便合酒调服下。

第十四节 产后遍身疼痛证治

遍身疼痛是指女性产后的一种自觉症状。产生本病的原因：一是血虚,多因产时失血过多,血脉空虚,不能荣养筋骨所致；二是外感风寒,多因初产之时,腠理开张,风寒侵袭中经入络所导致。

治法总以养血为先,四物汤为首选方剂,如血不足以流通者,四物汤加黑姜、桃仁、红花、泽兰补兼运行。如痛而喜按,畏寒者,四物汤加入人参、白术、黑姜补养自安。至于外感风寒,遍身疼痛如虫行者,也宜在养血基础上,稍加散风之品。

一、产后血虚遍身疼痛

1.主证：产后恶露不绝而量多,遍身疼痛,拒按,腰背不能转侧,手足不能动摇,身痛、头痛,舌质紫,脉沉涩。

2.治法：宜补血行滞。

3.方药：

加味四物汤：熟地、当归各 15g，川芎、白芍、泽兰各 9g，黑姜 3g，桃仁 9g（炒）。水煎服。

赶痛汤：当归、官桂、白术、黄芪、独活、牛膝、生姜各 15g，炙甘草、韭白各 10g。水煎服。加桑寄生 15g，尤佳。

二、产后外感风寒遍身疼痛

1. 主证：产后遍身疼痛，项强背沉，恶寒拘急，脉象浮紧。
2. 治法：宜养血祛风。
3. 方药：

加味逍遥散：当归 15g，白芍、柴胡、熟地、茯苓、白术、川芎各 9g，甘草、薄荷各 3g，防风、独活、羌活各 6g，生姜 3 片。水煎服。

养血止痛汤：川芎、桂枝、姜黄各 6g，当归 15g，熟地、柴胡、黄芪各 9g，炙甘草、木瓜各 3g，陈皮、羌活、灵仙、防风、秦艽各 5g，党参 12g，生姜 3 片。水煎服。

第十五节 产后不语证治

产后不语是指女性分娩以后，忽然不能言语的症状。本病原因：一是气血虚损，多因初产气血运行不畅，血瘀上冲，闭于心窍，神志不能明了，心通于舌，心气虚，不能上通于舌，故舌强不语矣；二是痰饮闭窍，产时热痰上乘，闭塞心窍，痰盛脾虚不能运动舌本则不能语。

本病治法：气血虚损者，以补气养血，清心开窍为主；痰饮闭窍者，宜清痰开窍为主，切忌单独行风攻痰。

一、产后气血虚损不语

1. 主证：产后不能言语，体倦少食，面色无华，舌淡红无苔,脉细小。

2.治法:宜补养气血,清心开窍。

3.方药:

七珍散:人参、石菖蒲、生地黄、川芎各30g,细辛10g,防风、朱砂(另研)各6g。共为细末,每服3g,薄荷煎汤调服。临床以散变为汤剂,原方加当归、茯神、远志、柏子仁等养血安神之品,效力更好。

补虚开语汤:人参、甘草、川芎、菖蒲、远志各6g,白术、茯苓、白芍、生地、黄芪、钩藤各9g,当归15g。水煎服。

归芍寄生汤:当归、白芍、桑寄生、茯苓、花粉、麦冬、茯神各9g,炙甘草5g,菖蒲、远志各6g。水煎服。

开音煎:木通6g,生地12g,菖蒲9g,诃子15g。水煎服。

二、产后痰饮闭窍不语

1.主证:初产头身沉重,四肢困倦麻木,素体肥胖,痰涎壅甚,热痰上乘,闭塞心窍,闭目不语,舌苔黄腻,脉滑。

2.治法:宜清痰开窍。

3.方药:

加味二陈汤:陈皮、半夏、茯苓各9g,甘草5g,胆星6g,黄连5g,石菖蒲6g,生姜3片。水煎服。

胡仙姑独风散:生白矾不拘多少,为末,每服3g,热水调下。

产后不语,可按上述方法辨证施治。如思虑伤脾,倦怠少食,佐归脾丸;气血两虚,内热晡甚,佐八珍汤;脾虚生痰,食减呕恶,佐六君子汤;肾虚酌合六味丸。如此对证治疗,即可痊愈。

第十六节 产后谵语证治

产后语言颠倒,妄言谵语,如见鬼神者,称为"产后谵语"。

本病原因:一是血瘀谵语,产后恶露瘀积于下,上冲攻心,引起神经错乱,妄言谵语;二是血虚,多因产时失血过多,血不养心,神不守舍而致。

治宜养血逐瘀安神为主。

一、产后血瘀谵语

1.主证:产时恶露不畅,瘀血于下,败血冲心,语言颠倒,如见鬼神,有时腹痛拒按,舌质青紫或有斑点,脉实或虚大。

2.治法:宜和血逐瘀。

3.方药:

夺命散: 没药、血竭各 6g。共研细末,分为两包。童便、皇酒煎沸冲药末,先服 1 包,隔 4 小时再服 1 包,恶血即下。

小调经散: 白芍、当归、没药、琥珀、桂心各 6g,细辛、麝香各 2g。上为细末,每服 2g。姜汁温酒各少许调服。

一灵三圣散: 干荷叶、生干地黄、牡丹皮、生蒲黄(另研)各 6g。上前三味,煎浓汤调入蒲黄末,一服即定。

芎归蜂房汤: 当归 9g,川芎、郁金、元胡、香附(酒炒)各 6g,红花、艾叶、血余炭、僵蚕(炒)、蜂房(焙)各 5g。皇酒、童便为引,水煎服。

二、产后血虚谵语

妙香散： 山药、白茯苓、茯神、黄芪、远志各30g，人参、桔梗、甘草各15g，朱砂9g，麝香1g，木香8g。共为细末，每服6g，温酒调服。或用当归、熟地各9g煎汤冲服药末。如用汤剂，去麝香，分量酌用。

柏子仁散： 柏子仁(炒)、远志、生地黄(焙)、人参、当归、桑寄生、防风、琥珀(另研)、炙草各等份。共为细末，先用白羊心1个，切片，以水3盏，煮取清汁一半，入药末15g，煎至一半服。

乌金散： 当归、川芎、赤芍药、熟地黄、白术、远志肉、茯神、羌活、酸枣仁各10g，朱砂2g(另研分6份)，防风、香附、半夏各6g，白芷、陈皮各5g，人参、麦门冬各3g，牛膝、天麻、全蝎、甘草各3g。上药共为粗末，作2服。姜3片，葱3根，水煎取药汁，冲朱砂六分之一，服用，每日3次。

第十七节　产后癫狂证治

产后精神错乱，神志失常。癫则语无伦次，哭笑无时，不知秽洁，狂则骂人不避亲疏，气力异常，不畏水火，甚则登高逾垣，两病常常相兼出现，故合并论述。

本病原因：一是气滞血瘀，产时恶露不尽，或正在产时突受外惊，或七情所伤，气乱瘀血上冲于心，昏闷发狂，如见鬼祟；二是气血虚损，血虚神不守舍而致。

本病气滞血滞者，宜理气活血，化痰安神；气血虚损者，则宜补养气血，安神镇惊。

一、产后气滞血瘀癫狂

1.主证:产时恶露不下或很少,神态失常,胡言乱语,自觉心烦,发狂之时,骂人不避亲疏,失眠减食,大便不畅,舌质紫,脉象弦而有力。

2.治法:宜舒肝养血,化痰安神。

3.方药:

定癫汤:当归15g,川芎6g,白芍、柴胡、茯苓、花粉、清夏、大黄各9g,炙甘草、薄荷各3g,生姜3片。水煎服。

加味承气汤:桃仁24g,当归、川军、元明粉、朱茯神各9g,五灵脂、枳壳、柴胡、郁金各6g,香附9g(醋炒),川芎、川朴各3g。水煎服。如胸闷加代代花、佛手柑。

二、产后气血虚损癫狂

1.主证:恶露过多,语无伦次,喜笑不休,时而喃喃自语,面色无华,舌质淡红,苔腻,脉虚数。

2.治法:宜补气养血,安神镇惊。

3.方药:

加味八珍汤:人参、白术、茯苓、白芍、熟地各9g,甘草、川芎、远志各6g,当归15g(炒),枣仁12g(炒),生姜5片。水煎服。

甘麦大枣汤:甘草30g,小麦40g,大枣10个。水煎服。

第十八节 产后惊悸怔忡证治

产后惊悸因惊恐而得,怔忡本无所惊,自觉心跳不安,两种症状常常并见,互相转归,故合并论之。

本病原因：一是心血不足，产时失血过多，心中躁动不安，心主血脉，心血不足，则血失所养，不能藏神，故神不安而志不定，惊悸如人将捕，怔忡心跳不安；二是阴虚火旺，女性产后思虑过度，或房事所伤，肾水亏损，水不济火，阴虚火旺，虚火妄动上扰，则心神不安；三是突受外惊，患者平素心虚胆怯，产时失血过多，或朦胧睡中突受外惊，心神不能自主。

本病心血不足者，宜养血安神；阴虚火旺者，宜滋阴降火；突受外惊者，宜镇惊安神。

一、产后心血不足惊悸怔忡

1.主证：产后自觉心中空虚，惊悸怔忡不安，面色少华，夜寐不宁，舌红，脉弱细或虚弦。

2.治法：宜养血安神。

3.方药：

加味四物汤：当归15g，川芎、熟地、茯神各9g，远志6g，枣仁、白芍、柏子仁各9g(炒)。水煎服。

白茯苓散：白茯苓、人参、熟地黄各45g，黄芪、白芍、远志(去心)、麦冬(去心)、桂心各30g，石菖蒲、桑寄生各22g。共为粗末，每服24g，水一大杯半，生姜5片，大枣3个，竹叶3~7片，煎小一杯，去滓温服，每日2次。

加味生脉散：人参、炙草、五味子各6g，麦冬(去心)、归身、生地、石菖蒲各9g。猪心1个劈开。水1.5kg，煎至750g。去心入药煎至250g食后服。病重者，再加阿胶、鸡子黄尤效。

加减归脾汤：人参 6g，茯苓、枣仁（炒）、麦冬、白术、圆肉、黄芪（炒）各 9g，当归 15g，川芎、远志、陈皮各 6g，炙甘草 5g，生姜 3 片。水煎服。如虚烦加竹茹 1 团；有痰加竹沥、姜汁，或加柏子仁。一方茯苓易茯神，无川芎、陈皮、有木香。

远志散：远志（去心）、防风（去芦）各 50g，当归、茯神（去木）、酸枣仁（炒）、麦门冬（去心）、桑寄生、独活（去芦）各 30g，羚羊角屑 20g，桂心 10g，甘草 15g（炙）。上药共研粗末，每次用药未 15g，水煎服。

养心汤：人参、黄芪（炙）、茯神、茯苓、半夏曲各 9g，当归、川芎、远志、柏子仁（去油）各 6g，肉桂、炙甘草、五味子各 3g。水煎服。

二、产后阴虚火旺惊悸怔忡

1. 主证：产后心悸不安，心烦少寐，头目不清，耳鸣，舌红，苔黄，脉数。

2. 治法：宜滋阴降火。

3. 方药：

安心汤：当归 15g，川芎、柴胡、花粉、黑栀子、远志各 6g，白芍、麦冬、茯苓、枣仁（炒）各 9g，甘草 3g。水煎服。

天王补心丸：人参（去芦）、元参（炒）、丹参（微炒）、白茯苓（去皮）各 60g，五味子 30g（炒），远志（去心，炒）、桔梗各 15g，当归身（酒洗）、天冬（去心）、麦门冬（去心）、柏子仁（炒）、酸枣仁（炒）各 30g，生地黄 120g（酒洗）。上药共为细面，炼蜜丸如梧桐子大，朱砂 9g 为衣，空腹白滚汤下 9g,或龙眼肉汤下俱佳。忌胡荽、大蒜、萝卜、鱼腥、烧酒。

三、产后突受外惊惊悸怔忡

1.主证:产后惊悸烦乱,坐卧不安,怔忡不寐,多梦纷纭,或惊魇而醒,脉浮而弱。

2.治法:宜镇惊安神。

3.方药:

龙齿四物汤:牡蛎 30g(煅),龙齿、当归各 15g,川芎、白芍、熟地各 9g。水煎服。

镇脉汤:龙骨、牡蛎各 12g,麦冬 15g,人参 6g,五味子 9g。水煎服。

第十九节　产后失眠证治

产后失眠主要就是不能睡觉,古书称为"不寐"或"不得卧"。本病原因:一是心脾血亏,素体阴血不足,产时恶露过多,消耗血液,血虚不能养脾,脾虚不能化生精微,致以心神不安,而成失眠;二是心胆气虚,产时失血过多,血虚不能养心,心胆虚怯,遇事易惊,神魂不安,导致失眠。

治法:补养心血,镇静安神为主。

一、产后心脾血亏失眠

1.主证:产后多梦易醒,心悸不安,体倦神疲,饮食无味,面色少华,舌质淡,苔薄白,脉细弱或涩。

2.治法:宜补养心脾。

3.方药:

陈茹归脾汤:人参、茯苓、枣仁(炒)、麦冬、竹茹、白术

（炒）、圆肉各 9g，黄芪、当归各 15g，川芎、远志、陈皮各 6g，炙甘草 5g，生姜 4 片。水煎服。

四物汤加味： 当归 15g，白芍 12g（酒炒），熟地 12g，川芎 9g，黄连 3g（炒），枣仁 15g（炒）。水煎服。

复脉汤： 炙甘草、阿胶、生姜、麦冬、麻仁各 9g，大枣 6 个，生地 30g，桂枝、人参各 6g。白酒为引，水煎服。

二、产后心胆气虚失眠

1. 主证：产后经常胆怯，害怕响动，失眠多梦，舌质淡，苔薄腻，脉弦细。

2. 治法：宜养心镇惊。

3. 方药：

酸枣仁汤： 枣仁 15g（炒），甘草、川芎各 3g，知母 6g，茯苓 9g。水煎服。

安神定志丸： 茯苓、茯神、远志、人参、石菖蒲、龙齿、半夏、陈皮、竹茹、炒枳壳各 30g。共研细面，炼蜜为丸，每丸 6g，每次服 1 丸，每日 3 次。

第二十节　产后虚烦证治

产后虚烦是指女性产后心烦短气的症状。本病原因：一是血虚，多因产时失血过多，气无所附，逆上化火而虚烦；二是血瘀，恶露不尽，上奔心胸而致。

治疗本病不同于寻常治诸虚烦热，用竹叶石膏汤、温胆汤之类，而必须在血分中求治，血虚者，宜养血滋液，血瘀者，宜行血逐瘀。

一、产后血虚虚烦

1.主证:产后恶露过多,短气心烦,头痛自汗,面色苍白,无华,舌淡红,脉细数。

2.治法:宜养血滋液。

3.方药:

加味四物汤:生地15g,川芎、白芍、当归、远志(炒)各6g,茯神9g。水煎服。

人参当归汤:人参、当归、熟地黄、麦门冬(去心)、肉桂各6g,白芍8g(炒)。上药用水500ml,粳米10g,竹叶10片,煎至100ml,食远服。血热甚者加生地黄6g。

竹叶汤:竹叶(细切)、麦门冬(去心)、小麦、甘草各30g,生姜6g,大枣12个。以水500ml煮竹叶,煮至300ml,去渣纳余药,煮取150ml,去渣温服。虚悸加人参6g,少气力,加糯米20g。

养血滋液汤:生地15g,当归、白芍、麦门冬、茯苓各9g,川芎、五味子、黑栀子各6g。水煎服。

二、产后血瘀虚烦

1.主证:产后虚烦短气,心腹胀满,时发烦躁,舌紫暗,脉弦涩。

2.治法:宜行血逐瘀。

3.方药:

金黄散:元胡、蒲黄各15g,桂心7g。共为细末,乌梅煎汤调下6g。

荷叶散:荷叶、延胡索各60g,鲜地黄汁100ml。用水200ml,煮二味取150ml,下元胡粉6g,分3服,空心服,忌肉食1日。

川芎散：川芎、白芍、枳壳、生干地黄各等份。共为末，温皇酒调服药末 10g，日二服。

单方：治产后瘀血攻心或下血不止，胸闷，面青，冷气欲绝。用山羊血 1 盏顿服。若不定，更服立效。

第二十一节　产后发渴证治

产后发渴是指女性产后舌燥咽干而渴的症状。本病原因：一是气虚，初产自汗，卫气不固，气虚不能化生津液，津液不足而发渴；二是血虚，平素血虚，产时再度失血，致使血虚不能濡养周身，虚火上炎而口渴；三是气血虚损，津液短少，口干而发渴。

治法宜益气生津，养血助液，不可误为口渴即火，而用芩、连、栀、柏苦寒降火之药。

一、产后气虚发渴

1.主证：产后舌燥咽干，心烦发渴，自汗，面色苍白，舌淡，脉虚大。

2.治法：宜益气生津。

3.方药：

参麦饮：人参 6g，麦冬 15g。水煎服。

助气生津汤：人参 6g，白术、茯苓、麦冬、石斛、沙参各 9g，甘草 3g。水煎服。

千金竹叶汤：竹叶 10g，人参、茯苓、甘草各 6g，小麦 15g，麦冬 9g，大枣 4 个。水煎服。

竹叶归芪汤：竹叶 6g，黄芪、人参、白术、当归各 9g，麦冬 6g，甘草 3g(炙)。水煎服。

二、产后血虚发渴

1. 主证：产后恶露过多，面色苍白无华，心烦口渴，有时发热，甚则饮水不止，舌尖红，脉细数或虚大。

2. 治法：宜补血养阴。

3. 方药：

麦冬止渴汤：生地、当归、茯苓各 9g，川芎、防风、薄荷各 3g，白芍 9g（酒炒），栀子 6g（炒黑），地骨皮、丹皮、甘草各 6g，花粉 9g，麦门冬 15g。水煎服。

麦味四物汤：当归 9g（酒洗），川芎 6g，白芍、知母、五味子、茯苓各 9g，生地 15g，黄芪 9g（蜜水炒），甘草 5g，麦冬 12g。水煎服。

产宝方：芦根 15g，麦门冬 10g，瓜蒌根、人参、茯苓、甘草各 9g，大枣 4 个。水煎服。

瓜蒌根汤：瓜蒌根 12g，麦门冬（去心）、人参各 9g，生地黄、甘草各 6g，土瓜根（即黄瓜根）10g，大枣 24g。水煎服。

三、产后气血虚损发渴

1. 主证：产后发渴，四肢无力，饮食无味，头眩脚弱，或朝寒暮热，肚腹作痛，舌淡，无苔，脉细弱。

2. 治法：宜补气养血。

3. 方药：

加味八珍汤：党参 15g，白术、茯苓、当归、川芎、白芍、熟地、麦冬、黄芪各 9g，五味子 6g，甘草 5g。水煎服。

熟地黄汤：熟地黄 15g（酒洗），人参、麦冬（去心）各 6g，瓜蒌根 12g，炙甘草 2g，生姜 3 片，大枣 2 个。水煎服。

第二十二节　产后自汗证治

女性产后,微微自汗,乃荣卫调和健康之象。所谓产后自汗是指不用发汗药物或其他刺激因素自然汗出不止者。本病产生,多因产时失血阴虚,卫气不固,津液外泄所致。自汗严重证候有两种:一是单独面部出汗的浮阳上越;二是自上而下全身大汗不止的阴虚亡阳证。

治疗本病宜益气固表,固脱回阳。

1.主证:产后自汗不止,体倦懒言,气短心悸,舌淡白,无苔,脉浮虚。

2.治法:宜益气固表。

3.方药:

参芪汤: 黄芪15g(炙),人参、白术、茯苓、麦冬、当归、熟地各9g,牡蛎12g(煅),防风3g,浮小麦1把。水煎服。如心悸加枣仁。

归姜汤: 当归30g,黑姜5g,枣仁15g(炒)。水煎服。有瘀腹痛加川芎,失血量多加炒黑芥穗。

黄芪汤: 黄芪15g,白术、熟地、白芍、茯苓、麦冬各9g,防风3g,炙草5g,大枣1个。水煎服。

参芪止汗汤: 人参6g,黄芪15g,枣仁(炒)、当归、白芍、茯苓、白术、麦冬各9g,甘草、柴胡各3g。水煎服。

麻黄根散: 当归、黄芪(炒)、麻黄根、牡蛎粉、人参、甘草(炙)各等份。上药共研末,每服12g。水煎服。

参附汤: 人参30g,附子(炮)15g,生姜3片,大枣2个。水煎服。

第二十三节　产后盗汗证治

女性产后,睡时汗液窃出,醒后即收,收后不恶寒,反觉烦热的症状,称为"产后盗汗"。本病多由阴虚热忧,心液不能敛藏所致。

治宜养阴清热。

1.主证:产后盗汗不止,五心烦热,口干咽燥,或怔忡不寐,小便短少,舌红,脉细数。

2.治法:宜养阴敛汗。

3.方药:

归芪和中汤:黄芪9g(炙),当归15g,生地、麦冬、川芎、茯神、干葛炭、黑芥穗各6g,枣仁9g(炒)。水煎,兑童便服。

盗汗八宝汤:黄芪、白术、茯苓、川芎、当归、熟地各9g,人参6g,干姜3g。水煎服。

当归二黄汤:当归、黄芪各30g,麻黄根15g。共研粗末,每次用药末9g,水煎服。

牡蛎汤:牡蛎(煅)、黄芪、熟地各15g。水煎服。

加味地黄汤:熟地24g,山药、山萸各12g,丹皮、云苓、泽泻、白芍、浮小麦各9g,牡蛎12g(煅)。水煎服。

归参汤:当归15g,人参、山萸、枸杞子、何首乌(酒炒)、阿胶珠各6g,焦白术5g。水煎服。

当归六黄汤:当归、生地黄、熟地黄各9g,黄连、黄芩、黄柏各5g(炒黑),黄芪15g。水煎服。

第二十四节　产后腹胀证治

女性产后腹胀满，呕吐不定的症状，称为"产后腹胀"。本病原因：一是败血乘脾，多因初产恶露不爽，败血乘于脾胃，脾受之，则不能化生精微，胃受之则不能受纳水谷，而成腹胀呕吐；二是脾胃虚弱，病人平素脾胃就不健运，初产饮食停滞，或伤食之病专治消导不知补脾，便秘之症专主攻下而不知养血等等原因，导致腹胀。

治法：因败血乘脾而致的腹胀，用抵圣汤逐瘀行血，和胃益气为主；如无败血而致的腹胀，多与脾虚有关，即可益气健脾，消食化滞。

一、产后败血乘脾腹胀

1.主证：产后恶露不爽，腹胀满闷，呕吐不定，舌正常或略紫，脉涩。

2.治法：宜逐瘀行血，和胃益气。

3.方药：

抵圣汤：赤芍、半夏、泽兰叶、陈皮各9g，人参6g，炙甘草5g，生姜3片。水煎温服。恶露过多者，去泽兰、赤芍，倍加陈皮、生姜。

理胀生化汤：当归30g，川芎15g，黑姜5g，桃仁9g（炒），炙草3g，陈皮6g，半夏、泽兰各9g。水煎服。

二、产后脾胃虚弱腹胀

1.主证：产后腹胀呕吐，食减胸闷，舌正常，苔厚腻，脉虚缓而弱。

2.治法：宜补脾健胃，消食止胀。

3.方药：

加味六君子汤：党参15g，白术（土炒）、茯苓、陈皮、半夏各9g，川朴6g，姜3片，炙甘草3g。水煎服。

调肝理胀汤：当归、白芍、茯苓各9g，柴胡、泽泻、车前子各6g，白术9g（土炒），吴茱萸6g（炒），干姜3g（炮），生姜3片。水煎服。

如产后大便不通，误服大黄等药，致成膨胀，可用下方。

养生化滞汤：人参、茯苓、川芎、白芍（炒）各3g，当归12g，桃仁10粒（去皮尖），陈皮2g，香附、炙草各1g。水煎服。

第二十五节 产后浮肿证治

产后头面、目窠、四肢、腹部，甚至全身浮肿，或兼有气喘咳嗽，胸膈不利等症状称为"产后浮肿"。本病原因：一是血肿，多因初产败血乘虚停积，循经流入四肢，留淫日深，却还不得，腐坏如水，故令面黄，四肢浮肿；二是风肿，产后体虚，感受风邪，荣卫流通不畅，风邪直达头巅，故头面浮肿较甚；三是气肿，脾气虚损，素有水饮，中焦气滞，人身营卫之气，通则平，气不通畅，脾不健运，不能升清降浊，而致浮肿；四是水肿，因三焦气化不畅所致。

本病治疗：上身浮肿易发汗，下肢浮肿应利小便，也可适当选化瘀、健脾、补肾、温阳以及攻补兼施等法。

一、产后血肿

1.主证：产后恶露不净，遍身青肿，皮如熟李，舌质略紫,脉沉涩。

2.治法:宜行血和血,温通化瘀。

3.方药:

和血消肿饮:茯苓、白术、车前子(另包)各 9g,泽泻 6g,木通、陈皮各 5g,桃仁 9g(炒),甘草 3g。水煎服。

二、产后外感浮肿

1.主证:产后浮肿,面目四肢严重,或伴有寒热头痛,不出汗,舌淡,苔薄白,脉浮弦。

2.治法:宜补气养血,祛邪外达。

3.方药:

加减八珍汤:熟地、茯苓、白术、党参、黄芪各 9g,当归 15g,川芎、防风各 6g,甘草 3g,川羌活、独活各 6g,生姜 3 片。水煎服。

逍遥去风汤:当归 15g,川芎、柴胡、茯苓、花粉各 9g,甘草 3g,白芍 9g(酒炒),薄荷、独活、防风、羌活各 6g,生姜 5 片。水煎服。

三、产后气肿

1.主证:产后浮肿初微,心胸胀满,咳嗽气喘,脉弦。

2.治法:宜理气健脾。

3.方药:

枳术汤:枳实 15g(麸炒),白术 15g(土炒)。水煎服。

单方:陈皮不拘多少,为末,每服 6g,酒调下。

平胃消肿汤:苍术 15g(炒),川朴 9g,陈皮、砂仁各 6g,甘草 3g,香附 9g(醋炒),枳实 6g(麸炒),生姜 3 片。水煎服。

正脾散：莪术、香附、茴香、炙草、陈皮各等份。共为细末，每服 6g，灯心、木通汤下。

理气六皮饮：五加皮、陈皮、桑皮、大腹皮各 9g，生姜皮、沉香各 5g，枳壳 6g（麸炒），赤苓皮 12g，泽泻、猪苓各 6g，车前子 9g（炒，另包）。水煎服。

四、产后水肿

1. 主证：产后腿脚浮肿严重，多有咳嗽，小便不利，皮肤明亮，手按不起，脉沉濡。

2. 治法：宜理气健脾，行水利尿。

3. 方药：

加减茯苓导水汤：茯苓 9g，木香 5g，木瓜、槟榔、大腹皮、猪苓、泽泻、枳壳、陈皮、防己、木通各 6g，白术、香附、桃仁、桑皮各 9g，生姜皮 3g。水煎服。

仙姑肿胀方：泽兰叶、防己各等份。共为细末，每服 6g，温酒调下。不饮酒者，醋汤调下也可。

第二十六节　产后咳嗽证治

女性产后，咳嗽吐痰，胸闷气喘，发热头痛，甚则小便次数频繁，难以约束，称为"产后咳嗽"。本病原因：一是瘀血上攻，流入肺经而致；二是外感受邪，因肺主气，又主皮毛，产后肺气虚损，腠理不密，外邪侵入肺金所致；三是初产失血伤阴，阴虚火旺，上灼肺金而致。

产后咳嗽，虽多气分之病，初产之时也应治疗其血，早有"痰瘀同源"之说，所以对瘀血上攻证，宜生新逐瘀，痰瘀同治，瘀去肺安而嗽止；外感之证，宜分别病因，疏风解表,宣肺止嗽;阴虚火旺者,宜润肺滋阴,益肾降火。

一、产后瘀血上攻咳嗽

1. 主证:产后咳嗽,恶露见少,腹痛有块,甚则疼痛,脉沉涩。

2. 治法:宜生新逐瘀。

3. 方药:

加味生化汤:当归30g,川芎18g,炮姜3g,桃仁9g(去皮尖,炒),炙甘草6g,益母草9g。水煎,兑童便服。

二陈生化汤:陈皮、半夏、当归各6g,女贞子5g(炒),炙甘草、红花、桑皮(炙)、桃仁(炒)各3g,川芎5g,紫菀5g(炙)。皇酒、童便为引,水煎服。

二、产后外感受邪咳嗽

1. 主证:咳嗽多痰,小便频数,胸满喘促,痰涎壅盛,鼻塞声重,无汗头痛,苔白,脉浮紧。

2. 治法:宜疏风解表,宣肺止嗽。

3. 方药:

止嗽汤:当归、白芍、柴胡、茯苓、花粉、麦冬各9g,甘草3g,五味子6g,紫菀9g(炙),生姜3片。水煎服。痰多加半夏、贝母、蒌仁。

加味甘桔汤:甘草、柴胡、麦冬、桔梗、贝母、茯苓各9g,枳壳6g(麸炒),款冬花9g(蜜炙),五味子5g,竹叶15片。水煎服。

桑贝芎归清肺汤:前胡、紫菀、贝母(去心)、桑白皮(炙)、茯苓、当归、川芎、干葛、紫苏各6g。水煎服。

橘红半夏汤:当归9g,橘红、半夏、胆南星各6g,冬花、旋覆花、白芥子(炒、研)、苏子(炒、研)各 5g,桔梗、红花各 3g,香附 6g(姜汁炒)。水煎服。

天冬饮:前胡、五味子、款冬花各 9g,枳壳 6g(炒),杏仁 9g(炒),防风 5g,天冬、橘红各 6g。水煎服。

三、产后阴虚咳嗽

1.主证:产后咳嗽声哑,吐痰带血,咽喉干痛,大便干结,口苦,午后发热,舌红无苔,脉细弦。

2.治法:宜补肺滋阴,益肾降火。

3.方药:

麦味地黄汤:熟地 12g,山药、山萸、茯苓、麦冬、五味子各 9g,泽泻、丹皮各 6g。水煎服。

第二十七节 产后泄泻证治

产后大便次数增多,粪便或如水液,或为溏便,或完谷不化,或兼有腹痛呕吐,但粪便中不挟脓带血的症状,称为"产后泄泻"。本病产生多因产后肠胃虚弱,外感时邪,或内伤生冷食物所致。临床常见有血泻、脾泻、肾泻、食泻、寒泻、湿泻等证型。

一、产后血泻

1.主证:产后恶露不爽,肿块未消,腹痛拒按,泄泻,舌质正常或略紫,脉涩。

2.治法:宜行血健脾。

3.方药:

莲子生化汤:川芎、茯苓各 6g,当归 12g(黄土炒),炮姜 2g,桃仁 10 粒(去皮尖),炙甘草 2g,莲肉 10 个(去心)。水煎服。

验方：猪肝 1 具，茯苓、白术各 15g，桔梗、通草各 9g。将上药和猪肝放锅内加水煮熟，滤去药渣，随时吃猪肝，喝药汤。

二、产后脾泻

1. 主证：产后腹泻，欲便不畅，便清水或完谷不化，面色萎黄，四肢倦怠，脘腹胀满，不思饮食，有时呕吐，舌质淡白胖嫩，苔薄白腻，脉缓弱。

2. 治法：宜温运脾阳。

3. 方药：

加味六君子汤：党参 15g，白术 9g(土炒)，茯苓 9g，炙甘草 5g，陈皮、肉蔻(煨)各 6g，半夏 9g，补骨脂 6g(炒)，生姜 3 片，大枣 2 个。水煎服。

香砂归芍汤：当归 9g(土炒)，白芍 9g，茯苓 6g，香附(炒)、川朴、砂仁、猪苓各 5g，诃子肉 3g，生姜 3 片，大枣 1 个。水煎服。

归术汤：当归、白术各 9g(土炒)，人参、泽泻、橘红、山楂(炒)各 6g，肉蔻 5g(煨)，神曲 5g(炒)。水煎服。

益气饮：党参 15g，白术 12g(土炒)，茯苓、黄芪各 9g，炙甘草、柴胡、升麻各 3g，陈皮、泽泻各 6g，生姜 5 片，白芍 9g(酒炒)，大枣 2 个。水煎服。

培土汤：党参 15g，白术 12g(土炒)，茯苓、半夏、山药各 9g，炙甘草、陈皮、砂仁各 6g，炮姜、藿香各 5g，生姜 3 片，大枣 1 个。水煎服。

三、产后肾泻

1.主证：产后泄泻多发作于黎明,俗称"鸡鸣泻"。当脐作痛,痛连腰背,舌质光红,裂纹,或苔薄中剥,脉沉弱。

2.治法：宜温肾止泻。

3.方药：

加味四神丸：补骨脂、肉豆蔻各10g,吴茱萸5g,五味子、炒白术、茯苓、人参各6g,炙甘草3g。水煎服。

四、产后食泻

1.主证：产后泄泻,嗳气腐臭,胸腹胀满,腹痛即泻,泻后痛减,舌质正常,苔多厚腐,脉滑。

2.治法：宜消导止泻。

3.方药：

宁胃汤：苍术、山楂各9g(炒),陈皮、砂仁、神曲(炒)各6g,干姜5g,生姜3片,大枣2个。水煎服。冷热不思饮食加白术、茯苓;大便不利加川军、桃仁;肚腹胀满加木香、槟榔。

五、产后寒泻

1.主证：产后泻如鸭粪,澄沏清冷,或完谷不化,怯寒,腹痛阵作,绵绵而喜热手按,小便清利,舌质淡胖嫩,苔白润,脉迟。

2.治法：宜温中健脾。

3.方药：

加味君子汤：人参、陈皮各6g,白术9g(土炒)、茯苓、半夏各9g,炙草、炮姜各5g,附子、肉桂各3g,生姜3片,大枣2个。水煎服。

理中汤：茯苓、白术、白芍、干姜各10g。水煎服。如肠鸣血泻,属真阳不足,原方加附子。

六、产后湿泻

1. 主证:产后泻肚,多呈水样,周身困倦,腹满胀痛,肠鸣,小便不利,苔白腻,脉濡数。

2. 治法:宜渗湿利水。

3. 方药:

补气除湿汤:人参、炙草、陈皮、泽泻各 6g,白术 9g(土炒)、茯苓、半夏、车前子(另包)各 9g,生姜 3 片,大枣 2 个。水煎服。

加味胃苓汤:苍术、炒白术、厚朴各 10g,半夏、陈皮、薏米仁各 15g,猪茯苓、白茯苓各 9g。水煎服。

第二十八节 产后呕吐证治

女性产后,胸满气逆,呕吐不止的症状,称为产后呕吐。本病原因:一是血瘀,由于产后恶露不少,败血乘虚散入脾胃,不能运化;二是胃寒,或生冷食物伤胃所致;三是气郁,情志失调,肝木横逆,乘侵脾土,食随气逆,导致呕吐;四是食滞,宿食停滞中州,脾不健运,上逆而为呕吐。

治疗本病,首先注意恶露之多少,照顾全面,才不会发生其他病变。

一、产后血瘀呕吐

1. 主证:产后恶露下少,呕吐,时有腹痛,舌质略暗紫,脉沉涩。

2. 治法:宜行血活血,健胃止呕。

3.方药：

加味生化汤：当归 21g，川芎、五灵脂各 9g，桃仁 6g（炒），炮姜、官桂各 3g，炙草 5g，香附 9g（醋炒），砂仁 6g。水煎服。一方用生化汤原方加陈皮、半夏、砂仁、肉桂。

加减生化汤：当归 30g（酒炒），川芎、山楂炭各 6g，炮姜、桃仁各 3g，皇酒 1 盅。水煎服。

二、产后胃寒呕吐

1.主证：产后呕吐清水，喜热恶寒，胸脘饱闷，不思饮食，心中懊恼，嘈杂吐酸，四肢清冷，舌质淡，苔薄白，脉象沉迟。

2.治法：宜健脾消食，温胃降逆。

3.方药：

养胃止吐汤：陈皮、半夏、茯苓、白术（土炒）各 9g，藿香 5g，砂仁、人参、神曲（炒）各 6g，当归 9g（酒洗），炙甘草 5g，生姜 5 片。水煎服。

香砂六君子汤：人参、白术、茯苓各 10g，半夏、陈皮、砂仁、香附子各 6g，炙甘草 3g，水煎服。

三、产后气郁呕吐

1.主证：产后呕吐酸水，或苦水，胸闷、胁胀，发冷发烧，头痛，呃逆频繁，苔白，脉沉弦。

2.治法：宜疏肝理气止呕。

3.方药：

变通逍遥散：当归、白芍、白术各 10g，柴胡、黄芩、薄荷各 6g，山栀 3g，炙草 5g。水煎服。加沉香、枳壳、木香、砂仁等。

四、产后食滞呕吐

1.主证：产后呕吐酸腐，或食入腹痛，胸满不思饮食，舌质正常，苔根厚腻，脉沉伏或滑数。

2.治法：宜消食导滞。

3.方药：

胃宁汤：苍术、山楂各 9g，陈皮、厚朴、砂仁、神曲各 6g，干姜、炙甘草各 3g，生姜 4 片，大枣 2 个。水煎服。

橘红半夏汤：橘红 30g，半夏、炙草各 15g，藿香 90g。为末。每服 15g，加生姜 3 片。水煎服。

第二十九节 产后痢疾证治

产后下痢赤白，里急后重，脐腹疼痛的症状，称为"产后痢疾"，俗为"产子痢"。本病产生，多因生产劳伤，脏腑不足，饮食不调，误食生冷，或因行起太早，风冷乘虚客于肠胃，不能消化，轻者泄泻，重则变痢。虚寒者，下痢色白，或多黏液，或如鱼脑；湿热者，下痢多赤黄，或为纯血，名为血痢或赤痢；还有下痢赤白，寒热相搏，挟脓带血。辨证分型常见虚寒痢、湿热痢、赤白痢。

一、产后虚寒痢疾

1.主证：产后下痢稀薄，腹痛色白，或多黏液，或清稀澄沏如鸭粪，舌质淡，苔白腻，脉沉细而弱。

2.治法：宜温补下元，止痢固脱。

3.方药：

姜砂调中汤：炮姜、川芎、神曲各 6g，砂仁 3g，当归、山楂(炒)各 9g，木香、车前各 5g。水煎服。

加味六君子汤：人参、陈皮、木香、肉蔻（煨）各 6g，白术、茯苓、半夏各 9g，炙甘草 5g，炮姜 3g。水煎服。

真人养脏汤：人参 10g（去芦）、当归、白术各 18g，白芍药 20g，肉豆蔻（面裹煨）15g，肉桂（去粗皮）10g，炙甘草 10g，木香 10g，诃子皮 10g，罂粟壳（去蒂萼，蜜炙）6g。水煎服，忌生冷、油腻食品。

二、产后湿热痢疾

1. 主证：产后下痢赤黄，稠黏有臭气，腹痛，里急后重，小便少，舌红，苔腻微黄，脉滑数。

2. 治法：宜清热解毒。

3. 方药：

香苓生化汤：川芎 6g，当归 15g，炙甘草 2g，桃仁（去皮尖）10 粒，茯苓 3g，陈皮 2g，木香 3g。水煎服。如红痢腹痛加砂仁 1g，7 日外可加白芍、黄连（炒）、莲肉、制厚朴。

伏龙肝汤丸：山楂肉 30g（炮黑），黑糖 60g（熬枯）。二味一半为丸，一半为末，用伏龙肝 60g，煎汤代水，煎前药末 6g，日三夜二服，一昼夜令尽。气虚加人参 6g；虚寒加炮姜、肉桂、茯苓、炙甘草；兼感风寒加葱白、香豉；膈气不舒，加沉香 3g。

升麻止痢汤：当归 15g，川芎 6g，红花、泽泻各 5g，升麻 9g，元胡 3g（醋炒），木香 3g。皇酒、童便为引，水煎，外用马齿苋 1 撮捣烂取汁半酒盅，入药调服。

槐连四物汤：当归、川芎、赤芍（炒）、生地黄、槐花（炒）、黄连（炒）各 3g，粟壳（去蒂、蜜炙）2g。水煎服。

加味四物汤：当归、白芍、熟地、阿胶、黑地榆各 9g，川芎、血余炭、海螵蛸各 6g。水煎服。

三、产后赤白痢疾

1. 主证：产后痢下赤白，里急后重，腹痛，身有寒热，口渴而苦，舌苔黄腻，或白而厚，脉象滑数，或濡缓。

2. 治法：宜清热止剂。

3. 方药：

当归芍药汤：当归、白芍、茯苓、白术各 15g，泽泻、黄芩、黄连各 9g，甘草、槟榔、木香各 6g。水煎服。白痢加党参，大便不畅加大黄；不思饮食，加焦楂、神曲；气不舒，加枳壳；食积凝滞加莱菔子、厚朴。

单方：鲜车前子 120g，捣烂绞汁，温服。

治痢奇效汤：川连、厚朴各 6g，黄芩、白芍、焦楂各 9g，枳壳 5g（麸炒），槟榔、当归、桃仁、甘草各 3g，红花 2g（酒洗），地榆 3g（炒），木香 6g。水煎服。单纯白痢去桃仁、红花、地榆，加橘红 3g，涩滞太甚加大黄 6g。

急救汤：木香、槟榔、甘草各 6g，白芍 15g，阿胶（烊化）、熟地、当归各 9g，艾叶 5g（炒）。水煎服。

归芍止痢汤：当归、白芍各 15g，木香、大黄各 6g，红花、干姜各 3g，莱菔子 5g，川厚朴 6g。水煎服。

第三十节　产后中暑证治

产后中暑，是指妇人产后神昏谵语，口干舌燥，头晕，头痛，乍冷乍热，身痛腹痛，重则四肢抽搐，或者局部浮肿，舌质红，苔黄腻，脉象浮数，或洪数。此病发生在夏令，农村患者较多，多因初产俗例怕风，门窗紧闭，头扎布巾,身居产室太暖,不能适宜炎夏之气温,因之为暑邪所伤。

本病治宜清暑热,保津液为主,病人宜在通风凉爽之地。

单方: 好西瓜,让病人尽量食之。

加减逍遥散: 知母、白芍、茯苓、花粉、麦冬各9g,柴胡、薄荷、甘草各6g,生石膏30g。水煎服。

大清瘟饮: 生地、元参、麦冬、连翘、花粉各9g,桔梗、黄芩、知母、薄荷、僵蚕、栀子、菊花、甘草各6g。水煎服。

加味香薷饮: 金银花、白扁豆各15g,连翘、川厚朴、香薷各9g。水煎凉服。

第三十一节　产后大冷不止证治

产后忽然大冷不止,多因气血双虚,外感风寒所致,治宜养血理气解表为主。

师传香苏饮: 香附15g(醋炒),当归15g,紫苏、陈皮、川芎、柴胡各9g,甘草6g。水煎服。

第三十二节　产后痿证证治

产后痿证,是指女性产后肢体筋脉弛缓,手足痿软无力,头昏目眩,心悸失眠等症而言。患者肢体外观大多瘦削枯痿,不能随意行走为多见,临床不难辨认。

本病产生,多因妇人产后失血过多,气血亏损太甚,血少不能濡养筋骨所致。

治宜双补气血,养肝益肾为主。

鹿角胶丸：鹿角霜、熟地、人参、牛膝、茯苓、菟丝子、白术、杜仲、龟板、当归、虎骨各等份，为丸（中成药）。

笔者方：成药"仙灵骨宝"配"大活络丸"治疗3例，均痊愈。

第七章　乳房病证治

歌曰:乳房疾病治不难,疾病名称要记全。
　　　乳汁不行名缺乳,乳汁自出乳泣然。
　　　乳痈乳疖并乳悬,乳部湿疡与奶湿。
　　　乳头破裂疼痛难,乳痨难愈病程长。
　　　乳岩凶恶不一般,病因治法细细谈。

乳房一名来由已久,早在《黄帝内经素问·刺禁论》篇中,记载有"……刺乳上、中乳房,为肿根蚀"的论述,可见我们祖先在二千多年前对乳房疾病防治就有一定经验。

乳房病是女性们一种常见外科病,它包括:乳房使用功能障碍,如乳汁不行、乳汁自出;乳房疮疡性疾病,如乳痈、乳疖、乳漏;乳房部赘生肿块,如乳癖、乳痨、乳痨;乳房皮肤病,如乳湿疡、奶湿、乳头破裂;乳房恶性病、乳岩;乳房畸形病,乳悬。

由于女性生理特点,乳房疾病发病率极高,如《妇科玉尺》一书中说:"妇人之疾,关系最巨者则莫如乳。"因此,武当道教医药历代大师,对妇科的乳房病的治疗积累了丰富的经验,如中药、针灸、膏药、热敷、按摩、气功导引、药膳、药茶等有效治疗方法。并提出以下预防乳房疾病注意事项。

1.乳房局部经常用温水清洗,保持卫生,并在局部做自我按摩,保持乳腺通畅,减少乳病发生。

2.生活有规律,注意适当休息,保证营养要求。

3.保持愉快心情,不可发火、生气、悲伤啼哭、引发乳房疾病。

第一节　乳汁不行证治

产后或哺乳期内,乳汁甚少或全无,称为"乳汁不行"或"缺乳"。本病原因:一是气血虚弱,多因女性身体素弱,生化气血不足,或在产时失血过多,气随血耗;二是气滞血瘀,年壮女性,气血方刚,乳汁过多,但不注意卫生,引起乳管不通;三是肝郁气滞,多因七情郁结,肝失条达,气机不畅。

乳汁不行,有虚有实。如乳房柔软而无胀痛感觉,多属气血双虚,治宜补血益气为主;如胀硬而痛,或伴有身热者,多为实证,治宜疏肝解郁。但在治疗之时,均宜适当佐用通乳之品。

一、气血虚弱,乳汁不行

1.主证:乳汁不行,或行之很少,乳房无胀痛感,面色苍白,皮肤干燥,头晕眼花,食少便溏,舌淡无苔,脉虚细。

2.治法:宜补血益气为主。

3.方药:

加减八珍汤:黄芪、当归各15g,白术、茯苓、川芎、赤芍、熟地、漏芦各9g,甘草5g。水煎服。

通乳丹:人参、生黄芪各30g,当归60g(酒洗),麦冬15g(去心),木通5g,桔梗1g,猪蹄2个(去爪壳)。清水煮至猪蹄已烂,去滓,食猪蹄及汤。

加味四物汤：当归 15g，川芎、木通各 6g，酒芍、生地、王不留(炒)、花粉各 9g，母猪蹄 2 个。水煎服。

当归补血加葱白汤：当归 6g，黄芪 30g，葱白 10 根。水煎服。

通脉散：当归 6g，黄芪 30g，白芷 15g。水煎服。

下乳天降水：当归 15g，川芎、赤芍、熟地、茯苓、花粉、漏芦各 9g，山甲(炮)、通草、甘草各 5g，母猪蹄 2 个。用水先煮母猪蹄，去浮油(善食肉者不去浮油)入药熬煎，至猪蹄松烂，吃肉喝汤，两剂而乳觉胀，再两剂乳即通。

二、气滞血瘀，乳汁不行

1. 主证：乳汁不行，或者很少，乳房胀满而疼痛，舌暗红，苔薄黄，脉弦。

2. 治法：宜理气通乳。

3. 方药：

加味通乳汤：王不留行 12g，穿山甲 6g(研面冲服)，皂刺 9g，路路通 6g。水煎服。

涌泉散：黄芪、花粉、王不留(炒)各 15g，当归、漏芦各 9g，山甲(炮)、通草、陈皮各 6g，川芎 5g，甘草 5g。水煎服。

千金下乳汤：千金子(炒)、穿山甲(炮)、木通、甘草各 6g，当归、花粉各 9g，母猪蹄 2 个。水煎服。

三、肝郁不舒，乳汁不行

1. 主证：乳汁不行，乳房胀满而痛，恶寒发热，情郁不畅，胸胁不舒，舌正，苔薄黄，脉弦。

2. 治法：宜疏肝解郁，佐以通乳。

3. 方药：

下乳涌泉散：当归、白芍、生地、柴胡、花粉、漏芦、王不留(炒)各9g，川芎、青皮、桔梗各6g，通草、白芷、甘草、山甲(炮)各5g。水煎服。

开郁下乳汤：当归15g，川芎、赤芍、柴胡、茯苓、花粉、麦冬各9g，贝母12g。水煎服。

第二节　乳汁自流证治

女性产后，乳汁不经婴儿吮吸而自然流出，甚则漏乳终日不绝，称为乳汁自出。妊娠期间乳汁自出，称为"乳泣"，产者多虚胖。如新产妇年壮，气血旺盛，满而溢出，不属病证，但应时刻注意乳房卫生，注意充足睡眠时间，注意正确喂乳方法，以免引起乳痈。产生本病原因：一是气血虚弱，固摄无权，乳汁因胃气不固，随化随出；二是肝经郁热，肝主藏血，性喜条达，又主疏泄，乳头属肝经所司，因大怒伤肝，肝火上炎，故乳胀而自溢。

本病气血虚弱者，乳房柔和而软，乳汁清稀而少，治宜补气养血；肝经郁热，乳房胀硬，乳汁较稠量多，治宜疏肝解郁；也有肝脾气郁者，宜用加味归脾汤方治之。

一、气血虚弱，乳汁自出

1.主证：产后乳汁自出，乳房不胀满，面色苍白，略带淡黄，皮肤干燥，精力疲乏，身瘦怕冷，心悸气短，舌质淡，无苔，或少苔，脉象细弱。

2.治法：宜补气益血。

3.方药：

敛乳汤：山药、山萸、芡实、五味子、当归、白芍、熟地、白术、茯苓各 9g,党参、黄芪各 15g,甘草 6g。水煎服。

加减十全大补汤：人参、白术、茯苓各 15g,当归、熟地、白芍各 10g,桂枝、炙甘草各 5g。水煎服。

加味独参汤：人参 30g,当归 6g。水煎服。

二、肝经郁热，乳汁自出

1. 主证：产后乳汁自出，精神抑郁，易躁易怒，乳胀心烦，便秘溲赤，舌质红，苔薄黄，脉象弦数。

2. 治法：宜舒肝解郁，清热。

3. 方药：

加味逍遥散：当归、生地各 20g,白芍、柴胡、花粉、蒲公英各 9g,甘草、黑栀子、丹皮各 6g。水煎服。

加味四物汤：柴胡、山栀子、白术、当归、白芍、熟地各 9g,人参、川芎各 6g。水煎服。

若无儿食乳，想回乳者用麦芽煎，或服免怀汤。

麦芽煎：麦芽 90g（炒）。水煎作茶饮。

免怀汤：红花（酒浸）、赤芍、归尾、牛膝（酒浸）各 15g。水煎服。原方也可加泽兰、桃仁等活血通经之品。

第三节　乳痈证治

歌曰：乳痈俗称奶花疮，肝郁胃热惹祸殃。

　　　头痛全身伴寒热，乳房肿胀痛难当。

　　　内外合治要谨慎，稍有不慎留漏疮。

女性产后或哺乳期间，乳房忽然红肿疼痛，发热恶寒头痛，日久化脓、溃烂的乳房疾病，统称为"乳痈"。又有外吹乳痈（产后）、内吹乳痈（妊娠期），或非哺乳期乳痈之分。临证以外吹乳痈为多见,外吹乳痈又以初产妇多见。诸种乳痈病因大多相同,证治也可互相参考,本节以论述外吹乳痈为主。

产生乳痈的主要病因:一是婴儿吮乳时吹乳所致,如哺乳时,乳儿含乳而睡,或乳儿口中热气与乳头接触而发生;二是乳汁积滞不得外流而发生,多因新产妇乳头破裂,疼痛不让乳儿吃乳,蓄而为痈。三是七情所伤,暴怒忧郁,气滞而瘀,壅结而成。

乳痈的治疗,一般分为初起、将溃和已溃等阶段,分别以消散、托里、排脓、消毒补益等法内服,外敷药,针灸等。

一、初起期

(一)肝郁

1.主证:乳房局部皮色不变,乳房有肿块,坚硬,表面较平坦,乳汁不通,或通而不畅,恶寒发热,口苦咽干,头晕,体倦,大便秘结,舌苔白厚,脉沉弦。

2.治法:宜疏肝理气,清热化瘀。

3.方药:

三味饮:青皮、牛蒡子、蒲公英各15g。水煎服。

加减通气散:连翘、柴胡、当归、陈皮、赤芍、银花、漏芦、公英各9g,甘草、通草各6g,橘叶12g,青皮9g(醋炒)。水煎服。

(二)胃热

1.主证:乳房表面凹凸不平,乳房红肿热痛,喜凉恶热,口渴发烧,呕恶头晕,大便干,小便黄赤,舌红,苔白微黄,脉洪大而数。

2.治法:宜清热解毒,疏通乳络。

3.方药:

牛蒡子汤:柴胡、花粉、黄芩、栀子、陈皮、银花、蒲公英各9g,青皮6g(醋炒),瓜蒌15g,甘草、防风各6g,连翘12g,牛蒡子9g(炒)。水煎服。哺乳期,宜通乳,可以酌加鹿角霜、漏芦、王不留行、通草、路路通等药;不哺乳小孩宜回乳,加焦山楂、焦麦芽;气郁者宜加橘叶、金铃子、合欢皮、香附、枳壳;新产妇恶露未净者,宜和营,加当归、川芎;疼痛者加乳香、没药;表证重者加荆芥。

连翘金贝煎:金银花、贝母(土者更佳)、蒲公英、夏枯草各9g,红藤24g,连翘54g。用好酒2碗,煎1碗服,服后暖卧片时。

消毒散:白芷、当归、柴胡、浙贝、僵蚕、花粉、金银花、甘草节各等份。水煎服,乳痈初起,憎寒壮热,加荆芥、防风、羌活、独活;脓成者,加皂刺、山甲;溃后气血虚者,宜八珍汤、养荣汤;溃久脓清不敛,又须参、芪、桂、附。

二、将溃期

1.主证:乳房红肿,灼热烫手,痛如针刺,继则脓毒聚起而透边,舌苔黄厚,脉弦数而滑。

2.治法:宜清热解毒,托里透脓。

3.方药:

加味瓜蒌汤:黄瓜蒌(子多者不去皮、焙干、研烂)1个,当归(酒洗)、生甘草各15g,乳香(去油)、没药(去油)各6g,青皮、金银花、夏枯草各9g。水煎服。

地丁汤： 泽兰叶、蒲公英、金银花、木瓜、白及、地丁、生甘草各 9g。水煎，兑好酒一盅，热服，三服见效。

加减托里透脓汤： 赤芍、白芍、忍冬藤、桔梗、山甲（炮）、白芷、白术、甘草各 9g，黄芪 15g，浙贝母 6g。水煎服。如属实证，可去黄芪，以免助火，酌加陈皮理气。

三、已溃期

1. 主证：已溃期，脓出不尽，虽然疼痛减轻，新肌未能生长，自然精神倦怠，面色苍白，舌质淡白，苔薄白，脉象沉细。

2. 治法：宜托里生肌，健脾和胃。

3. 方药：

托里消毒散： 人参、黄芪、白术、金银花、茯苓、白芍、当归、川芎各 9g，白芷、甘草、皂角刺、桔梗各 5g。水煎，食远服。若溃后脓汁清稀，宜减去银花、皂角刺，倍加党参、黄芪或附子。

加减八珍汤： 党参、白术、茯苓各 9g，黄芪 12g，川芎、青皮（醋炒）、陈皮各 6g，当归、白芍、金银花各 9g，甘草 5g。水煎服。

四、乳痈外治法

（一）塞鼻治法

取鲜半夏适量，捣碎，用纱布包裹，外用细线扎紧，线留长点，以便拉出。将捣碎半夏包裹好后，塞患者鼻孔，左侧患痈塞右侧鼻孔，右侧患痈左侧鼻孔。4 个小时取出，一般塞药 30 分患者即感全身微热出汗，乳房肿痛减轻。若 4 个小时无效者，改用其方法。当时若无鲜半夏，可用干半夏代替,效果稍差,对乳痈初起,全身发烧,乳房肿痛者有效。

(二)香附饼热敷法

香附子50g,麝香1g。先将香附子研为细面,与麝香合匀待用。以蒲公英100g,皇酒200ml,煎煮蒲公英至浓汁50ml,滤去药渣,调上述药面,敷于患处,外用热水袋外敷加热,每次1小时,对于乳痈初起,乳房肿痛,全身寒热者,效果甚佳。对其他外痈同样有效。

(三)蒲公英酒外洗法

蒲公英150g,高度白酒300ml。把蒲公英放入酒中,隔水煮沸,取酒洗患处,一日夜可洗数十次,大多患者一天即愈,适应乳痈尚未成脓,疼痛如刀割、针刺或跳痛。洗至乳通即愈。神效。

(四)葱熨法

用连须葱捣成饼,敷患处,外用白布盖之,用熨衣熨斗加热,热熨葱饼,使患处有热感,一会汗出,乳汁通,疼痛减,适用乳痈初期。

(五)神仙太乙膏

元参、白芍、当归、肉桂、生地、赤芍、大黄各30g,黄丹400~500g(炒),用麻油1000ml,内诸药煎枯、滤去渣,复将药油倒入锅内,熬至滴水成珠,再入黄丹再熬,看软硬适度,膏即成。

此膏专贴乳痈成脓将溃期特效。

五、针灸疗法

针灸对乳痈的治疗有一定的效果。在哺乳期乳痈初起时,可取肩井穴、乳根穴、行间穴和少泽穴以疏肝清热通络,导胃热下行。若热重可任选大椎穴、曲池穴以泄热。

(一)肩井穴

位置:在肩部凹窝处,向下直对乳头。

取穴法:正位。在大椎(第七颈椎下)到锁骨肩峰端联线的中点处。

作用:祛风通络,宜通经气。

主治:乳痛,乳房炎症性肿痛及乳滞等症。

针法:直刺 0.5 寸深。此穴不可深刺,以防眩晕。

(二)乳根穴

位置:在乳下头,第 5~6 肋间。

取穴法:仰卧。在乳头直下 1 寸 6 分处。

作用:疏通乳络。

主治:乳房肿痛,乳络不畅,乳汁少。

针法:直刺 0.2 寸深或斜刺 0.5 寸深。禁深刺。

(三)行间穴

位置:在足趾背侧的趾缝尽端。

取穴法:正位或仰卧。足大趾与第二趾的趾缝后约 0.5 寸处。

作用:舒肝清热。

主治:肝郁气滞所致的乳房肿痛等症。

针法:直刺 0.3 寸深。

(四)少泽穴

位置:在手小指外侧(即尺侧)的指甲根部。

取穴法:正位。手心向下,手背向上,在手小指端外侧,距指甲根角约0.1寸处。

作用:清热通乳。

主治:乳痈,产后乳少。

针法:用三棱针点刺出血。

(五)大椎穴

位置:在第一胸椎上凹窝中。

取穴法:正位倾首(低头),令患者双手托腮。在第一胸椎上凹窝中(即第七颈椎与第一胸椎棘突之间)。如第七颈椎棘突不明显,可嘱患者转动颈部,最下一个能动的棘突即为第七颈椎棘突。

作用:退热。

主治:发热等证。

针法:直刺或呈40度角微向左右斜刺0.5寸深。进针宜慢,勿刺过深。

(六)曲池穴

位置:在肘窝横纹头的外侧尽端。

取穴法:将肘屈曲成直角。在肘窝横纹尽处上。

作用:清热泻火,退热解表。

主治:外感发热等证。

针法:直刺1~1.5寸。

六、刮痧疗法

取陈年梳子(一定是木制品),在火上烤热由上至下,用梳背烤热面刮乳房,刮至乳汁通畅,疼痛减轻为度。

七、点穴按摩法

术者与患者对面,双手中指按住患者肩井穴稍用力,以患者胀感为度，持续15~30秒钟，放松5秒钟再按压30秒，如此反复36次，有效者，乳房当即痛减轻，无效者改用其他方法。

八、饮食疗法

在乳痈发病期间，饮食宜清淡，应以蔬菜为主，少吃油腻，忌食生冷和辛辣的食物。

若产后少乳，可选食：

1. 活河虾适量，洗净后加皇酒，微炒加调料，每日服食一次，一般连食3~5天有效。

2. 鲜河鲫鱼（150~200g重）一条，与猪蹄一只同煮，加调料后连汤食服。

3. 鲫鱼，煮汤后加调料食用，也有一定效果。

调养护理：

（1）产后应心情舒畅；饮食要注意营养，不宜吃辛辣刺激和不容易消化的食物。

（2）应注意乳房和乳头的清洁卫生。在哺乳期戴用乳罩有利于保护乳头，并要养成定时喂乳的习惯，以防止乳汁积滞、乳络不畅而引起急性乳痈。

（3）要注意婴乳儿的口腔清洁，切不要让婴儿含着乳头而睡。乳头有破损、皲裂或有湿疹的就应及时治疗，以预防感染而发生急性乳痈。

（4）当断乳时，应在一周前开始逐日减少哺乳时间及次数，然后再断乳停哺。亦可在断乳前3~5天开始，应用炒麦芽60g，焦山楂12g，煎汤代茶饮。并可外用芒硝（适量），研末敷两侧乳房，以帮助回乳。

预防：

（1）在怀孕6个月前后开始经常用肥皂和温水擦洗乳头和乳晕部，亦可应用药用甘油，在清洗乳头部后涂搽。

（2）对有乳头内陷的，应及早给以纠正。方法：用手掌按摩乳房，并坚持每日在按摩后用指牵拉乳头数次，有利于生育后婴儿的哺乳吮吸，防止因乳滞而发生乳痈。

（3）在哺乳期，一旦发生乳汁积滞或乳汁不下的情况，就应及时作乳房按摩、热敷。亦可使用吸乳器吸净积滞的乳汁，以疏通乳络。

（4）乳房胀痛明显，甚至伴有畏寒发热等全身症状时，应及时就医治疗。

第四节　乳痨证治

歌曰：乳痨病绵缠，病程不会短。
　　　肺肾阴气虚，气滞凝顽痰。
　　　体虚又外感，古书称乳痰。
　　　治病要除根，以免死灰燃。

乳痨又称"乳痰"。发病特点：早期乳房出现无痛性肿块。中期患处皮肤色微红或暗红，形成寒性脓肿。晚期自溃后，有豆渣样物和称薄脓液排出，疮口长期不愈合，形成慢性溃疡或窦道。伴有午后低热、消瘦等。现代称此病为"乳房结核"。

产生本病主要原因：一是素体肺肾阴虚，生热耗伤阴液，灼津成痰；二是七情内伤，肝失条达，脾失健运，气滞痰凝；三是气血素虚，复因外感、内伤以致痰涎滞结于乳络。治疗以行气、活血、化痰软坚、养阴清热、托里透脓，再配合外治诸法。

一、阴虚痰热证

1.主证：乳内肿块较大，皮色微红稍肿，肿块与皮肤相连，触及有波动感，或肿块中软，溃后脓液中挟有败絮状物质，潮热盗汗，颧红消瘦，舌质红，苔黄，脉细数。

2.治法：滋阴清热，益气化痰。

3.方药：

地黄二陈汤：熟地、生地各15g，山萸肉、茯苓、山药各10g，生黄芪15g，半夏、陈皮各10g，夏枯草30g，丹皮10g。水煎服。

加味六味地黄汤：生地黄、熟地各24g，山萸肉、山药各12g，泽泻、丹皮、茯苓各10g，蒲公英20g，猫爪草10g。水煎服。

二、气滞痰凝证

1.主证：乳内肿块大小不等，质地硬韧，推之可动，肤色不红不热，肿块触之不痛，伴心情不畅，胸闷胁胀，舌质淡红，苔薄，脉弦滑。

2.治法：舒肝解郁，化痰散结。

3.方药：

瓜蒌五物汤加减：瓜蒌30g，贝母15g，胆南星10g，当归10g，夏枯草20g，香附20g，白芍10g，王不留行15g，陈皮10g，甘草3g。水煎服。

疏肝蒌贝汤：柴胡、连翘、胆南星各10g，香附子12g，瓜蒌壳20g，浙贝母、乳香、没药各6g，当归15g，甘草3g。水煎服。

化坚丸：生地120g，川芎（酒炒）、白芍（酒炒）、川楝子（连核打碎）、当归（酒炒）、丹参（酒炒）、天花粉（炒）、香附（酒炒）、半夏（炒）、郁金（炒）、青皮（炒）、茯苓、白蒺藜（炒）、土贝母（去心）、元胡（炒）各60g，牡蛎（煅）、夏枯草、石决明、橘核、牡鼠粪各90g，全虫（炒）、沉香（捣碎）、柴胡（炒）各20g，苏梗30g。上药共研细面，炼蜜为丸，每次服15g，陈皇酒送服，每日2次。

三、气血虚痰凝

1. 主证：乳内肿块较小，个多，质地硬韧推之可动，肤色不红，肿块触之不痛，伴时有低热，头痛身痛，恶风，舌质红，苔薄白，脉浮。

2. 治法：补气养血，抗痨疏肝。

3. 方药：

黄芪鳖甲汤：当归、赤芍、瓜蒌壳各15g，柴胡、香附各10g，郁金、夏枯草、鳖甲各20g，生黄芪30g，全虫（研面冲服）、甘草各3g。水煎服。

疏肝软坚抗痨丸：夏枯草、连翘、白芍、黄柏、桔梗、香附、当归、炒山甲各15g，知母、木香、陈皮、柴胡、三棱、莪术、升麻、龙胆草、红花、防风、乳没各9g，黄芩、黄连、葛根各6g，海藻、昆布、煅决明、天花粉、玄参各12g，牡蛎20g，麝香3g。上药共研细面，水泛为丸，每次服9g，每日2次。

四、乳痨外治法

1. 回阳玉龙膏：草乌（炒）90g，南星（煨）30g，煨干姜60g，白芷30g，赤芍30g，肉桂15g。上药研细面，用热酒调膏外敷患处。本方出自《仙传外科集验方》一方，有温经回阳、活血止痛之功，主治乳痨初期，尚未化脓溃破者。

2. 九黄丹：制乳香、制没药、川贝各6g，煅石膏18g，红升丹9g，牛黄6g，煅月石6g，朱砂3g，冰片1g。上药分别研为极细面、和匀。将药面掺于患处，外用膏药盖之。本方为武当山师传秘方，功能拔毒排脓，化瘀祛腐，止痛平胬，适用于乳痨溃破后，腐肉不去，新肉不生，疼痛难忍。可用于一切久不愈合的各种疮面。

3. 守宫尾脱管法：乳痨溃后，久不愈合，形成瘘管。将活守宫取下尾巴，瓦上焙干，插入瘘管内，即可脱管去腐，生肌。

4. 蛇油治瘘管法：将蛇油取下，炼成稀膏状，滴瘘管，数次即可，管脱肌生。

第五节　乳岩证治

歌曰：乳岩乳病最恶疮，早期肿块不痛痒。

　　若遇乳病肿块病，一定确诊慎处方。

　　早期手术尚有效，晚期转移命不长。

乳岩生在乳房，多在乳头外上方，其次为中央部，也有在乳晕中。初起乳中结核，大如棋子，高低不一，不痒不痛，不红不肿，人多忽之，不与注意，几个月或几年之后，逐渐增大，才觉疼痛，甚则牵引胸腹，此时肿似堆栗，高凸如山中岩穴，顶透紫色光亮，内含血丝，先腐后溃，溃后有的如石榴翻花，出血淋沥，臭气难闻，疼痛剧烈，称为"乳岩"。此病是危害妇女生命的一种主要疾病。

产生本病之原因，多数由于妇人抑郁不舒或性急善怒，损伤肝脾所致；或因喜食厚味，生湿热之痰，停蓄膈间，与滞乳相搏而成。

本病治法，贵在早治善养。患者在得病初期，就应该高度重视，立志与乳岩打持久战，耐心吃药，安心静养，不发怒，不悲哀，不胡思乱想，怀有必胜之心，力争痊愈。重病者或可带病延年。一般治法，可分为三期。初起之时，宜疏肝解郁为主，以期消散；若不消散，郁久化火，则宜解郁清热；久治不愈，郁火热毒，逐渐溃烂，致使病人气血大虚，治则以大补气血为先。治疗本病，患者有月经时好治，因其经通，肝气能散。绝经后，血海干枯，恶化虽慢，治较困难。中年守寡女性患此病，恶化更快，死亡率高。

一、初起期

1. 主证：乳岩初起，乳房有结核，不痛不痒，不变色，身体渐瘦，性情急躁，容易动怒，胸闷不畅，饮食不香，有时胁痛，有时腹胀，月经紊乱，多少不一，舌质暗淡或暗红，脉象无甚变化，有时两寸沉而无力，左关涩迟。

2. 治法：宜解郁清热。

3. 方药：

神效瓜蒌散：瓜蒌30g，生甘草、当归各15g，明乳香3g，没药6g。水煎去渣，加入陈酒1小杯，分3次，食后服。

清肝解郁汤：当归、地黄、白芍、川芎、陈皮、半夏各3g，茯神、青皮、远志、桔梗各2g，生栀子、木通、生甘草各

2g,香附 3g。清水 2 盅,加生姜 1 片煎,食远服。

十六味流气饮:当归、白芍、人参、黄芪各 6g,川芎、防风、苏叶、白芷、枳壳、桔梗各 3g,甘草、槟榔各 2g,乌药、厚朴、官桂、木通各 3g。水煎 2 次,每日早晚各服 1 次。或共为粗末,每服 15g,水煎服。

青皮散:青皮、甘草各等份。上为末,用人参煎汤入生姜汁调匀,细细呷之,一日夜五六次,至消乃已,年少妇人,只用白汤调下。

单方 1:橘叶 30g,水煎服。

单方 2:公英 30g,捣烂,入皇酒半杯,浸取汁,温服。渣敷患处。

若见潮热恶寒,可用加味逍遥散、归脾汤之类。外用蟾酥锭,或季芝鲫鱼膏。

蟾酥锭:蟾酥(酒化)、没药(去油)、乳香(去油)、明雄黄、巴豆霜各 6g,樟脑、朱砂各 3g,轻粉 2g,麝香 1g。共为细末,用蟾酥酒和丸,如绿豆大,每用 1 丸,口涎调贴,以膏盖之。

季芝鲫鱼膏:活鲫鱼肉、鲜山药各等份。以上共捣如泥,加麝香少许,涂核上,觉痒极,勿摇动,隔衣轻轻揉之,7 日 1 换,旋涂即消。

二、发展期

1.主证:结核不散,日久渐大,皮肤变红,内觉疼痛,逐渐剧烈,肿如覆碗,或如堆栗,边缘不齐,凹凸不平,顶透紫色,网布血丝,先腐后溃,溃烂后根肿愈坚,时流污水,臭气难闻,舌质暗红或青紫,脉多弦数。

2.治法：宜清热解毒。将溃时宜内服地丁汤、乳癖乳岩方、犀黄丸等方，外用季芝鲫鱼膏，或蟾酥锭。已溃可服乳岩散，外敷黄连膏。

3.方药：

三白汤：地丁、生甘草、白及、木瓜、金银花、公英、泽兰各10g，白毛藤、白花蛇舌草各30g。水煎取汁，兑好酒20ml服。

治乳癖乳岩方：蒲公英、金银花、夏枯草、浙贝母、土贝母各15g。水煎，空心热服。

犀黄丸：乳香、没药各30g，犀黄9g，麝香1g。先将乳没各研秤准，再和犀角、麝香。共研，用煮烂黄米饭30g，入末，捣和丸如粟米大，晒干，每服9g，热陈酒送下。

乳岩散：露蜂房、土楝子、雄鼠粪各等份。炒研细末，每服9g，开水和陈酒送服。间两日一服，亦可水泛为丸服。

黄连膏：黄连、黄柏、姜黄各9g，归尾15g，细生地30g。香油225g，同煎枯，去渣滤清，加黄蜡120g烊化，收成膏，外敷患外。

三、已溃期

1.主证：乳岩溃烂日久，面色苍白，身体瘦弱，皮肤枯燥，精力疲乏，舌质暗淡，或淡白微青，苔根薄腻，脉虚细。

2.治法：宜大补气血。

3.方药：

八珍汤：炙黄芪、人参、白术、茯苓各15g，熟地、当归、白芍各10g，肉桂3g，炙甘草5g。水煎服。

香贝养荣汤：白术6g(土炒)，人参、茯苓、陈皮、熟地、川芎、当归、川贝(去心)、土贝母、香附(酒炒)、白芍(酒炒)各3g，桔梗、甘草各2g，姜3片，枣2个。水煎，取汁，食远服。

若症见虚寒，形寒怯冷，大便溏薄，脉迟细，可用千金内托散。

千金内托散：黄芪(蜜炙)、当归(酒洗)、人参各10g，川芎、防风、桔梗、白芷各3g，厚朴、肉桂、甘草各2g。水煎，临服时用热酒一小杯和之。

四、乳岩外治法

1. 五倍子研细面，用食醋调敷患处，适用于乳岩的初期。

2. 神效象皮膏：黄连、黄柏、姜黄各9g，当归15g，生地30g，象皮30g，胎儿头发15g，香油250ml，同煎枯，去渣滤清，加黄蜡120g烊化，收成膏，外敷患外。此膏适用于乳岩发展期。

3. 海浮散：制乳香、制没药各等量，研成极细面，掺敷疮面，外敷红油膏。适用于乳岩溃后，外敷下膏。

4. 红油膏：九一丹60g，广丹9g，凡士林60g。选将凡士林加热溶化，待稍凉后将上述两丹细面徐徐加入，调匀成膏。外敷患处，适用于乳岩溃后不愈。

第六节　乳癖证治

歌曰：乳癖多责冲任肝，肝气郁结凝顽痰。
　　　气血失调损冲任，血瘀气滞病当然。
　　　审病求因追根源，要与乳病细分辨。

"乳癖"相当于现代医学的"乳腺囊性增生病",多见于20~25岁女性。乳房内散发单个或多个肿块,形态各异,可成片状、结节、弥漫、混合形等。其大小不一,质韧边界不清,活动度好,时有触痛。一般双侧并发多见,与月经关系密切,月经前3~4天疼痛加重,肿块亦随之增大,月经过后疼痛减轻或消失。产生本病原因:多因情志内伤、肝郁气滞、脾失健运、气郁痰凝、留聚乳房成核;或由忧思伤脾、郁怒伤肝以致气血失调,冲脉、任脉功能失调,气滞血瘀于乳房而致。现代医学认为"乳癖"的发生多与卵巢功能失调有关。

治法:舒肝解郁,化痰散结,调理冲任,温经化痰。

一、内治法

(一)肝气郁滞乳癖

1.主证:情志郁闷,心烦急躁,胸胁胀满,乳房胀痛,乳房肿块形状不一,质中硬,可活动,边界不清,可随喜怒消长,失眠多梦,口苦咽干,舌质淡,苔薄白,脉弦或滑。

2.治法:舒肝解郁,化痰散结。

3.方药:

师传消结汤:当归、赤芍、青皮、皂刺、五灵脂、蒲公英、猫爪草各15g,香附、郁金、王不留行、全瓜蒌各20g,夏枯草30g,仙灵脾10g。水煎服。乳房有灼热感加龙胆草,刺痛加乳香、没药;两胁痛加元胡、川楝子;肿块明显加三棱、莪术、橘核。可疑癌变者及早做病理检查。

加减逍遥散:柴胡、当归、白芍、南星、半夏、橘叶、川楝子各10g,瓜蒌、夏枯草、蒲公英各30g。水煎服。

神仙乳康饮：仙灵脾、仙茅各 15g，柴胡、橘核、荔枝核、青皮、郁金、赤芍、土元、水蛭、牡蛎、甘草各 10g。水煎服。

(二)冲任失调乳癖

1.主证：乳房肿块疼痛，明显与月经周期有关，月经前乳房肿块及疼痛明显加重，月经后自动消失或减轻，月经不调，经量少而色淡，或经色暗有血块，腰膝酸软无力，舌淡红、苔白，脉弦细或沉细。

2.治法：调理冲任，温经化痰。

3.方药：

加减四物汤：当归、川芎、赤芍、熟地各 15g，益母草、生炙黄芪各 30g，香附、郁金、鹿角胶(烊化)各 10g。水煎服。

胡仙姑消乳癖汤：当归、白芥子各 12g，青皮、柴胡、赤芍、三棱、贝母各 9g，王不留行、丹参、黄芪各 30g，全瓜蒌、广郁金、莪术、炒白术、牡蛎各 15g。水煎服。

武当疙瘩方：三棱、莪术、陈皮、南星、制半夏、白茯苓、桂枝各 50g，土元、水蛭、猫爪草各 40g。上药共研粗末，每次用 20g 药末，清水 300ml，煎取 150ml，分 2 次服。

二、外治法

1.**千锤玉红膏：**滕黄、木鳖子仁各 10g，松香 60g，蓖麻子仁 150g，樟丹 30g，冰片 2g，麝香 0.5g。先将樟丹炒成紫色，离火放凉，还原成本色，与上述诸药和匀，放大石臼内，用石杵捣三千次成膏(制作时不能见铁器)。功能：活血消块，化痰散结，专治乳癖。

2.太乙乳癖散：公英、木香、当归、白芷、薄荷、栀子各30g,紫花地丁、瓜蒌、黄芪、郁金、山甲各15g,麝香4g,冰片2g。上药共研极细面,密封瓶口备用。每次用前,先用75%酒精消毒肚脐,擦干,每次用药面1~2g,入脐中,外用棉花盖好,再用纱块及胶布固定,外用热水袋热敷肚脐部30分钟,药面贴至3天,用同样的方法换药,8次一个疗程。

三、针灸治疗

1.体针：取乳根穴、膻中穴、肩井穴、肝俞穴、三阴交穴、肾俞穴等穴。可艾灸上述穴位。

2.耳针取穴：神门、乳腺、内分泌、压豆法或埋针法,交替使用。

四、乳癖护理预防

1.调理情志,保持乐观。

2.调治月经,增强体质。

3.乳罩松紧、高低适度,防止挤压与外伤。

4.经常自检乳房,观察肿块变化。

第七节　乳疬证治

歌曰：乳疬病症经常见,幼年女性中年男。

幼年患此无惊险,中年男性细细参。

乳疬,本病也是常见的一种乳房疾患,它包括儿童乳房发育异常和成年男性乳房异常发育。前者常见于青春发育期前的10岁左右小女孩,后者常见于中老年男性。武当道教医药统称为"乳疬"。发病可在一侧或两侧的乳晕部发生，肿块多呈扁圆形或圆形，并稍隆起于乳头下的乳晕部。有时呈结节状，常伴有自觉胀痛或轻度触痛。肿块始终不会化脓溃破，一般亦无明显的全身症状。另外，成人肝功能不正常者在本病中占有一定的比例，现代医学还认为，此症与成年人雄、雌激素比例失调有一定关系。武当道教医药认为，产生本病的主要原因是：肾气不充，肝失所养。治以调补肝肾为主。中老年男性患病，则要细细参研。本文不述，留在男科病中细论。

年幼女性患此病一般不需治疗，待其发育成熟，其症状会慢慢好转。若临床状较重，可以对症治疗。

一、内治法

1. 主证：10岁左右女儿多发，乳晕部一侧或两侧有扁圆或圆形肿块，疼痛不适，伴头晕，记忆力减退，心烦，注意力难集中，舌红，少苔，脉沉数。

2. 治法：调补肝肾。

3. 方药：

肝肾平调汤：生地、熟地、枣皮、山药各10g，茯苓、丹皮、柴胡、泽泻、当归、白芍各6g，苏梗、薄荷各5g，炙甘草3g。水煎服。

如服汤剂不便，可改服六味地黄丸、逍遥丸亦可。

二、乳疬护理预防

1. 注意锻炼身体，增强抗病能力。
2. 不吃含有激素食品，少吃烘烤煎炸及辛辣刺激性食品。
3. 不要滥用药物，特别是皮质激素和抗生素。
4. 家长要多作正确的思想引导，树立正确人生观。

5.保持乳房卫生,一旦发生异常,极早就医。

第八节 乳悬证治

歌曰:乳悬不多见,胃气多虚陷。

血液干枯致,不治亦危险。

乳悬是指产后两乳伸长,形如鸡肠,垂过小腹,疼痛难忍。

产生本病,大抵由于胃气虚陷,血液干枯所致,或不急治,亦甚危险。

治宜益胃润燥为主。

解悬汤: 人参60g,当归120g,川芎60g,益母草39g,麦冬30g,炮姜3g。水煎,每剂药分3天服完,每天服3次,连服4剂,而乳头收,再服4剂愈。外用川芎、当归各500g,切大块烧烟熏,乳便缩上,倘不复原,即取蓖麻子仁、冷水磨涂头顶,即缩,即时洗去。

第九节 乳头破裂证治

歌曰:乳头破裂虽小恙,患处痛疼实难当。

学会武当妙方用,何惧区区一小疮。

乳头破裂,亦称乳头风,是指妇人乳头或乳颈部破裂有口,疼痛难忍的症状。

本病多因小儿生牙时吮乳咬破,或乳头内缩,被儿强吮;也有因乳汁过多流溢,浸润湿烂;与肝火湿热蕴结亦有密切关系。

治可内服加味龙胆泻肝汤,外搽三石散。

1.主证：乳头破碎，揩之出血或流脂水，或结黄色痂盖，愈后容易复发，特别是小儿吮乳之时，痛如刀刺，常使乳汁不能吮尽，继发乳痈。

2.治法：宜清肝泻火。

3.方药：

加减龙胆泻肝汤：龙胆草、栀子、黄芩、柴胡、生地、泽泻、当归各9g，车前草12g，木通、甘草各6g，公英30g。水煎服。

加减逍遥散：当归、白芍、柴胡、茯苓、花粉、连翘、公英各9g，川芎、甘草、青皮（炒）各6g，金银花12g。水煎服。

三石散：炉甘石、熟石膏、赤石脂各等份。研细末，麻油调敷。

炉甘石散：川黄连3g，炉甘石9g。先把黄连煎成水，再取炉甘石火上煅红，放入黄连水内，反复数次，使水渗透，焙干研粉，香油调搽。

二白散：野兔肚下白毛100g（用砂锅炒焦），冰片10g。共研一处为末，用菜子油调搽。

单方1：腊猪板油每日数次，涂乳头裂口，甚效。

单方2：霜后小茄子（火边焙干），研细末，香油调搽。

外用验方：雄黄1g，月石2g，石膏5g，枯矾、冰片、蟾酥各1g。水酒调涂。

第十节 乳漏病证治

歌曰：乳漏乳痈后遗症，疮口流脓伴胀痛。

长期不愈成瘘管，良医妙手能回春。

乳漏又称"乳房瘘管"，常见哺乳期乳痈，自溃或手术排脓处理不慎，换药治疗的方法不当，造成脓毒引流不畅，旁流它处；亦有因气血不足或气滞血瘀，毒邪炽盛，脓毒未尽，伤及乳部络脉而引起本病。

本病特点：有哺乳期乳痈的病史，乳房部疮口不大，但探之很深，反复流脓，流乳，或乳汁伴有脓血由疮口流出，有时疮口可假性愈合，不时肿痛更甚，流脓更多，日久，疮口凹陷，疮缘（漏口周围）皮色暗紫，经久不愈。

治法：主要以外治为主，配合内治方能取得较好效果。应与乳痨鉴别诊断。

一、外治法

1.溃后不久，窦道较浅，窦壁较薄，疮口以流乳为主的，可待疮缘红肿消退后，用垫压法（以敷料加压固定疮口）促使疮口收敛。

2.溃后日久，或反复流脓血为主，窦道较深的，则需用红升丹药条插入窦道以蚀管。唯插药时应注意以下几点：

（1）先查清楚窦道的方向、深浅和有否支管存在，这是应用红升丹药条插药的成功关键。

（2）应用时，先按换药常规消毒窦道口和周围皮肤，用软金属"探针"轻轻从窦口插入窦道，探清窦道的方向、深浅，然后将红升丹药线条，沿探得的窦道方向插至窦道底,以达蚀管祛腐生肌的目的。外留 1cm 左右的药线条尾部,用胶布固定,敷料盖贴,每日或隔日换一次。

（3）换药时要注意分泌物的多少和稠度而适时停用药线条。一般每个窦道只要插药 4~6 次,窦道的管壁即可基本脱净,并随脓性分泌物从疮口排出。当脓性分泌物明显减少,或伴见有血性脓性分泌物时就不宜再继续应用药线条,应改用提脓拔毒的九一丹类药粉掺敷疮口或红油膏敷贴。

二、内治法

一般仅作辅助治疗,要根据病人的体质情况予以辨证用药。笔者在临床上习惯应用生芪扶正汤加减。

方药:生黄芪、当归、平地木各 15g,党参、羊乳根各 18g,蒲公英 30g,炒苍术、炒白术各 12g,川芎、陈皮各 5g,炙甘草 4g。

该方具有扶正散结、托毒排脓的功效。方中生黄芪、党参、羊乳根(又名四叶参、山海螺)、平地木(又名矮地茶、紫金牛)、当归补气养血,扶正托毒排脓,蒲公英清热解毒、散结消肿,炒苍术、炒白术、陈皮燥湿健脾和胃,炙甘草和中补益。

饮食疗法:火腿(以纯精肉为好),切成薄片或条粒,隔水清炖,当菜食用。有促进新肉芽生长的作用。

预防:主要在于及时而正确的治疗。一旦形成乳房脓肿,应以乳头为中心,沿乳络(输乳管)作入射状切开排脓。切口应宜于引流。对多房性乳腺炎脓肿可作内腔贯穿引流。必要时应该回乳,以免形成窦道。

第十一节 乳疖病证治

歌曰：乳疖本小疮，失治亦遭殃。

有病早点治，数日即健康。

乳疖是乳房的一种常见疾患，多发于哺乳期的女性，好发在乳晕部，为边缘清楚的红肿块，一般不超过 10cm² 的小疙瘩，触痛明显，红肿和疼痛常随毒邪盛衰程度而增减，一般 3~4 天就可化脓，有黄白的小脓栓出来，数天疮口愈合，但是因常生长在乳晕部，也常伤及乳房络脉，而溃后疮口流乳汁，影响疮口愈合。产生本病原因：热毒侵袭，蕴于皮肤，局部搔破，毒邪入侵，亦因正气不足，外邪入侵。

治法：以清热解毒为主，内外、针刺合用。

一、外治法

可选用三黄散软膏（黄芩、黄柏、大黄各等量，研极细粉，用菜油或凡士林调匀成膏），金黄散（系成药，有售）软膏（用菜油或凡士林调匀成膏）局部外敷；亦可应用外科蟾酥丸、六神丸或六应丸、解毒消炎丸（均系中成药，可任选一种），研极细粉，用食醋或酒或茶水调糊，涂搽患处，每日涂搽 1~2 次，均有很好的消肿解毒作用。

脓已成，切开排脓时切口宜小。若发生于乳晕部的疖肿，脓成熟时最好采用"粗火针点刺排脓"；若作切开排脓，切口应呈小弧形，以免损伤输乳管而影响疮口的愈合。

切排后的敷药也不宜应用"引流条"塞敷疮口，一般可掺敷九一丹药粉提脓拔毒，外贴三黄散软膏或金黄散软膏，直至愈合。

二、内治法

清热解毒是治疗本病的主要方法。

（一）可选服中成药

六神丸或六应丸：成人每次服10粒，婴幼儿每次服2粒，儿童可按年龄每足岁加服1粒。每日2～3次，用温开水送服。具有解毒消肿的作用。

消炎解毒丸：成人每次服10~15粒，儿童按每1足岁服1粒。每日2~3次，用温开水送服。有消肿解毒作用。

牛黄解毒片：成人每次服2片，每日2次，用温开水送服。具有清热解毒泻火的作用。

外科蟾酥丸：成人每次服5粒，小儿酌减。每日2次，用温开水送服。具有消肿散毒的作用。

（二）可选中药单验方

蒲公英60g，水煎。每日1剂，煎2次服，或代茶饮服。

银花或紫花地丁30g，水煎服。每日1剂，煎2次服，或代茶饮。

野菊花15g，水煎。每日1剂，煎2次，或代茶饮服。

均有清热解毒消肿的作用。

（三）常用方法（五味消毒饮加减）

方药：蒲公英30g，金银花15g，野菊花12g，紫花地丁15g，天葵子9g，连翘、生赤芍各12g，生甘草4g。煎服。适用于乳部疖肿初起即伴有较明显的全身症状者，或局部肿痛较重者。

该方苦寒清热，解毒消肿。若发于夏秋季节，尚需选加藿香 6g，佩兰 6g，青蒿 9g，六一散 10g（包煎）等以清暑利湿，并可按一般其他部位的疮疖治疗方法辨证加减用药。例如：

热毒炽盛，肿痛明显，加黄连 5g，黄芩 9g，生山栀 10g，丹皮 9g。

热重口渴，加天花粉 10g，知母 9g，生石膏 30g（先煎）。

苔黄腻，舌偏红，湿热并重，加黄柏 12g，黄芩 10g。

大便燥秘，加瓜蒌仁 15g，枳壳 10g，或生大黄 9g（后入），元明粉 9g（分冲）。

小便短赤，加茯苓 10g，泽泻 10g，车前子 9g（包煎）。

三、针灸疗法

常取身柱穴（用点刺出血），委中穴（用点刺出血）以疏泄阳经邪热。若系多发性乳部疖肿，或伴有乳晕部湿疹感染的，应加足三里穴以泻肝胃经湿热。

（一）身柱穴

位置：在第三胸椎下凹窝中。

取穴法：正位低头或俯卧取穴。在第三胸椎与第四胸椎棘突之间的凹窝处。

作用：疏泄邪热。

主治：疖肿，疔疮。

针法：用三棱针点刺出血。

（二）委中穴

位置：腘窝横纹之中点。

取穴法：俯卧取穴。在膝后腘窝横纹的正中点上。

作用：清热泻火，舒筋通络。

主治：疖肿、发热等症。

针法：用三棱针点刺出血。

（三）足三里穴

位置：在膝关节下外侧，约四横指处。

取穴法：正位或仰卧，屈膝。嘱病人用手掌心按在膝盖上，手指向下，当中指尖到达处（胫骨粗隆）向外1寸处。

用用：调脾和胃，清阳明蕴热。

主治：疖肿热毒等症。

针法：直刺0.5~1.5寸。

四、饮食疗法

绿豆汤适量，加水和白糖煎汤，待温凉后作饮料。每日1次。有良好的清暑解毒作用。

在发病期间，宜多食蔬菜、水果，少食油腻，禁食辛辣刺激之品。要保持大便通润。

五、调养护理

乳部疖肿不宜过早自行挤压脓液，尤其是发生在乳晕部位的疖肿，以免伤及乳络（输乳管）而成"乳漏"。

六、预防

1.应注意个人卫生。经常用温开水清洗乳头和乳房部的皮肤。对伴有乳晕部湿疹的或乳头皲裂、破损者，更应及时治疗。

2.产后应注意居室的卫生。要注意室内通风，新产妇衣着要宽大，尤在暑天更应注意，以免以发生"痱毒"而诱发乳部疖肿。

第十二节 乳湿疡、奶湿证治

歌曰：乳湿疡·奶湿疮，两病多因湿毒伤。
　　　自身多为过敏体，临床与癌细辨详。

乳湿疡、奶湿即是乳房湿疹，常见于哺乳期妇女，一侧或两侧均可发病，皮损呈多形性，以潮红、渗液、结痂为多见。产生本病主要原因：肝火过旺，肝的疏泄功能失常，肝胃湿热蕴结而成。亦有正气不足，对外部刺激或物品过敏，而诱发此病。

治法：疏肝止痒，清热解毒。

本病应与乳房湿疹样癌相鉴别。

乳房湿疹样癌，中医称为"乳疳样岩"，多见于中年以上的女性。好发于单侧的乳晕和乳头部。起初多为乳头瘙痒或有烧灼感，继而糜烂潮红，内衣乳头部常可见到棕色渗液的污渍。乳头皲裂，表面有灰白色的痂皮，久不痊愈。糜烂可波及整个乳头、乳晕甚至乳房部的皮肤。乳头回缩、内陷。

乳房湿疹样癌在临床上虽属罕见，但在必要时，对疑似病人可切取少许全层皮肤作病理切片检查，以免延误诊断。

治疗方法：对于乳晕部湿疹的治疗原则是疏肝敛湿止痒。伴有感染时应先以清热解毒法治疗。

一、外治法

凡皮损红斑、潮红的，可选用：炉甘石洗剂（成药），每日数次外搽（用时先把药物摇匀）。有收敛止痒和保护皮肤的作用。若皮损伴有糜烂、渗液、痂皮的，可用菜油膏（黄柏粉 50g，细辛粉 5g，用菜油调匀成厚糊状）外敷，每日 1 次，有清热收湿、止痒收敛的作用。并在换药时忌用水洗患部。

如果乳晕部湿疹日久不愈，或反复发作，还可用青蛤散膏（煅蛤壳 100g，熟石膏 200g，青黛 30g，黄柏 30g，分别研细粉后和匀，用菜油调膏），或湿疹膏（黄连粉 60g，蛤粉 60g，炉甘石粉 30g，煅石膏 30g）。先将蜂蜡 60g，蓖麻油 1kg 溶化，入上药调匀冷却）外敷以清热解毒、收敛止痒。

湿敷法：千里光 50g，黄柏 30g，苦参 30g，虎杖 30g，蛇床子 30g。水煎取药汁，待药汁凉后，湿敷患处，每日 2 次，每湿敷 30 分钟。

乳头伴有皲裂的还应同时治疗。

二、内治法

疏肝敛湿止痒是治疗本病的主要方法。一般可用柴胡敛湿汤。

方药：柴胡 4g，苏梗 10g，当归 10g，黄柏 12g，制苍术 10g，苦参 12g，白鲜皮 10g，地肤子 10g，蒲公英 18g，生甘草 4g。水煎服。

该方疏肝清热，敛湿止痒。方中柴胡、苏梗、当归疏肝养血。制苍术既解风湿之邪，又能化湿浊之郁，与善清湿热痒疮的常用药苦参相配，具有燥湿清热止痒之效。蒲公英、生甘草均有良好的清热解毒作用。若皮损潮红、瘙痒明显的可选加丹皮 10g，紫草 12g，白英（蜀羊泉）15g 等以凉血清热。渗液较多的宜加薏苡仁 30g,泽泻 10g,车前子 10g(包)等以利湿清热。

三、针灸疗法

针灸对乳晕部湿疹的治疗,一般可选取血海穴、三阴交穴以祛湿毒清血热。必要时,可在乳晕湿疹部用艾条熨热法以祛湿止痒。

(一)血海穴

位置:在大腿下段内侧,膝盖上 2 寸处。

取穴法:正位屈膝垂足。医者用手掌心,按在患者的膝盖上(拇指在内侧),拇指尖端处即是。

作用:祛风清热敛湿。

主治:湿疹,荨麻疹等。

针法:直刺 1~1.5 寸。

(二)三阴交穴

位置:在小腿内侧的内踝上四横指处的胫骨后缘。

取穴法:正位屈膝,或仰卧伸足。在足内踝上 3 寸胫骨后缘凹窝处。

作用:清热祛湿,健脾养血。

主治:湿疹,乳少等。

针法:直刺 0.8~1 寸。

(三)局部熨热法

方法:将艾条燃着一端,接近乳晕部湿疹部位(避开乳头部),熨热为度,来回旋转,一般每次 20 分钟左右。有祛湿止痒的作用。

饮食疗法：薏苡仁 60g（先用水浸 1 小时），红枣 6~10 枚，加水煎透，调入白糖。待温或冷却后服用，每日 1 次，一般 5~7 天为一疗程。

四、调养护理

1. 乳晕部湿疹而皮损潮红渗液的，忌用清水热洗，以免浸淫扩展。

2. 乳头伴皲裂破损的，应适当延长哺乳的间隔时间，并及早进行治疗以减轻疼痛和以免因感染而诱发乳晕部湿疹。

3. 患病期间应忌食辛辣刺激性的食物，并避免用手搔抓以缩短疗程，防止感染。

五、预防

1. 凡有乳头内缩凹陷的女性，应在妊娠就要及早用拇指、食两指按揉乳头，并将乳头向外牵拉，每日或隔日进行 1 次，可以预防产后哺乳时婴儿吮吸困难而诱发乳晕部的湿诊。

2. 要注意乳房、乳头的清洁卫生，尤其是在哺乳期，更要经常用温开水擦洗，以增强乳头和乳晕部的皮肤韧性，防止因皲裂而引起乳晕部的湿疹。

3. 自觉有乳晕部瘙痒的，应及早治疗。

第八章　前阴病证治

歌曰：妇科前阴病多见，冲任肝肾脾相关。
　　　其位在下多湿热，气血虚实细心参。

前阴是女性疾病的多发区，多因七情内伤，肝气郁结，劳累过度，或生育过多，肝肾受损，造成冲脉、任脉受损，肝、肾、冲、任四条经脉与前阴有密切关系，因此这些经脉受损，会引起前阴病证。

也有因忧思伤脾，脾运化功能失调，引起湿热下注，而引起前阴诸病，如：阴肿、阴痒、阴痔、阴冷、阴痛、阴吹、交合出血、交合头痛、交合腹痛等。

第一节　阴肿证治

歌曰：阴户肿胀最难言，气虚湿热好分辨。
　　　气虚阴肿伴人懒，湿热阴肿伴心烦。

阴肿是女性阴户发肿，甚至小便滞涩，或发寒热往来，往往造成月经不调。

产生本病原因：一是因为劳伤虚损，或素体气虚，风邪乘虚侵入，客于阴户，血气相搏，而生虚肿；二是因为脾气虚弱，运化水湿功能减弱，湿热之邪下注阴户而引起阴户肿胀。

治疗之法：气虚者宜调中补气，湿热者宜健脾、清肝、除湿热。

一、内治法

(一)气虚阴肿

1.主证:阴户肿胀坠痛,时肿时消,精神倦怠,心悸气短,小便滞涩,舌质淡,苔薄,脉浮。

2.治法:宜补中益气。

3.方药:

消肿益气汤: 人参 6g,炙黄芪 10g,黄芩、升麻、当归、陈皮各 5g,白术(炒)8g,炙甘草 3g。水煎服。

和下八珍汤: 人参、知母、陈皮、川芎各 6g,白术、茯苓、熟地、当归、白芍(酒炒)、黄柏各 9g,甘草 5g,生姜 3 片。水煎服。

秦艽汤: 秦艽、石菖蒲各 9g,当归、党参、炙甘草各 15g,葱白 5 根。水煎服。宜避风寒。

(二)肝经湿热阴肿

1.主证:阴户肿胀,或发寒热,头晕心烦,小便滞涩,舌质红,苔黄腻,脉象弦数。

2.治法:宜清肝火,除湿热。

3.方药:

归芍泻肝汤: 龙胆草、当归、白芍、生地、柴胡、黄芩、车前子、茵陈、山栀、泽泻、木通、苡仁各 10g,甘草 5g,竹叶 6g。水煎服。

加味四物汤: 丹皮、当归、龙胆草、车前子、山栀子各 9g,川芎、柴胡各 6g,白芍 12g,生地 15g。水煎服。

菖蒲散: 菖蒲、当归各 30g(炒),秦艽、吴茱萸各 15g。共为粗末,每服 9g,水 1 杯,葱白 5 寸水煎,空腹温服。

二、外治法

外敷膏方 1：四叶参（鲜）、七叶一枝花（鲜）各适量，两药去泥洗净，捣成软膏，外敷患处，每日换药 1 次。若无鲜品，可用干品研细粉，调鸡蛋清外敷患处亦有同样效果。

外敷膏方 2：鲜土豆（洋芋），捣烂如膏，外敷患处，每日换药 1 次。此膏现用现捣，不可久放。

外敷膏方 3：党参 50g，升麻 25g，黄连、黄柏、黄芩、大黄各 10g。上药共研细粉，蜂蜜调膏外敷患处，每日换药 1 次。

外洗消肿方：艾叶（陈）、防风各 50g，大戟、黄柏各 20g。水煎取药汁，外洗患处，每日 1 次。

外洗阴肿方：小麦 90g，朴硝、五倍子各 15g，白矾 5g，葱白 5 根，水煎取药汁，外洗患处，每日 1 次。

外洗阴肿方：绿豆、千里光各 50g，蛇倒退、半枝莲各 20g，水煎取药汁，外洗患处，每日 1 次。

外洗阴肿单方：鹤虱草 50g，翻白草、鱼腥草、豨莶草各 30g，水煎取药汁，外洗患外，每日 1 次。

以上方药任选一种，方便寻药者使用，并配合辨证内治诸法，一般效果良好。

第二节 阴痒证治

歌曰：阴痒湿热多，传染最可恶。
　　　卫生不注意，留下患病窝。

阴痒是发生于女性阴道内外常见病，瘙痒疼痛，非常痛苦。现代医学称为滴虫性阴道炎、霉菌性阴道炎、老年性阴道炎。临床表现为以白带的量、色、质的改变和阴道内外瘙痒,有阴道内外遍生小疙瘩,疼痛作痒,武当道教医药称为阴痒。

本病原因:一是湿热下注,多因妇人忽视卫生,感染病虫,侵入阴道之内,又由脾虚湿盛,郁久化热,湿热注于下焦,为病虫生存繁殖创造了条件,以致虫蚀作痒;二是肝经郁热,多因患者情怀不舒,忧思忿怒,肝郁生热,郁热下注,致"阴痒"。

治宜清热、化湿、杀虫为主,结合外治熏洗,取效更速。

一、内治法

(一)湿热下注阴痒

1.主证:阴内或外阴部瘙痒,甚或疼痛,时出黄水,心烦少寐,口苦而腻,小便黄赤,淋沥不尽,白带量多,色淡黄,舌质红,苔黄腻,脉滑数。

2.治法:宜清热渗湿,佐以杀虫。

3.方药:

土茯苓渗湿汤:土茯苓15g,萆薢、苡仁、赤茯苓、丹皮各9g,黄柏、泽泻、通草各6g,滑石12g,知母9g,苍术12g。水煎服。如需杀虫,加鹤虱、芜荑之类。

加味二妙散:黄柏、归尾、牛膝各9g,苍术15g(炒),防己6g,萆薢12g。水煎服。

(二)肝经郁热阴痒

1.主证:阴道内外瘙痒不止,精神抑郁,烦躁易怒,或胁痛潮热,口苦咽干,大便不畅,小便短赤,舌红,苔薄黄,脉弦细而散。

2.治法：宜清热泻肝，调和肝脾。

3.方药：

泻肝止痒汤： 当归、白芍、生地各 15g，柴胡、山栀、黄芩、龙胆草、虎杖各 6g，车前子、石韦、木通各 3g，甘草 2g。水煎服。

止痒无忧汤： 鹤虱草 30g，苦参、狼毒、蛇床子、当归尾、灵仙各 15g，猪胆汁 2 个（公猪胆）。胆汁不同药煎，他药用水 10 碗煎成 5 碗，滤去渣，贮盆内，待药温时再投入胆汁，搅匀洗患处。连洗 2 剂痒痛即止，4 剂永不再犯。愈后忌食辛辣动火之物。禁忌房事 100 天。

加味逍遥汤： 当归 15g，白芍 12g，柴胡、茯苓、白术、黑栀子、丹皮、知母各 9g，甘草、木通各 6g。水煎服。

二、外治法

鲜桃树叶治阴痒： 鲜桃树叶 50g，灰藜 30g，用水 1000g，将上二味药煮沸 20 分钟，待稍温，用这些水冲洗阴道，每日 2 次，连续用 10 天。

青萝卜治阴痒： 将青萝卜洗净，捣烂成泥糊，用消过毒的纱布包青萝卜泥两汤匙，做成纱布卷，卷的一端留长线，用盐开水（温）洗净阴道内外，然后将纱布卷送入阴道内，线留在阴道外，以便拉出。春、秋入 2 小时，夏天放半小时，冬天需 4 小时。每日一次，10 天为一个疗程。

大蒜治阴痒： 紫皮大蒜 2 头，大蒜去皮，加水煎汤，待汤凉，用洁净布浸洗患处，每日 2 至 3 次。

阴痒膏治阴痒： 黄柏 15g，枯矾、雄黄各 10g，轻粉、冰片各 5g。上药研细粉，用凡士林 60g 调成软膏，备用，使用前用大青叶 100g,蛇床子、地骨皮、五灵脂各 50g,煎水冲洗阴道后(每天早、晚各 1 次),再取此膏涂敷患处。

蛇床子洗方:蛇床子 30g,花椒 9g,白矾 6g。煎汤熏洗。原方也可加地骨皮 15~30g。

泽兰汤洗方:泽兰叶 120g,白矾 3g。水煎洗。

单方:大蒜头不拘多少,煎水熏洗,有止痒杀虫之效。

崔氏疗阴痒不可忍方:杏仁烧作炭,乘热绵裹纳阴中,日二易之。

又方:狼牙 60g,蛇床子 30g。煮水热洗,或熏洗之。

全青丸:全青 5g,老砂、泥片各 2g,枯矾 60g,洋冰 3g。共为细末,枣泥为丸,约 6g 重。绵布裹之,纳入阴中,奇效。(注:全青即是铜绿;老砂即硼砂;泥片即轻粉;洋片即冰片。)

又方:新鲜雄鸡肝一具(每次肝一叶),用刀从肝叶根处扁剖如囊状,中入冰片末少许,外用针刺多数小孔,纳入阴道内,令患者侧卧,两腿叠紧,约一二小时后取出,另换一叶,连治 3 天,虫尽自愈。先用药熏洗,后用此法,更效。

雄黄丸:明雄黄、枯矾各 60g,黄柏、蛇床子各 30g,脑砂 15g,梅片 1g。共为细末,枣泥为丸,约重 6g,雄黄为衣,布包扎紧,纳入阴户,阴痒自止。

第三节 阴疮证治

歌曰:阴疮腐烂痛难当,肝肾湿热下成疮。
　　　肿痛四物丹栀柴,湿痒归脾柴栀丹。
　　　阴疮不是难治病,若是梅毒则另商。

女性阴户生疮腐烂,脓水淋漓,或痛或痒,如虫行状,小便赤涩,体倦内热,月经不调,赤白带下,称为阴疮,古书名曰䘌。

本病产生多因湿热下注,影响肝肾,阴器为肝肾所属,二经虚,则湿热下而成疮。

治法:肿痛者宜四物汤加柴胡、山栀、丹皮、龙胆草主之;湿痒者宜归脾汤加柴胡、山栀、丹皮主之;小便淋沥者,宜龙胆泻肝汤加白术、丹皮主之;阴中腐烂者,宜逍遥散加川芎、山栀主之;肿闷坠痛者,宜补中益气汤加山栀、丹皮主之。外用冬青叶、苦参、小麦、甘草煎水熏洗,痒加白矾、蛇床子,同煎熏洗。

养血医疮饮:白茯苓、人参、前胡、半夏、川芎各30g,枳壳(麸炒)、紫苏、桔梗、炙草、陈皮、干姜各15g,当归、白芍、熟地各60g。共研粗末,每服12g,水碗半,姜5片,枣1个,同煎,食前服。

武当经验方:当归15g,栀子5g,白芍、茯苓各9g,柴胡3g,楝根2g。水煎服。

黄连洗方:麻黄、黄连、蛇床子各60g,北艾叶45g,乌梅6g。水煎洗,日3次。

肘后方:杏仁(炒)、雄黄、白矾各15g,麝香1g。共为细末,香油调膏,敷入阴中。

单方:硫黄,研细敷之,亦效。

桃叶膏:治阴疮如虫咬痛。桃叶捣烂,绵裹纳阴中,三四次取瘥。

第四节 阴挺证治

歌曰：阴挺子宫不能收，肾气虚弱是病由。

亦有湿热下注起，治以补肾升提法。

清热利湿也对头，辨证施治是关键。

另有诸多外治法，使用得当胜内服。

女性阴中有物下坠，或挺出阴道口外，有如蛇形者，有如茄形者，名为"阴挺"，现代医学叫做"子宫脱垂"。古书称"阴脱""阴菌""阴茄""子肠不收""产后肉线"等名称。

本病发生原因：一是气虚，多因中气不足，或产后劳力过早，或分娩之时用力过度，均可导致气虚下陷，无力系胞，以致子宫脱出；二是肾虚，多因生育过多，或房劳所伤，肾气亏极，以致带脉失约，冲任不固，不能系胞所致；三是湿热下注而产生。

治法，以补气升提为主。针对其不同诱因对证佐使之。本病对生命虽没有危险，便对广大女性来说，也是一种非常痛苦的疾病。故要注意治疗，注意调养，不做重活，不登高举重，避免便秘，时常保持大便通畅，这样才不致于愈后复发。

一、内治法

（一）气虚阴挺

1.主证：阴道内有物下坠到阴道口，或挺出阴道口外，大如鹅卵，小腹重坠，精神疲倦，心悸气短，上午头痛，小便频数，白带较多，舌淡苔薄，脉浮虚。

2.治法：宜益气升提。

3.方药：

益气升提饮： 当归（酒洗）、升麻各 9g，杭芍 12g（酒炒），黄芪 30g，党参 15g。水煎服。

补中益气汤： 人参 10g，炙黄芪 15g，柴胡、升麻、当归、陈皮各 6g，白术（炒）10g，炙甘草 3g，大枣 2 个，生姜 4 片。水煎服，每日 1 剂。对血虚患者加当归、熟地；肾虚腰痛加川断、杜仲；白带多加海螵蛸、牡蛎。如若气血两虚，前证兼见面色萎黄，皮肤不润，头眩脑响，耳鸣眼花，大便干结，舌光剥，脉虚弱，治以十全大补汤、八珍汤加减。

（二）肾虚阴挺

1.主证：阴中有物挺出，甚至下垂数寸，大如鹅卵，腰酸腿软，头晕耳鸣，舌淡红，脉沉弱。

2.治法：宜补肾养血。

3.方药：

武当补元煎： 人参、山萸、炙草各 6g，制首乌、元参、熟地各 15g，山药、杜仲、当归、枸杞子各 9g。水煎服。不应，加升麻、鹿角胶；如元气不足，命门衰多寒者，加附子、肉桂、炮姜之类以温肾回阳。

（三）湿热下注阴挺

1.主证：阴道有物坠，外阴部肿痛，黄水淋沥，小便热赤疼痛，心烦内热，口苦干腻，舌红，苔黄腻，脉滑数。

2.治法：宜清热利湿。

3.方药：

祛湿泻肝汤： 当归、白芍、生地各 15g，柴胡、龙胆草、茵陈、山栀子各 10g，车前子、木通、泽泻各 6g，生甘草 5g，升麻 3g，威灵仙 15g。水煎服。

清肝泻火汤：当归 15g，川芎、黄连、栀子各 6g，白芍（酒炒）、生地、黄芩、柴胡、茵陈、龙胆草、知母、麦冬、大黄（酒炒后下）各 9g，菖蒲、甘草、木通各 5g。水煎服。

加味逍遥散：当归、白芍、柴胡、茯苓、白术、香附、半夏、黄芩各 9g，甘草、栀子、陈皮、丹皮各 6g，薄荷 3g。水煎服。

如湿热不太重，而兼血虚者，则面色萎黄，形肉枯瘦，头晕心悸，手心灼热，脉细数者，宜用当归散。

当归散：当归、黄芩各 60g，芍药 45g，猬皮（烧存性）15g，牡蛎 45g。为末，每服 6g，温酒米汤调下，忌登高举重。

三白饮：苍术 9g（炒）、白及、白蔹、白芍、川芎、丹皮、熟地、泽兰、连翘各 6g，当归 9g，升麻 3g。水煎服。

二茱丸：吴茱萸（水泡 7 次）、山茱萸各 30g（去核），白蒺藜（炒去刺）24g，海藻 24g（洗去盐），元胡 23g，小茴香 21g（炒，入盐少许），桔梗 26g，茯苓 25g，川楝子 45g，五味子 24g，青皮 24g。研为细末，好酒为丸，如梧桐子大，空心，白汤加酒化服下。

二、外治法

（一）验方 1

紫茄根 1 把，水煎熏洗，禁忌房事，犯者发痒。

（二）验方 2

硫黄、乌贼骨各 15g。共为末，香油调敷。

（三）熏洗方

荆芥穗、臭椿皮、藿香叶各等份，煎汤熏洗。

（四）枳壳汤

枳壳60g,煎水,乘热先熏后洗,每日2~3次。

(五)罗氏方(《会约医镜》)

枳壳、诃子、五倍子、白矾,煎汤熏洗。

若不收,灸头顶中百会穴数壮。

(六)黑山羊血治疗阴挺

黑山羊之耳先消毒后取血10余滴,兑入少许温开水,一次服用。每日1次,连用7天。武当山有一妇女,患阴挺两年余,不能劳动,经用上方7天痊愈,以后再未发病。

(七)茄根灰治疗阴挺

紫茄根烧成炭研为细面,麻油调茄根炭面在软纸上,卷成筒安入阴道内,每日1次,数日即愈。

(八)升提膏治阴挺

鲫鱼头,瓦上焙干,研成细粉,用好醋调膏外敷患处。另用一个鲫鱼头焙干,研粉,温开水冲服,治阴挺神效。

搽药:先以淡竹根煎汤洗,用五倍子、白矾研末,干搽立效。

第五节 阴吹证治

歌曰:阴吹阴道如放屁,病虽少苦不如意。

不治病久成顽疾,辨明燥湿与气虚。

阴吹是指女性阴中矢气,时时气出有声的症状。产生本病原因,主要是大肠津液枯少,谷气结而不行,导致津液枯燥,常与胃燥、痰湿、气虚有关。

本病治宜润燥、祛痰湿、补中气为主。

一、胃燥阴吹

1.主证:阴道中排气有声,面色淡黄,心内发热,口燥咽干,小便色黄,大便秘结,舌红,苔黄而干,脉细数。

2.治法:宜养血润燥。

3.方药:

麦冬调导汤: 当归 30g(蜜炙),川芎 15g,防风、炙草各 6g,枳壳 9g(麸炒),麦冬 24g。水煎服。

猪膏发煎: 猪板油 240g,人发鸡子大 3 团。先用肥皂水洗净,油同发熬溶,发消药成,每用一匙冲开水温服,每日 3 次,小便利自愈。

二、痰湿阴吹

1.主证:阴道矢气而脸面浮白,体肥,或咳而多痰,口中淡腻,头重头眩,胸闷不思食,小便量少,大便干结,苔白腻,脉弦迟。

2.治法:宜豁痰利湿。

3.方药:

橘半桂苓枳姜汤法: 半夏 60g,枳实、桂枝各 30g,橘皮、茯苓各 18g,生姜 18g。用清水 10 碗,煮成 4 碗,分 4 次,日三夜一服,以愈为度,愈后服六君子汤补养之。

三、气虚阴吹

1.主证:阴道排气作声,面色苍白,语音低微,头重时痛,四肢乏力,腰膝酸软,舌质淡,苔薄白,脉虚弱。

2.治法:宜补气血,生津液。

3.方药:

补中益气汤: 人参 10g,炙黄芪 15g,柴胡、升麻、当归、陈皮各 6g,白术 10g,炙甘草 3g,大枣 2 个,生姜 4 片。水煎服。酌加山药、山萸。

第六节　阴痔证治

歌曰：阴痔阴中有肉突，本应称呼叫息肉。
　　　武当传有结扎法，多法外治病能除。

阴痔是指女性阴中有肉突。九窍有肉突出者，皆名为痔。本病治宜外治法为主。

武当结扎法治疗阴痔：取蜘蛛网搓成细线，提起阴痔，用细线在痔根打成死结扎紧，外用消毒纱布盖好固定，数日阴痔即脱，以生肌膏外敷收口即愈。

乌梅熏法：乌梅头7个（烧存性），用小瓦罐盛好醋淬之，乘热熏患处，通手发热为良。

苍硇坐药：冰片6g，硇砂12g，铜绿18g，枯矾、明胆矾、雄黄各30g，苍术（炒）120g，黄柏、川文蛤各9g，白面15g，葱白10根。共为细末，红枣肉为泥团丸，每丸6g重，绵裹纳入阴中，去净腐肉为度。三月内禁忌性交。

第七节　阴冷证治

阴冷是指女性阴中寒冷，甚则少腹也冷，手摸如冰，小便澄清，饮食少思，大便不实，或下焦虚寒，上焦内热，口苦胁胀，小便黄赤的症状。产生本病的原因，多因女性劳伤气血，风冷乘虚客于阴中，发生阴冷，不治疗往往因宫寒影响生育。

本病治法：单纯下寒证，宜用温养法；下寒上热者，宜用加味逍遥散和解之。

金匮肾气丸：熟地、枣皮、山药各 15g，茯苓、泽泻、丹皮各 10g，肉桂、附子各 5g，芡实、龙骨各 20g，淫羊藿 10g。水煎服。

阴冷治法：当归、白芍、生地各 15g，柴胡、丹参、丹皮、山栀各 10g，干姜、小茴、肉桂各 6g，炙甘草 5g。水煎服。

疗阴冷方：远志、干姜（生用）、莲花各 15g，蛇床子、五味子各 30g。共为细末，每用兼以兔粪涂阴门，用绵裹 3g，内阴中，热即为效。

又方：蛇床子 30g，吴茱萸 45g（半炒），麝香少许。共为细末，炼蜜为丸，如酸枣大，以绵裹内阴中，下恶物为度。

单方：硫黄不拘多少，煎水频频洗之。

第八节　阴痛证治

歌曰：阴痛发作很异常，多因气郁寒邪伤。
　　　气郁多因肝脾热，寒邪少腹多发凉。

女性阴中作痛异常，痛极往往手足不能伸舒，称为"阴痛"，又名小户嫁痛。

产生本病原因：一是气郁，多因肝脾郁热，伤损肝脾，湿热下注；二是受寒所致。

本病治宜舒肝解郁，温暖丹田。

一、气郁阴痛

1.主证：阴中作痛，痛极手足不能伸舒，头晕，口苦，咽干，舌红，苔黄，脉弦。

2.治法：宜清肝清热。

3.方药：

加味丹栀逍遥散：当归、白芍各15g，生地20g，柴胡、黄芩、龙胆草各5g，白术、丹皮、丹参各10g，山栀、青皮、香附各3g，甘草2g。水煎服。

外用四物汤料合乳香捣饼纳阴户中，其痛即定。

外洗方：当归、川芎、没药、白矾、黄柏、知母、荆芥、防风各9g。水煎洗。

二、受寒阴痛

1.主证：少腹发凉，阴痛异常，时有白带，舌淡，苔薄白，脉沉迟。

2.治法：宜温暖丹田。

3.方药：

单方：生姜、食盐各等份炒热，青布包裹熨之，极效。

又方：葱头不拘多少，加乳香捣融，涂敷阴门，疼痛自止。

第九节　交合出血证治

歌曰：交合出血多外伤，肝热脾虚法不良。

　　　归脾引精止血用，房事方法需改良。

交合出血是指女性一过性生活，就会引起阴道出血，甚至发热口渴，或阴肿下坠闷痛，小便频数等症状。

产生本病，多数由于肝热脾虚，或在经期贪欢交合，冲伤子宫内膜所致。

本病治法：如肝热脾虚者，宜用六君子汤加山栀子、柴胡主之；如血流不止者，宜用归脾汤加阿胶、升麻、仙鹤草等补脾统血为主，也可用傅山引精止血汤主之。

引精止血汤：人参15g，白术30g（土炒），茯苓9g（去皮)、熟地 30g(九蒸)、山萸肉 15g(蒸)、黑姜 3g、黄柏 1.5g、芥穗 9g(炒黑)、车前子 9g(酒炒)。水煎服,禁忌房事 3 个月。

千金方:桂心、伏龙肝各等份。为末,酒服 3g,瘥止。

又方:黄连 18g,牛膝、甘草各 30g。上三味,煎水洗,日三四次。

第十节 交合头痛证治

歌曰:交合头痛肝肾虚,房事平凡最不宜。
　　　逍遥加减酌情用,调养肝肾是主题。

女性每逢交合就头痛不止,多因肝肾虚损,治宜调补肝肾为主。

加减黑逍遥:熟地 30g,当归 15g,白芍、柴胡、茯苓、花粉各 9g,甘草、薄荷各 6g,枣仁 9g(炒)、防风 6g。水煎服。

集验方:生地黄 24g,芍药 15g,葱白 5 根,生姜 4 片,生甘草 6g。用水 5 杯,煮 2 杯半,分 3 服,忌房事。

第十一节 交合腹痛证治

歌曰:交合腹痛脾胃弱,治宜补气与养血。
　　　加味八珍汤来用,寒热实虚辨真切。

女性平时或产后,交合腹痛,多因脾胃虚弱而致,治宜调补气血为先。

加味八珍汤:人参、陈皮、甘草、元胡(醋炒)、吴萸(醋炒)各 6g,白术、茯苓、川芎、白芍、熟地、香附(醋炒)各 9g,当归 15g。水煎服。

第九章　妇科临床杂病证治

坤者阴之集，坤道为之血，血为阴。盖十四，冲、任脉通而天癸至，血气之存也，外循经络，内荣脏腑，不失其度，则月事以时下，而诸疾不生。如不然者，阴气浮溢，百想经心，内伤五脏，外损姿荣，月水去留，前后互异，瘀血停滞，中道断绝，其间伤损同，不可具论，故女性之病杂，另立之论。

然现代社会进步一日千里，医疗检查设备不断更新，自古一些难窥之病，现在可以一目了然。惜当今西医病名，与我国医学文献所称病名多难相同，可是用传统的辨证施治方法，对一些西医所称的病名的疾病进行治疗，却取得了一些可喜效果，体现了武当道教医药在当今的价值。便于临床选用所述之法，书中有些保留西医病名及一些检查数据，以方便对临床疗效的对比。

为增见识，特敬录上海先贤、大德丁济南、朱小南、唐吉父医案、医话数篇，以供雅赏。

第一节　子宫颈炎证治

子宫颈在阴道内因受伤、强酸、强碱、细菌、病毒的影响与侵袭，或身体虚弱带下增多，宫颈受到刺激而引起宫颈发炎。

临床常有发热、腹痛、脓性带下、腰痛、下腹坠、痛经,甚至引起月经不调、不孕等病变。

产生本病的原因:脾虚生湿,湿郁生热下注,或外伤瘀阻所致。治宜清热利湿,解毒化瘀。

解毒化瘀利湿方: 土茯苓、败酱草各30g,鸡血藤、忍冬藤、生苡仁各25g,黄柏、苍术、丹参各15g,益母草、车前草各10g,甘草6g。水煎服。

加减化裁:

1. 带下量多,色黄质稠秽如脓,加马鞭草、鱼腥草各12g。

2. 发热口渴:加野菊花15g、连翘10g。

3. 阴道肿胀辣痛:加紫花地丁15g。

4. 带下夹血丝:加乌贼骨、茜草、大蓟各10g。

5. 阴道瘙痒者:加白鲜皮、苍耳子、苦参各10g。

6. 带下量多臭秽而阴道瘙痒:加槟榔、蛇床子各10g。

7. 带下色白、质稀如涕:减去忍冬藤、车前草,加补骨脂、桑螵蛸、白术各10g,扁豆花6g。

8. 性交则阴道胀痛而出血:加赤芍、地骨皮、丹皮各10g,田三七6g。

9. 腰脊酸痛,小腹坠而痛:加桑寄生、骨碎补各15g,杜仲、续断各10g。

外治法:

黄柏60g,硼砂、朱砂、炉甘石各18g,蜈蚣7g,冰片4g,雄黄12g,麝香5g。

将上述各药去杂质,黄柏、蜈蚣焙干,分别研成细末,过100目筛后,混合备用。在研磨冰片时,为避免其黏于器皿上难以取下,应将冰片与其他药物一起研磨。研磨用的乳钵,要用酒精消毒。药物研好后密闭存藏。

使用的具体方法是:用窥阴器撑开阴道暴露宫颈后,用干棉球拭净阴道及宫颈分泌物。在预先制成专用棉球上(扁形,较宫颈稍大,中央贯穿上棉线,无菌干燥),撒药粉1g左右,而后用长柄镊子将撒药的棉球送入阴道,使药粉面紧贴于宫颈上,棉球的线头要留于阴道外。24小时以后,患者可自行将棉球拉出。轻者1周上药1次,重者1周上药2~3次。对重度糜烂及乳头型和颗粒型患者,在治愈后应继续上3~5次以巩固疗效。

月经来潮、怀孕期间停止用药,治疗期间避免性生活。

第二节　子宫内膜异位证证治

子宫内膜组织生长在子宫腔以外的异常位置而出现的病变和症状,称为子宫内膜异位症。

病变往往发生在子宫直肠窝或阴道直肠隔等处。其临床表现为经行少腹疼痛,甚至牵引到阴道,有剧烈的坠胀感,性交痛,腰痛,肛门坠胀,恶心呕吐,乳房胀痛,宫骶有韧带结节、肿块,宫体增大。

产生本病的主要原因:宿瘀内结,日久便成癥瘕。治宜行气破瘀,软坚消癥。

行气破瘀软坚方: 丹参、皂角刺、莪术各15g,当归、赤芍、制香附、川牛膝、炙山甲、海藻各10g,干漆4g,血竭、桂枝各3g。水煎服。

加减化裁：

1.肝郁气滞：加柴胡5g,台乌药、川楝子、丹皮各9g。

2.肛门下坠：加槟榔9g,枳壳6g。

3.气虚：加党参、黄芪各12g。

4.阴虚：加生地12g,麦冬、女贞子各10g,去桂枝。

5.肾虚：加杜仲、狗脊、桑寄生各9g。

6.寒凝：加吴茱萸、炮姜各3g。

7.湿热：加败酱草、鸭跖草各30g。

8.痛经：加玄胡索10g,没药5g,失笑散(包)15g。去山甲、皂刺、莪术、海藻、干漆。经前7天起服用,连用7剂。

9.月经过多：加白芍、熟军炭各9g,震灵丹(包)12g,花蕊石15g。川牛膝改怀牛膝,丹参减为6g。经前7天起服用,连服7剂。

子宫内膜异位证膏方：党参、炙黄芪、炒白术各75g,白芍35g,当归75g,肉桂15g,莪术、川芎、丹参、丹皮、怀牛膝各30g,乌药、白芷各20g,炒五灵脂、生蒲黄各30g,玄胡35g,鸡血藤75g,山药30g,炙甘草15g,小茴、巴戟各30g,吴茱萸15g,柴胡20g,制香附、炒麦芽、炒谷芽各30g,炙乳香、炙没药各10g,阿胶60g,生晒参10g,饴糖60g,冰糖、蜂蜜、核桃仁各50g,黑芝麻25g。

如法熬制成膏,每次取膏1匙,温开水化服,每日3次。

第三节 子宫肌瘤证治

又称子宫平滑肌瘤,主要是由不成熟的子宫平滑肌细胞增生所致。多数子宫肌瘤可无症状,仅在体检时被发现。但黏膜下肌瘤或较大的肌壁间肌瘤,可出现月经过多或淋沥不净,或白带增多,或发生剧烈腹痛。痛有定处,有包块,按之坚硬。B超检查可确诊。

产生本病主要原因:一般由气滞、血瘀、湿热瘀结、痰积而致。治宜活血化瘀,散结消癥。

武当肌瘤方:黄芪、昆布、丹参各20g,海藻15g,茯苓30g,浙贝母、土贝母、山慈姑各12g,香附、当归、赤芍、丹皮、桂枝各10g。水煎服。

加减化裁:

1.气滞血瘀:加金铃子、玄胡索、制香附各9g,三棱12g。

2.经血过多:去海藻,加花蕊石30g,鹿含草12g,田三七粉2g(吞)。

3.阴虚火旺:加生熟地、龟板、北沙参、夏枯草、白薇各10g。

4.脾虚:加白术、淮山药各10g。

5.腰痛酸:加桑寄生、狗脊各12g。

6.乳房胀痛:加全瓜蒌12g,路路通9g。

7.白带多:加马鞭草12g,白芷炭9g。

8.大便秘结:加火麻仁12g。

武当化瘤丸:当归、赤芍、川芎各30g,熟地50g,丹参

50g,橘核、川楝子、香附子、乌药、炒枳壳、莪术、三棱、穿山甲各30g,茯苓、桂枝各50g,鸡血藤30g。上药共为细面,另用:益母草500g,败酱草500g,白花蛇舌草500g,熬煮3次,共取药汁5kg,熬制为250g浸膏,合上药细面为丸,如梧桐子大,每次服10丸,每日3次。

第四节 盆腔炎证治

寒颤发烧,头痛,乏力,腹胀,白带多而臭似脓液,下腹部压痛或有包块,脉数。白细胞升高,中性粒细胞增多。

盆腔炎、子宫内膜炎、子宫颈炎、输卵管炎、卵巢炎、盆腔结缔组织炎。产生本病的主要原因:认为系外感湿毒之邪,湿热壅于下焦而致。治宜清热解毒、活血化瘀、渗湿止痛。

清热活化止痛汤:三棱、香附、台乌药、红藤、败酱草各30g,当归、蒲公英各20g,玄胡索、丹参、生苡仁、土茯苓各15g,丹皮、川楝、赤芍各12g,甘草6g。水煎服。

加减化裁:

1. 发热:加金银花、连翘各15g。

2. 大便秘结:加生大黄10g。

3. 血瘀:减黄柏、苡仁、土茯苓,加桃仁、红花、莪术各12g。

4. 湿浊重:减丹皮、赤芍,加苍术、白术(炒)各12g。

5. 下腹痛:加广木香、制乳没各10g。

6. 口苦胁痛、带下黄赤:加龙胆草6g。

盆腔炎保留灌肠方:败酱草、翻白草、鱼腥草、益母草、白花蛇舌草各 30g、红藤、丹参、当归、赤芍各 15g、玄胡、香附、川楝子、小茴各 10g。上药煎煮 2 次，共取药汁 300ml，分做 2 次保留灌肠，每日 2 次，灌肠后保留 2 小时。

第五节　服精神药物出现溢乳病证治

服用治疗精神病药物而出现乳汁分泌。

女性在非哺乳期、妊娠前期、乳房出现乳汁分泌现象，原因之一是服用了治疗精神病药物（如氯丙嗪等），舌淡红苔薄脉濡。

精神药物性溢乳症治宜健脾补肾。

精神药物性溢乳症汤：黄芪、黄精、当归、党参各 30g、茯苓、白术、芡实、莲米、益智仁、巴戟天、菟丝子、五味子各 15g、甘草、茜草各 10g。水煎服。

第六节　卵巢囊肿证治

本病是妇科常见良性肿瘤。检查时可在子宫一侧或双侧触及囊性肿物，表面光滑，可活动。可发生于任何年龄，以 20~50 岁最为常见。临床以良性者多，发展慢，初期囊肿小，多无症状。当囊肿增至中等大小时，可感腹胀或下腹不适。可发生蒂扭转、破裂及感染并发症。

武当道教医药认为主要是脏腑功能失常，气机不调，抗病力弱，外邪乘虚而入，致气血运行不畅，痰湿凝聚，血瘀内停，积而成癥瘕，归属"积聚""癥瘕"范畴。治宜活血化瘀，除湿消癥。

一、卵巢囊肿方

茯苓 30g,赤芍、当归、丹参、泽泻、瓦楞子各 15g,川楝子、昆布、海藻、桃仁、桂枝、生蒲黄各 10g,白术、猪苓各 12g。水煎服。

加减化裁:

1. 发热者:加柴胡、黄芩各 9g。

2. 血瘀重者:加三棱、莪术各 9g。

3. 包块坚硬者:加炮山甲、王不留行各 9g。

4. 湿热甚者:加苍术、蒲公英各 10g。

5. 腰骶部酸胀者:加杜仲、狗脊、巴戟天各 10g。

6. 乳房胀痛者:加柴胡、郁金、白芍各 8g。

7. 月经量多,行经期长可淋沥不尽者:加旱莲草 20g,炒荆芥 8g。

8. 若乏力,白细胞减少者:加黄芪 20g。

9. 体弱多病,脾胃气虚者:加黄芪、党参各 12g。

二、卵巢囊肿保留灌肠方

茯苓、猪苓、苍术、白术各 15g,蒲公英、败酱草各 30g,昆布、海藻各 10g,丹参、红花、赤芍、当归各 10g。将上药熬煮 2 次,共取药汁 300ml,分为 3 次保留灌肠,每天用药 1 次。

第七节　多囊卵巢综合征证治

本病又称施-李综合征。是月经调节机能失常,以致发生一系列如多毛、肥胖、月经稀少、闭经伴双侧卵巢多囊性增大者。多见于 17~30 岁的女性。其病因与内分泌功能紊乱,丘脑下部垂体平衡失调有关。

认为与肝经病变有密切关系,主要是肝血不足,肝阳偏亢,郁结化热所致。治宜清泄肝胆郁火。

多囊卵巢综合征方:生地黄 12g,炒黄芩、焦山栀、泽泻、车前子(包)、当归各 9g,龙胆草 7g,柴胡 6g,木通 3g,生甘草 2g。

水煎服,每日 1 剂。或用龙胆泻肝丸,每日 9g,分 2 次吞服,不能连服 3 个月以上(龙胆泻肝丸不宜服用时间过长)。

加减地黄汤:熟地、麦冬各 30g,山药、枣皮、茯苓、枸杞各 15g,丹皮、丹参、泽泻各 10g,红景天、余甘子各 12g。水煎服。每日 1 剂,或用麦味地黄丸、菊杞地黄丸,每日 3 次,每次 5g。

第八节　足跟痛证治

足跟疼痛,不肿不红,不能多立多走,虽系小病,也很痛苦。

本病产生多因肝、督、肾阴不足所致,因为足跟乃督脉发源之地,肾脉所过之地,肝血所养之地。若此三阴虚,多致阴血不足。

前人治此,多选补益之剂,如六味地黄汤滋补肾水等药。产后足跟痛,石斛汤疗效最好。

加味六味地黄汤:熟地、生地各 30g,山药、枣皮各 15g,丹皮、泽泻各 10g,牛膝、海风藤各 20g。水煎服,每日 1 剂。

石斛汤:石斛 30g,木瓜 15g,防风、川芎、灵仙、甘草各

6g,当归、白芍各9g。水煎服。

足跟痛外治法：头发堑足跟法：将常穿的鞋后跟挖一个窝，用废布作一个小袋，内装头发，堑在脚跟。

川芎浸泡法：川芎50g，用好醋烧开煮川芎15分钟，倒入盆内，将脚浸泡在药醋内，每次30分钟，每日1次。

针刺法：取穴：风池，左侧由右进针，右侧由左进针，进针由左侧透针到右侧，从右侧透针到左侧，一般针刺入5分钟足跟痛即能缓解。

第九节　妇女绝育结扎术后综合征证治

女性行绝育结扎手术后，自感腰腹疼痛，心悸等，但检查又无阳性指征。患者疑虑重重，自感有头、腹、腰骶、下肢疼痛不已，并伴头晕、心悸，舌红苔薄，脉弦涩。武当道教医药认为，产生此病主要原因，多是忧思过度，肝气郁结，阴血亏耗所致。治法：疏肝解郁，活血化瘀。

加减逍遥汤：白芍30g，当归20g，柴胡、白术（炒）、茯苓、香附各15g，川楝子、川芎、青皮、乌药各10g，甘草5g。水煎服。

加减法：

1.头痛上方加：白芷、苍术、羌活各10g，细辛5g。

2.少腹痛上方加：莪术、玄胡、小茴香各6g。

3.腰痛上方加：川续断、杜仲、狗脊各10g。

4.下肢痛上方加：独活、怀牛膝、木瓜各10g。

5.心悸、失眠上方加：枣仁、柏子仁、合欢皮、夜交藤各20g，亦可加龙骨、磁石各20g。

第十节 阴纵证治

歌曰：阴纵之人性欲强，肝肾阴虚相火旺。

　　湿热下注阴湿痒，辨明病情用对方。

阴纵是指女性性欲要求强烈，性交虽有快感高潮，但难以满足性欲要求，性交后阴肿滞不衰，仍继续有强烈的性交欲旺。有些病情严重者，性欲特别亢进，不能自我克制，达到不择对象，不择时间，不择地点的程度。现代医学发现有部分脑病患者，能造成患者性欲亢进，因此这种患者应该进行详细的检查，以确定是何种原因引起，切莫误认为自己身体强健，而放纵过度，引起严重的不良后果。

武当道教医药认为："肝实者则好淫"。古人云："肝为阴中阳，其绕阴器，强则好色，虚则妨阴，故时憎女子。"所以认为产生本病的主要原因是：肝肾阴虚，相火旺盛，或是肝气郁滞，湿热下注，气血湿热相搏，引起性欲冲动。

一、肝肾阴虚，相火旺盛

1.主证：性欲亢进，难以满足，五心烦热，失眠多梦，头晕耳鸣，全身阵阵烦热，难静多动，舌红，苔薄黄，脉弦。

2.治法：滋肝补肾，清热泻火。

3.方药：

加味地黄汤：生地、熟地各20g，枣皮、山药、制首乌各15g，茯苓、丹皮、地骨皮、泽泻、知母、黄柏各10g，木通、车前子各5g。水煎服。

补阴泻火汤：百合、玄参、麦冬、沙参各20g，莲子芯、丹皮、地骨皮、黄连、盐黄柏各10g，车前子、泽泻各15g。

水煎服。

二、肝气郁滞，湿热下注

1.主证：性欲亢进，难以满足，胸满闷，烦躁易怒，难静多动，舌红，少苔，脉弦。

2.疏肝解郁，清利湿热。

3.方药：

加减龙胆泻肝汤：柴胡、白芍、当归、山栀各15g，龙胆草、香附子、青皮各6g，生地30g，车前子、泽泻各10g，木通5g，生甘草3g，酒大黄6g（后下）。水煎服。

清肾泻火茶：莲子芯5g，知母30g，生甘草5g。水煎5分钟，取水代茶频服。

此病除上述方法治疗外，患者要从思想深处认识到，纵欲过度，会给男、女双方的身体造成严重的危害。从养生学角度出发，应节制性生活，多做一些较重的体力活和参加愉快的文艺活动，分散自己的注意力。尽量减少单独与男性接触的机会。

第十一节　性冷漠证治

歌曰：性欲冷漠真难言，肾阳虚衰是关键。
　　　亦见肝郁脾虚证，丈夫冲动她心烦。

性冷漠在古文献上比较少见，它是指女性对性生活非常厌恶，有些结婚数日，甚至数月也不准丈夫对她作出来亲近的动作，更莫说过性生活。笔者经治数例，认为产生此病的主要原因是：肾阳虚衰，下焦寒凉，有肝气郁滞，寒湿之邪流注胞宫，还有因脾气虚弱，肌肉无力，外阴无力收紧。治法：温补肾阳，疏肝解郁，健脾壮肌。

一、肾阳虚衰性

1.主证：对性生活十分厌恶，形寒肢冷，乏动自汗，小腹及外阴部寒冷如冰，腰冷痛，双膝酸软，小便清长，夜尿多，舌淡，少苔，脉沉弱。

2.治法：温补肾阳。

3.方药：

四逆汤加味：炮附子10g，大红参10g，干姜10g，肉桂6g，淫羊藿、巴戟、仙茅各12g，炙甘草10g。水煎服。根据病情，炮附子可以加至30~50g，但需先煎煮1~2小时。

桂附地黄丸加味：熟地30g，枣皮20g，山药20g，茯苓10g，丹皮10g，泽泻6g，炮附子10g，肉桂10g，淫羊藿15g，金樱子15g，菟丝子15g。水煎服。

隔姜艾灸治疗性冷漠，取关元、气海、命门、肾俞，隔姜灸艾炷3~5炷，每日1次，连续10天为一个疗程。

外敷温热疗法治性冷漠：大青盐300g，花椒30g，生姜50g（切碎）。

三味锅内炒热，热敷小腹及外阴部（加葱须更好）。

二、肝气郁滞性

1.主证：对性生活十分厌恶，胸胁满闷，心烦易怒，小腹及外阴寒凉如冰，腰膝冷痛，小便清，夜尿多，舌红、少苔，脉寸关弦，尺沉迟。

2.治法：疏肝解郁，温补下焦。

3.方药：

疏肝温元汤：当归、熟地、白芍各15g，醋柴胡、醋香附、青皮各 6g,小茴、吴茱萸各 5g,乌药 10g,淫羊藿、巴戟天、仙茅各 10g。水煎服。

外敷疏肝温元法：香附子、小茴香、橘树叶、细辛、干姜各等份,共研粗末,醋拌炒热,装袋热敷胁下、下腹及外阴部,每日 1 次。

三、脾虚性

1.主证：对性生活厌恶,四肢乏力,腹胀,纳差,便溏,小腹及外阴寒凉,外阴松弛,自己无力收缩外阴,有时尿失禁,小便清,夜尿多,舌淡、少苔,舌边有齿痕,脉沉而无力。

2.治法：益气健脾,温阳补肾。

3.方药：

脾肾双补汤：人参 10g,炒白术 20g,白茯苓 10g,山药 10g,炙黄芪 20g,淫羊藿、菟丝子、枸杞子、补骨脂各 20g,炙甘草 6g,大枣 4 个。水煎服。

注：可用隔姜艾灸。取穴：中脘穴、神阙、关元、气海、命门、足三里,每灸艾炷 3~5 炷。

第十二节　幼儿性早熟证治

歌曰：性熟早在未成年,只因饮食与病患。

　　细心父母早发现,对证养治并忌餐。

幼儿性早熟是指患儿尚未成年,就有性欲要求,即出现以硬物顶触阴部,喜看男女恋爱电视,并伴有睡眠不实,烦躁不安,注意力不容易集中。

产生本病的原因主要是：一是患儿先天肝火素旺,相火妄动,下焦湿热,正如古人曰"肝实者则好色"。二是患儿过食煎、烤、烧、炸带有激素的食品，或过食兴阳助火食品，引起阴阳失调，阴虚阴亢。

治法：滋肝补肾泻火除湿，并要忌食含有激素食品及兴阳助火食品。

方药：

加减龙胆泻肝汤：龙胆草、炒山栀、川黄芩、绵茵陈、车前子各6g，生地、当归、知母、柴胡各5g，川牛膝10g，川黄柏8g，生甘草3g。水煎服，每日1剂。

知柏地黄丸：生地、枣皮、山药各50g，知母、黄柏、泽泻、丹皮、茯苓各30g。上药研细末，炼蜜为丸，每次服5~10g，每日3次。

忌食食品有：烧烤短期养殖的鸡腿、鸡翅、对虾、海虾、河虾、羊肉、动物的腰子、动物的阴茎、狗肉、虎肉、熊掌等。均属幼儿忌食和多食食品。

笔者行医40余年，近10年经治了4例性早熟患儿，最大的9岁，最小7岁。《黄帝医术临证切要》一书中报道两例，年龄还要小，此病例虽然报道不多，但近几年这种病的发病率有上升趋势，故特别呼吁有志同道及家长对此病应及早预防，及早治疗，提高防范意识。

第十三节　名医医案、医话

一、上海名医朱小南医案

经来两手背起泡发痒

樊某　38岁　已婚

初诊　1963年7月4日，每值经来除腹部胀痛外，两手的掌背起泡发痒,经净后即退,病延10月,每月如此。察其体格颇为结实,精神不舒,上次经水为上月八日来潮,现又将届临,已有预兆,感觉胸闷胁胀,纳谷不香,腰酸神疲。按其腹则略有作胀,脉虚弦,舌苔薄黄,又述发作时瘙痒难忍,夜寐不安。证属肝木郁结,湿热内蕴,治用疏肝解郁,健脾清热法。

柴胡5g　　当归9g　　白芍6g　　　　白术6g
茯苓9g　　甘草3g　　钩藤12g(后下)　桂枝5g
制香附9g　郁金6g　　苏梗5g　　　　乌药9g

服后胸胁较宽,腰酸腹痛已好,唯感食欲不振,小腹坠胀,仍用上方去甘草加鸡内金,服后经水即来。此次腹痛缓和而掌背亦未起泡,为10个月来第一次出现的好现象,经来腹痛现象已好转,而且掌背起泡等症状,未见发作。

按本症病机,主要肝为刚脏,性喜条达疏泄,又司血液的贮藏与调节,遏抑则病,难于疏泄而成郁积,木郁则气滞,气为血帅,气滞则血亦滞,气血阻滞,四肢的末梢首当其冲,患者的掌背本颇敏感,复因气血郁滞而湿热内蕴,所以在经期出现起泡瘙痒的症状。

此症以逍遥散为主,化其郁,清其热,而其中术、苓又有理湿的功能。至于加桂枝,则根据仲景当归四逆汤(当归、桂枝、芍药、细辛、大枣、甘草、通草)而来。桂枝性味辛甘温,能横走四肢,温经通络,治痛风,祛皮肤风湿。配当归、芍药养阴补血,对四肢末梢气血不畅而受寒发生的冻疮极有效。盖取其温通四肢之功,而本症为气血郁滞,末梢循环受阻而起,试用后亦复奏效。用钩藤,不仅清肝热,而且也能解除四肢末梢的敏感,近人有用本品合天麻治头皮瘙痒症而奏效者,亦本乎此意。香附、郁金、苏梗、合欢皮等理气行滞,解郁宁神。用上述方药后,掌背过敏现象不再发作,经来腹痛亦已好转,证明药贵中鹄,则奏效颇验。

二、上海名医丁济南医案

皮质醇增多症

余某　女　27岁

初诊　1959年6月25日,因肥胖、乏力和月经失调入院。

患者于1953年起,体重明显增加,由原来的52kg,到1959年增加至61kg,伴颈部变粗,腹满和背部脂肪增厚。自觉头晕、乏力。月经周期参差,数月一行或一月二行,经量少而色暗,经期延长,旬余始净。行经期间,口腔黏膜破碎,唇焦。曾请中医诊治,未见明显疗效。在某医院检查基础代谢在正常值内,诊断为单纯性甲状腺肿,经以甲状精等药治疗,出现头顶胀昏,夜寐不安,汗少,连夏天也无汗,晨起面浮足肿,皮肤绷紧作胀,目干、鼻热、咽燥,口苦而干且有痰。两太阳穴作痛,伴颈背牵强,大便秘结,小溲短少赤热,时有刺痛感等而住入我院诊治。

主要体检:面如满月,红润,皮肤粗糙且多痤疮,体胖,脂肪多堆积于躯干之背部。全身毳毛丛生,头发、眉毛均多,且粗而黑,面部伴有胡须生长。胸、腹、脐部毛粗长,腹臀部皮肤有白色花纹与紫纹。

主要实验检查:24 小时尿 17 羟类固醇为 10.24mg 及 6.72mg,24 小时尿 17 酮类固醇为 11.24mg,嗜酸性细胞计数为 44/mm³。经 ACTH 兴奋以后,24 小时尿 17 羟类固醇为 20.36mg,24 小时 17 酮类固醇 17mg 及 29mg,嗜酸性细胞计数 77/mm³(前)-0/mm³(后)。

诊断:皮质醇增多症(柯兴氏综合征)。

治疗经过:入院后,因病员不愿手术治疗,故转中医病房,用中药、针灸和气功等治疗,但效果均不显著。中医曾按肝胆相火内郁、冲任失调治疗,方用龙胆泻肝汤及知柏地黄丸加减,未见显效。1960 年 1 月 25 日改用肺郁治法。

1960 年 1 月 25 日:遍身肤胀不舒,经行艰少,咽梗痛,苔薄舌干,脉沉细,服苦寒药则症状稍减,服甘温药则症状更甚,属实可知,拟于苦寒中加以通理开腠理之品。

桑叶、皮各 12g　荆芥穗 6g　　蝉衣 5g　　知母 9g
木通 9g　　　　草薢 12g　　　苦参 18g　　石斛 30g
天花粉 9g　　　　　　　　　　　　　　　　3 剂

1960 年 1 月 28 日:皮肤绷紧,汗不出,自觉面及手脚发胀,咽干有痰,大便秘结。腠理闭塞,肺气不宣,湿蕴不泄,积而生热,故咽干生痰,肺与大肠相表里,肺气不宣,大肠亦壅塞故便坚,拟开腠理而宣肺气之法治之。

原方加苦杏仁 12g,生麻黄 3g。3 剂。

服药 11 剂后,2 月 8 日:经水自行,血色瘀紫,经前周身不舒,经后周身作胀,大便有好转。

麻黄 3g　　苏梗 9g　　旋覆花(包)9 克　　知母 9g

厚朴 4.5g	陈皮 6g	砂仁 2.4g	炒枳壳 9g
石斛 9g	天花粉 9g	苦参 3g	萆薢 9g
木通 6g	归尾 9g		5剂

2月15日：经净后，腹胀、二便欠利均有改善，近有午后面浮潮热，头顶胀，再以开腠、化湿，佐以理气开郁。

桑白皮 12g	蝉衣 3g	旋覆花（包）12g	知母 9g
砂壳 3g	石斛 9g	郁金 9g	萆薢 9g
木通 9g	天花粉 9g	苦参 9g	珍珠母 30g
			4剂

1960年3月31日：住院已9月，最近两个月来，应用了开鬼门发汗，宣肺解郁后，立见好转，皮肤紧张消散，已能汗出，经已来潮，毛发未见增多，相比毛发颜色减淡。内分泌检查亦见进步：1960年2月25日24小时尿17酮类固醇10mg，24小时尿17羟类固醇6mg。

此后，根据开肺郁原则，在上述基本方中随症加减，进行治疗，前后共服中药214剂，于1960年6月10日治疗好转出院。出院时月经已经来潮，但经量不多，毛发较前减退，体重已减低到55kg，皮肤紧张感基本消失，24小尿17羟类固醇为5.18mg，24小时尿17酮类固醇为7.07mg。

出院后门诊随访，体形虽仍偏胖，但已经正常工作，于1966年结婚，1968年怀孕生一男孩。

按：皮质醇增多症在中医古代方献中没有记载。近年来关于中医治疗皮质醇增多症的报导也很少。本病例主证为皮肤紧绷，汗不出，面浮足肿，肥胖，大便秘结，小便少，经量不多，苔薄舌干，脉沉细。此为肺郁之症。肺郁则肺气不得流畅，毛孔闭塞，汗液失却发泄的孔道，水湿留于肌肤，溢而肿胖；肺郁则金不生水，水不济火而心火旺盛，心肝火盛，消烁阴血，导致冲任失调。故治疗上拟开腠理，宣肺气为主，佐以理气、清热化湿、活血调经。

三、上海名医唐吉父医话

经前期紧张症的辨证施治

经前期紧张症的主要表现是在精神意识方面。常在月经来潮前 1~2 周内发作，始则心情不舒，思想不集中或集中在某一点上不能自释，情绪烦躁或不悲而自泣，头晕头痛，夜寐不安，并多惊梦，有时胸胁及乳房作胀或刺痛，也有乳头或痛或痒，甚至结块不能触按，按之则痛不可忍，也有在月经前或经期、经后出现轻度水肿，尤其在面部及足跗部更为明显。此类患者平时大便正常或大便干结，至发作时常有大便溏薄，在经期中少腹部或胀或痛，这是经前期紧张症常有的症状。

在临床实践中，这类患者大致可分成兴奋型和抑制型两大类型。

兴奋型的表现：多数病人平时性情急躁，遇事容易激动。一般者是阴虚肝旺的体质，到月经来潮前，性情突然更加烦躁，即不能自制地勃然大怒，甚至大发雷霆或大哭大闹或殴打怒骂，持续发作至月经来潮后，心情逐渐趋向平静，至下次月经来潮前，又反复发作如故。有少数更严重的患者，症状持续延长与下次月经相衔接，个别患者可能有类似精神分裂症的症状出现。

抑郁型的表现：多数病人性情迟缓，遇事淡然处置，但在经前即出心情不舒畅，郁郁不乐，静默寡言，思想集中在某一点上无法自解，经常长吁短叹，嗳气频作，脘闷如窒，少腹膨然作胀，至月经来潮前后，有时显水肿，大便溏泄，夜寐不安，呵欠连绵，四肢无力，懒于动作，也有思想消沉，暗自饮泣，经行之后，逐渐恢复正常，至下次月经来前，又有周期性发作。

经前期紧张症是妇科的一个常见病，多发病，不受年龄限制，青春期、更年期均有出现，特别在不孕妇女中发病率最高，根据本病所表现的症状，主要表现在精神意识方面。祖国医学妇科文献中虽无这种病名，但有类似的症状描写，散见于各个疾病中间，例如东汉时代张仲景所著的《金匮·妇人病脉篇》中，就有类似的记载："妇人脏躁，喜悲伤欲哭，象神灵所作，数欠伸者，甘麦大枣汤主之"。近代医家用甘麦大枣汤治疗精神症状及心脾不足之经前期紧张症均得到一定的效果。

根据经前期紧张症所表现的症状，用中医的理论来分析，经前期紧张症的症状出现，主要来源于肾阴不足，以致肝气横逆，肝郁气滞，积郁化火，甚至二火相并，心肝之火交炽，在此阶段如不及时控制，更进一步可转化为肝病累及心脾，陷入到虚证或虚实夹杂的病症。肾为水脏，蛰藏为本，肾水既亏，则肝木失其涵养，肝之疏泄无权，气遂横逆，导致积郁化火，与心火相并，二火相结，势若燎原，特别在经行之前，正是冲任二脉充盛之时，也是肝肾不足之候，内蕴积郁之火伺机而发，一遇精神刺激，则突然爆发不能抑制，到月经来潮后，积郁之气已泄，心肝之火也平,又是肾阴修复之期,一切症状也再次暂时消失,形成周期性发作,这是实证阶段。但病情如未及时治疗,则积郁之气日久必累及脾土,脾与胃相为表里,脾主运化,胃主受纳,脾胃之运化失职,水谷之精微不化,泛滥为湿,聚湿酿痰,进而与心肝之火相合,痰火上蒙清窍,则表现为精神失常。也有脾湿不化,在胃则纳减呕吐,夜寐不安,在脾则出现轻度水肿,大便溏薄,这是发展到虚证所致。

经前期紧张症另一主要症状,即在经前乳房胀痛或刺痛,或结而成块,或乳头高突,或乳晕增黑,甚至痛痒交作等症,随着月经周期反复发作,有的甚至延及与下次周期相连。从经络循行路线来分析,中医认为乳头属肝,乳房属胃,胀为肝气郁结,痛为胃气有余,肝郁化火则乳头痛痒,因肝脉连冲任,故与月经周期有关。

综上所述,经前期紧张症的病机,起源于肾,发展于肝,最后累及心脾。因此,经前期紧张症的辨证论治与肝、肾、心、脾四脏功能的调整有关,在临床上大致可分四类:

(一)阴虚肝旺,肝气横逆型

祖国医学认为,肝为将军之官,性喜条达,主疏泄,如情志不遂,则肝气郁结,肝气横逆,肝连奇经,则影响冲任二脉,所以月经失调,或月经先后不定期,经前情绪忧郁,思想纷纭,头晕目眩,夜寐不安,乳房作胀,经行则小腹胀痛,脉细弦而数,舌苔薄质淡。治以疏肝理气而解郁结,以逍遥散加减之:若乳房胀痛为主,加用夏枯草、蜂房;若情绪忧郁为主,加用香附子、川郁金;若少腹胀痛为主,加用川楝子、延胡索。

（二）肝气郁结，积郁化火型

若肝气郁结，积郁不解，久而化火，积郁之火挟同五老之火，延及冲任二脉，热迫血行，经量增多，血去阴伤，肝失涵养，肝火更炽，故于经行之前或经行之时，郁勃之气一触即发，乳房胀大或刺痛，甚至累累结块，间有青筋暴露，偶而触及，痛彻心肺，脉细弦而数，舌苔薄黄而糙，质红尖绛。治以清解郁热，壮水制火以济燎原之急，用丹栀逍遥散合知柏地黄汤加减之，若乳房胀痛为主加用夏枯草、川郁金、蜂房。

（三）心肝火炽，痰蒙清窍型

肝郁气滞，积久化火，肝火与心火相结，心肝之火交炽，郁久不解，木旺克土，久病热必累及脾土，脾胃相为表里，脾主运化，胃主受纳，脾胃运化失司，水谷之精微不化，泛滥为痰为湿，痰火内炽，上蒙清窍，则出现情绪紧张，言多而语无伦次，夜寐多梦，烦躁不安，口渴欲饮，腑行干结，甚至类似精神分裂症的前驱症状，舌苔白糙，边尖质红，脉细弦数。治以清泄心肝之火，佐以涤痰开窍之品，仿龙胆泻胆汤或当归龙荟丸合黄连温胆汤出入之。若大便闭结加用生大黄或礞石使痰热从下而夺；若心火旺加用黄连、川贝母以清心涤痰；若痰多加用天竺黄、胆南星、白金丸以清化痰热；若清窍被蒙，语无伦次加用石菖蒲、远志肉以化痰开窍。

（四）肝病及脾，水湿潴留型

肝病及脾，脾病则水湿不能运化，散溢于肌腠皮表之间则为遍体浮肿，泛滥于肠胃之间，则呕恶便溏，故每于经前除出现肝举太过之症外,尚有面目及足跗浮肿,甚至遍体皆肿,脘腹膨胀,大便溏泄,或有泛泛欲恶,频频嗳气,一俟月经来潮则诸症渐减,甚至消失,脉濡大无力,舌苔薄白而质胖淡。该类患者治疗或以治肝先实脾,脾健则肝之濡养有赖,肝气自复,脾气自健,或以肝脾同治,拟用参苓白术散合逍遥散加减之。若遍体浮肿加用猪苓、泽泻以行水消肿;若小便短少加用河白草、车前草以利尿退肿;若乳房胀痛加用软柴胡、夏枯草以疏肝开郁,化痰软坚。

第三篇 武当食疗方

第一章 武当道教医药膳食美容方

一、凉拌双耳

组成：①主料：水发银耳30g，水发木耳30g。②调料：精盐、味精、白糖、胡椒粉、麻油适量。

用法：①将水发银耳、木耳去杂质，用清水洗净，下沸水捞一下，捞出投入冷开水，冷后捞出，沥干水装盘。②取碗一只，加入精盐、味精、白糖、胡椒粉、麻油，用冷开水调匀，浇在盘中拌匀即成。

功效：木耳肉质细腻、柔嫩鲜美，含有丰富的蛋白质、脂肪、碳水化合物、铁、钙、磷、胡萝卜素、维生素B_1、维生素B_2及人体必需的氨基酸，维生素B_2具有润泽皮肤的作用。木耳中含的维生素B_2(核黄素)是米、面、蔬菜的10倍，是肉类的3~5倍。加上银耳是健美的最佳食品。木耳有和血养容、凉血止血、抗癌的作用，具有延年益寿的功效。此外，还可以作为气血不足、产后虚弱、久病体虚、高血压、血管硬化症的食疗菜谱。

二、银耳樱桃

组成：①主料：水发银耳50g，罐头樱桃30g。②调料：糖桂花、冰糖适量。

用法：在炒锅内加上水，烧沸，入冰糖溶化，加入银耳，煮10分钟，再加入樱桃、桂花糖，煮沸后，随意食之。

功效：银耳既是美味山珍，又为天然高级补品，滋肾益精，补脾养心，功在美容颜、嫩皮肤、抗衰老。《滇南本草》称是"治一切虚证，能大补元气，滋润皮肤。"樱桃营养丰富，《备急千金方》说："樱桃调中益气，令人好颜色，美志性。"此二物相结合以食，可以使人肌肉丰满，皮肤嫩白光润，容颜焕发，唇似樱桃。此方补气养血，嫩皮肤，美容颜。主治气亏血虚之颜面苍老，皮肤粗糙干皱。

三、熘鱼肉丸汤

组成：①主料：鲢鱼肉 200g，干淀粉适量，水发香菇 1 枚。②调料：料酒、精盐、味精、葱、姜末、猪油、鸡油适量。

用法：将鲢鱼肉剁成肉泥，加入葱、姜末、味精、料酒、熟猪油及水适量。搅匀做成丸子，放入锅中烧开，将香菇、盐、味精、鸡油放入锅中，轻轻搅匀即成。

功效：此丸汤温中健脾、润泽肌肤。主治脾胃虚寒、营养不良引起的苍老症。鲢鱼性味甘温，温中健脾，补气养血，长肌肉，增气力，悦颜色，润肌肤。香菇益气血，补虚劳。故此汤对体质虚弱、脾胃虚寒所引起的骨瘦如柴，肌肉干瘪，皮肤干皱，枯糙无华者，最为适宜。

四、樱桃香菇

组成：①主料：水发香菇 80g，鲜樱桃 50 颗，豌豆苗 5g。②调料：料酒、味精、精盐、白糖、酱油、姜汁、湿淀粉、熟菜油、麻油适量。

用法：①将水发香菇去杂洗净，切成薄片。将豌豆苗去杂洗净。②炒锅入菜油菜烧热，放入香菇煸炒，加入姜汁、料酒、酱油、白糖、精盐和水煮沸后，改为文火煨烧一会，再将豆苗入锅,加入味精,用湿淀芡,然后放入樱桃,淋上麻油出锅装盘即成。

功效:香菇益气开胃,含有提高人体免疫力的物质。《本草纲目》中称樱桃为"调中,益脾气,令人好颜色,美容"。樱桃所含养分既全面,又易吸收,铁的含量最为突出,是苹果的20倍,梨的30倍。铁质是红细胞中血红素的重要组成部分,对人体健美有益。所含胡萝卜素是苹果的4倍,梨的30倍,在体内能转化成给维生素A,促使生长、益寿。所含果酸是苹果和梨的30倍,能维持皮肤和神经的健康,使皮肤滋润,特别有益于女性的健美。

五、花生米煮猪肉皮

组成:①主料:花生米250g,猪肉皮200g。②调料:精盐、味精、葱花、姜末适量。

用法:①将花生米去杂洗净。将猪皮去毛洗净,下沸水锅焯一段时间捞出洗净,切成丁。②将肉皮、花生米、精盐、味精、姜末清水下锅烧沸后,改为小火炖至肉皮熟烂,撒上葱花即成。

功效:研究证明,猪肉皮中含有丰富的胶原蛋白,是使皮肤白嫩、富有弹性的重要物质。越来越多的人们认识到猪肉皮的美容作用。花生中含有丰富的营养物质,有延缓衰老和维持神经系统正常活动的功能,能治疗血小板减少性紫癜,常食花生米煮猪皮能有效地达到滋润皮肤,使皮肤富有弹性的作用。

六、金针菜炖猪蹄

组成:①主料:金针菜30g,猪蹄1只。②调料:料酒、精盐、味精、姜片、葱段适量。

用法：①将金针菜放清水中泡发，去老梗和霉烂，反复洗净。将猪蹄去毛洗净，下沸水锅中焯去血水。②锅中放猪蹄、料酒、精盐、姜、葱烧沸，改用小火炖于至肉熟，放入金针菜炖至肉熟烂入味即可出锅。

功效：金针菜又称黄花菜，含有丰富的花粉，多种维生素、蛋白质、铁、磷、钙等。食之有滋润皮肤、增强皮肤韧性和弹力，保护表皮与真皮组织细胞等功能，可使皮肤润滑柔软，皱纹减少，色斑消褪，须发乌亮。猪蹄中含有丰富的胶原蛋白。常食猪蹄炖金针菜，对美容有益。

七、枇杷银耳汤

组成：①主料：新鲜枇杷150g，水发银耳50g。②调料：白糖适量。

用法：①新鲜枇杷去皮、去子、切成小片待用。将水发银耳洗净去杂，放入碗内加少量水，上笼蒸至银耳黏滑成熟。②锅中放清水烧开，放入银耳烧沸，再放入枇杷片、白糖再沸后，装入大汤碗即成。

功效：《本草纲目》称枇杷有"止渴下气、利肺气、止吐、主上焦热、润五脏"的作用。枇杷含有丰富的胡萝卜素，在水果中仅次于芒果和杏；维生素C、维生素B_1的含量也比较丰富，对抗衰老、润肤方面有很大作用。银耳有滋补强壮、嫩肤益寿的作用。

红枣猪肤羹 组成：①主料：红枣20g，鲜猪皮250g。②调料：精盐、味精、酱油、姜末、葱末适量。

用法：①将红枣洗净去核。将鲜猪皮去毛洗净，下沸水锅中焯一段时间,捞出洗净切丁。②锅中放猪皮丁、姜末、葱末、精盐、酱油、清水,烧沸后改用小火炖至皮肉熟,加入红枣炖至皮丁熟烂,点入味精调味即可。

功效:红枣性味甘温,《食物本草会编》中称"久服轻身延年,补中益气,坚志强力。"猪肉皮含有丰富的蛋白质、胶原性物质,有润肤泽肤的功效。常食此菜可以滋润皮肤、延年益寿。

八、萝卜粥

组成:①主料:萝卜150g,粳米100g。②调料:精盐、素油适量。

用法:将萝卜洗净,切成条。放油锅中煸炒。加盐炒至入味。将米淘净,放入锅中,加入适量水,用猛火煮沸,改为小火煮至将熟,放入萝卜条,继续煮至粥黏,即可出锅。

功效:萝卜含丰富的维生素C和胡萝卜素、维生素B、矿物质、淀粉酶、芥子油、木质素等,具有消积滞、化痰热、下气宽中、解毒等功效。唐代医学家孟诜说它"利五脏,轻身,令人白净肌细"。常食之能泽肤健美。

九、醋黄豆

组成:新鲜黄豆250g,优制醋适量。

用法:用醋浸泡黄豆,以浸没黄豆为准。半个月后,每天食醋黄豆2~10粒。

功效:醋含有氨基酸、糖、有机酸、维生素、无机盐及酸类,对人体新陈代谢有好处。黄豆含有丰富的蛋白质和维生素。常食醋黄豆,可使皮肤细嫩、变白。

十、莴苣拌蜇皮

组成：①主料：莴苣 200g，海蜇皮 100g。②调料：精盐、味精、葱花、麻油适量。

用法：①将莴苣去皮，切成丝，放碗中加盐腌渍一段时间，挤去水分，将海蜇皮放入清水中泡发，多次洗去泥沙，捞起切成细丝。②将海蜇丝、莴苣丝拌合一起，加精盐、味精、葱花调拌，淋上麻油，吃时拌匀即可。

功效：莴苣含有丰富的维生素 C、维生素 E，有润肤和延缓衰老的作用。海蜇是保健食品，经常吃海蜇，尤其是女性，会使皮肤白嫩细腻。经常食用莴苣拌海蜇皮，是使皮肤白嫩的好方法。

第二章　使皮肤红润饮食方

一、焖红薯块

组成：①主料：红薯(也称地瓜、山芋)300g。②调料：精盐、味精、葱花、生油适量。

用法：①将红薯洗净，削去外皮，用清水冲洗一遍，切成块。②锅烧热放油，油热后放入葱花煸香，放入红薯煸炒，放入适量清水，精盐烧沸后，改为小火焖烧至汤汁近干，放入味精，炒匀出锅。

功效：红薯含有大量淀粉和糖，可为人体提供丰富树胶源和黏液多糖类物质。《随息居饮食谱》载："煮食补脾胃，益气力，御风寒，益颜色。"能保持人体动脉血管的弹性，以及关节腔里的关节面和浆膜腔的润滑作用。常食之能增强人体抗病力，益颜色。

二、泥鳅鸡蛋

组成：①主料：活泥鳅250g，鸡蛋1个。②调料：料酒、精盐、葱花、姜末、生油适量。

用法：①将泥鳅放在清水盆中养多日(多次换水)，待泥鳅吐净泥水，肠中物排空时，将泥鳅洗净，放入小盆中。将鸡蛋磕入碗中，调以盐、葱、姜慢慢喂泥鳅。多日未进食的泥鳅会猛吃满肚。②锅中注入适量水，加入酒、葱、姜、油烧沸。当喂完泥鳅即将其投入锅中。盖上锅盖继续加热,煮沸后改小火烧至泥鳅熟烂入味即可。

功效:泥鳅、鸡蛋组成这道菜,含丰富的蛋白质、脂肪、钙、磷、铁、维生素 A、维生素 B_1、维生素 B_2、卵磷脂等。有补中益气、滋阴养血、润肌泽肤的作用。常食能健身养颜。

三、灵芝河蚌

组成:①主料:灵芝 25g,河蚌肉 250g。②调料:料酒、精盐、酱油、胡椒粉、姜片、葱段、生油适量。

用法:①将河蚌淘洗净。将灵芝洗净,放入砂锅中加水煎煮约 1 小时,取煮汁备用。②炒锅加油烧热,加入鲜蚌肉煸炒一会儿,加入料酒、精盐、酱油、胡椒粉、姜、葱、灵芝煎汁和适量的水。旺火烧沸后,改为小火炖烧至蚌肉熟烂而入味,即可出锅食用。

功效:《神农本草经》说,灵芝"主耳聋,利关节,保神,益精气,坚筋骨,好颜色。"河蚌肉味甘咸。《日华子本草》载,河蚌肉可"明目,止消渴,除烦"。灵芝河蚌可作为慢性肝炎、冠心病、神经衰弱失眠的食疗菜肴,食之亦能达到美容美颜的功效。

四、怀山圆肉炖甲鱼

组成:①主料:怀山药 50g,桂圆肉 5g,甲鱼 1 只。②调料:料酒、精盐、葱段、姜片、鸡汤适量。

用法:①将甲鱼宰杀,去内脏,放入热水中浸泡去皮膜、背亮后洗净。将怀山药洗净润湿切片。②将甲鱼、怀山药、桂圆肉、料酒、盐、葱、姜一起放入炖盅,注入鸡汤,上笼蒸至肉熟烂,拣去葱、姜即成。

功效:《本草纲目》载,怀山药"益肾气,健脾胃,止泄痢,化痰诞,润皮毛。"《神农本草经》载,桂圆"强智聪明、轻身不老,通神明"。常食桂圆还有美颜色、润肌肤的作用。甲鱼含蛋白质、钙、磷、铁及维生素 A 较丰富,能壮气,大补阴血不足。怀山圆肉甲鱼汤能补脾胃、益心肾、滋肝肾。常食之,能美颜色、润肌肤、延年益寿。

五、红枣木耳汤

组成:①主料:红枣 25g,水发木耳 50g。②调料:白糖适量。

用法:①将水发木耳洗净,撕成小片。将红枣洗净去核。②将红枣、木耳、白糖同放砂锅中,注入适量清水。煮至红枣、木耳熟,盛入碗中即成。

功效:红枣性涩味甘,含丰富的维生素和铁质,对肝炎、贫血、血小板减少性紫癜等病有治疗作用,配以益气润肺、补血养荣的木耳,其补益、滋养、养血、养荣的作用增强。常食可起面色红润、延年益寿的作用。

六、红枣香菇汤

组成:①主料:干香菇 20 只,红枣 8 只。②调料:料酒、精盐、味精、姜片、生油各适量。

用法:将香菇用温水浸发,洗去泥沙,用有盖炖盅一只,加进澄清过滤好的泡发香菇的水和适量的清水,再放入香菇、红枣、精盐、味精、料酒、姜片、熟花生油少许,盖上盅盖,上笼炖 1 小时左右,出笼起盅即可食用。

功效:香菇性味甘香,有健胃益气、滋补强壮的作用。红枣也是著名的美容食品,有补中益气,养血生津,健脾养胃的功效,可治疗脾胃虚弱、营养不良、气血亏损等引起的面容枯槁、肌肤失润、气血不足等症。故此菜可作为各种气血不足虚证、脾胃虚弱、食少的营养保健汤菜,同时对促使皮肤红润也有很大的作用。

七、天门冬红糖水

组成:天门冬 50g,红糖适量。

用法:将天门冬洗净,放砂锅内,加清水 3 碗,煎至余下一半水时,加入适量红糖煮沸即成。

功效:天门冬含天冬酰胺、黏液质等成分。《日华子本草》载它"镇心神,润五脏,悦颜色"。配以活血化瘀的红糖,饮之能使肌肤艳丽。

八、枸杞莲子汤

组成:①主料:枸杞子 25g,莲子 400g。②调料:白糖适量。

用法:①将枸杞子用冷水淘洗干净待用。莲子用开水浸泡后剥去外皮,取出莲心。②铝锅加清水,放莲子煮熟后,加入适量白糖溶化,放入枸杞子稍煮,出锅装碗即成。

功效:《本草拾遗》载,莲子"令发黑,不老"。现代研究表明,莲子能提高人体免疫力和调节免疫平衡,有抗衰老作用。枸杞子除含有蛋白质、脂肪、碳水化合物等物质外,还含有胡萝卜素、维生素 B_1、维生素 B_2、维生素 C、菸酸、亚油酸等。《药性论》载:"能补益精气不足,易颜色、变白、明目、安神"。历来被称为养生之仙药。常食此菜能养容颜、乌发、明目、健身延年。

九、海松子什锦饭

组成:①主料:大米饭 1000g,嫩鸡肉 200g,瘦猪肉 200g,鸡蛋 3 只,胡萝卜 25g,松子仁 25g。②调料:料酒、精盐、味精、酱油、葱花、白糖、素油各适量。

用法：①将鸡肉、猪肉洗净，胡萝卜洗净刮去表皮。将鸡肉切丝、猪肉、胡萝卜切片。将松子仁去杂洗净，下锅炒熟。②炒锅放油，烧热放葱花煸香，加入鸡肉炒一会儿，随即将猪肉、胡萝卜下锅，用猛火速炒，放点儿水，加入酱油、料酒、精盐、白糖煸炒至肉熟烂。③将鸡蛋磕入碗内搅匀。另一炒锅放油，油热倒入松子仁，搅和稍熟，即成"海松子什锦"。④用碗盛热的大米饭，将海松子什锦浇在饭上即成。

功效：松子仁具有养阴、息风、润肺、滑肠等功效。《日华子本草》记载，松子仁能"逐风痹寒气，虚羸少气，补不足，润皮肤，肥五脏。"常食海松子什锦饭，能促进血液循环，润滑肌肤、美容颜。

十、辣椒炒鳝丝

组成：①主料：鳝鱼丝250g，鲜辣椒250g。②调料：料酒、精盐、葱花、酱油、生油各适量。

用法：①将辣椒去蒂、子后洗净切丝。②炒锅放油烧热，加葱花煸香，加入鳝鱼丝煸炒，加入料酒、精盐、酱油继续煸炒，鳝鱼丝入味。后加入辣椒丝继续煸炒，煸炒一会儿后即可出锅。

功效：鳝鱼丝含有丰富的蛋白质、维生素B_1、维生素B_2等物质，有润肤的作用。辣椒含有极丰富的维生素C，居瓜菜类之冠，有润皮肤、抗衰老的作用。还富含辣椒素，它能增强心肌收缩力，促进血液循环，扩张体表和颜面血管，改善肌肤营养物质、热量及氧气的供应等功能。常食之能润肌、美容颜。

第三章 去皮肤斑皱饮食方

一、清炖草菇

组成：①主料：干草菇 20g。②调料：料酒、精盐、味精、姜片、生油等适量。

用法：①将干草菇去杂，用温水浸发，用冷水洗净。②锅内加入清水、草菇、精盐、味精、料酒、姜片、生油，加热炖至草菇熟且入味，起锅即成。

功效：草菇味道鲜美，营养价值高，含有蛋白质、脂肪、多种维生素，还含有核酸和人体所需的多种氨基酸以及抗癌物质。维生素C，能保持皮肤润滑，对治疗青春痤有一定疗效，还有治疗蝴蝶斑的作用。核酸对防止皮肤老化有重要作用，并能去老年斑，去皱纹。

二、花生米炖猪蹄

组成：①主料：花生米 15g，猪蹄 1 只。②调料：料酒、精盐、胡椒粉、姜片各适量。

用法：①将花生米去杂洗净，将猪蹄去毛洗净，放沸水锅中焯一会儿，捞出洗净。②锅中放猪蹄、花生米、料酒、精盐、姜片、胡椒粉。烧沸后改为小火炖至肉熟烂，拣出姜片即可。

功效：花生又称得"长寿果"，含有丰富的营养物质，特别是含有维生素E、卵磷脂、脑磷脂，有延续衰老和维持神经系统正常活动的功能。猪蹄能补血、通乳、滑润肌肤。据研究,含有丰富的胶原蛋白。人体缺乏胶原蛋白,就会弹性降低,导致脸上皮肤松弛,出现皱纹。经常食之,能润滑皮肤,减少脸上皱纹。

三、炒莴苣

组成:①主料:莴苣500g。②调料:精盐、酱油、葱花、生油各适量。

用法:①将莴苣削去皮洗净,切成长薄片,下沸水锅中焯过,捞出。②锅内放油烧热,放葱花煸香,放入莴苣煸炒,加酱油、精盐炒至莴苣入味即可出锅。

功效:莴苣含钙、磷、铁较丰富,含有多种维生素,特别是维生素E有延缓衰老、防止皮肤色素沉着的作用,能延缓老年斑的出现,促进末端血管的血液循环,从而使皮肤滋润,防止色斑出现。

四、醋蛋液

组成:①主料:新鲜鸡蛋1个,9度醋或当地优质醋200~240ml。②调料:蜂蜜或糖适量。

用法:将鸡蛋洗净后放入广口玻璃瓶或瓷容器中,倒入醋,密封48小时,待蛋壳软化,仅剩薄蛋皮包着胀大了的鸡蛋时,启封,用筷子将蛋皮挑破,将蛋清、蛋黄与醋搅匀,再放置24小时后即可服用。每个醋蛋液5~7日服完,每日一次(26~30ml),每日临睡时服用。服用时可加温开水2~3倍,加适量蜂蜜或糖,充分搅匀后服,软蛋皮可一次食完(不习惯食软蛋皮者可不吃)。

功效:醋蛋可调整、弥补人体营养状况,改善和提高新陈代谢，增强体质，提高抗病、免疫等防治疾病的功能。同时可减肥，消除脸上黑褐斑，并可使皮肤柔嫩，但要坚持长期服用。对醋过敏者或患有胃溃疡及胃酸过多、胃炎和低血压的老年人应慎用。如买不到9度醋，可使用当地优质醋，但浸泡时间要适当延长。

五、鸡血藤蛋汤

组成：鸡血藤30g，鸡蛋2个。

用法：将鸡血藤和鸡蛋加2碗清水同煮，蛋熟后捞起来去壳再煮片刻，煮成1碗，喝汤吃蛋。

功效：为民间验方，对治疗黄褐斑有显著疗效。

六、玉竹粥

组成：①主料：玉竹20g（鲜玉竹60g），粳米100g。②调料：冰糖适量。

用法：将玉竹洗净，切片，放入砂锅内，加水煎，取浓汁，去渣。将米洗净，连同煎汁放入砂锅内，加入适量的水，用大火煮沸，改为小火煮约30分钟加糖调味即成。

功效：玉竹又称葳蕤，是滋补强壮、延年益寿的良药。不仅有补益作用，而且有美容之功。玉竹含有铃兰苦甙、铃兰甙、黏液质、蛋白质、淀粉、维生素等成分。《神农本草经》载它"好颜色，润泽，轻身不老。"《霍神仙隐书》说它能"去面皱，好颜色，久服延年"。现代药理研究证明，玉竹还有强心、降血糖的功效。与粳米、冰糖共煮成粥，对去脸面皱纹、消老年色素斑、润肤有很好的作用。且有滋补强壮、延年益寿的作用，是很好的抗衰老和令人健康美丽的食品。

第四章 使头发秀美饮食方

一、凉拌马齿苋

组成：①主料：鲜嫩马齿苋 500g。②调料：酱油、蒜瓣儿、麻油适量。

用法：①将马齿苋去根和老茎，洗净后下沸水锅焯透捞出，用清水多次洗净黏液，切段放入盘中。②将蒜瓣儿捣成蒜泥，浇在马齿苋上，倒入酱油，滴上麻油，吃时拌匀即成。

功效：马齿苋性寒味酸，《食疗本草》说它可以"明目，治痢。"马齿苋含蛋白质、脂肪、多种维生素和氨基酸，还有丰富的铜元素。体内缺铜就会导致黑色素生成减少。经常食用马齿苋能增加表皮中黑色素细胞的密度及黑色素细胞内酪氨酸酶的活性。经常食之，可使头发黑亮，还可治疗白癜风。

二、素炒黄豆芽

组成：①主料：黄豆芽 500g。②调料：精盐、酱油、白糖、姜片、生油各适量。

用法：①将黄豆芽去杂洗净。②将锅烧热，加生油再热，倒入豆芽煸炒至半熟，加酱油、精盐、姜片及水继续煸炒，加白糖再烧一段时间即可出锅。

功效：黄豆芽性寒味甘，含有蛋白质、脂肪和较多的维生素C、胡萝卜素、矿物质等。可有效地改善头发组织，具有保持头发乌黑发亮和减肥的作用。

三、豆腐干炒蒜苗

组成：①青蒜苗250g，豆腐干200g。②调料：精盐、味精、菜油适量。

用法：①将豆腐干用水洗净，切成菱形片。将青蒜苗去根，去老叶，洗净沥水切段。②锅中放油烧热，放入青蒜苗煸炒至翠绿色时，放入豆腐干，精盐继续煸炒，用味精调味出锅即成。

功效：豆腐干具有益气宽中、利脾胃的作用。青蒜苗含有蛋白质、维生素、氨基酸、辣蒜素，具有杀菌、消炎、生发和抑制癌细胞的特殊功能。特别是氨基酸有抑菌、美容、护发、养发的作用。

四、首乌鸡

组成：①主料：鸡肉500g，制何首乌50g。②调味：料酒、精盐、味精、酱油、淀粉、生油各适量。

用法：①将首乌用砂锅煮好，挤汁备用。将鸡肉洗净，切丁放入碗中，放入料酒、味精、精盐、淀粉上好浆待用。②炒锅放油烧热，将浆好的鸡丁下油汆炸，熟后倒入漏勺待用。锅中留少许底油，加入鸡丁、料酒、精盐、酱油、笋丁、首乌汁，快速翻炒。入味后用湿淀粉勾芡，出锅装盘。

功效：鸡肉有温中、益气、补虚的作用，还含有丰富的维生素，有润肤的作用。何首乌可滋补肝肾、乌须发、悦颜色，是理想的健美菜肴。

五、香菇干贝豆腐

组成：①主料：水豆腐200g，水发香菇片50g，水发干贝30g，蛋清6只，牛奶150g，青豆15g，熟火腿片15g。②调料：料酒、精盐、味精、湿淀粉、猪油、肉汤各适量。

用法：①将蛋清磕入大碗内，放入水豆腐、牛奶、精盐、味精打搅均匀，装入汤盘内，上笼用湿火蒸20分钟取出，用小刀划成菱形方块。②将干贝用温水洗净放于碗内，加入肉汤、料酒上笼蒸烂后，倒入砂锅内，加入精盐、味精、火腿片、香菇片、青豆，烧沸后用湿淀粉勾芡，淋上少许猪油，浇在豆腐上即成。

功效：香菇有提高人体免疫力的作用。豆腐益气和中、生津润燥。牛奶能滋润皮肤。干贝有润毛发的作用。常食之，有润肤乌发的作用。

六、海带炖鸡

组成：①主料：净鸡1只（重约1500g），水发海带400g。②调料：料酒、精盐、味精、葱花、姜片、花椒、胡椒粉、生油各适量。

用法：①将鸡宰杀，去毛，去内脏，剁成块。将海带洗净，切菱形块。②锅内放入清水，将鸡块下锅，烧沸后捞去浮沫，加入葱花、姜片、花椒、胡椒粉、料酒、海带。炖至鸡肉熟烂时，加入精盐、味精，烧至鸡肉入味，即出锅装汤盆。

功效：鸡肉含蛋白质、脂肪、钙、磷、铁、维生素A、素生素B_1、维生素B_2等，具有温中益气、补虚、强筋骨、润肤、泽肤的作用。海带含有丰富的碘、甘露醇等多种营养成分。碘对维持甲状腺正常功能有益。甘露醇对治疗急性肾功能衰退、脑水肿等有疗效。常食之,能补虚益气、软坚散结、乌发秀发。民间常用海带炖豆腐、海带炖排骨等,均有乌发秀发功效。

七、玻璃核桃仁

组成:核桃仁 250g,白糖、生油各适量。

用法:先将核桃仁在沸水中焯一下,捞出备用。在炒锅的内放生油,至四成热时,放入核桃仁,炸至漂起捞出,锅内留少量底油,烧热,入白糖,待糖溶化起泡时,放入核桃仁,颠簸搅匀,随即倾入盆中,凉后待食。

功效:核桃仁含脂肪 40%~50%,主要为亚油酸、甘油脂,还含有蛋白质、碳水化合物、钙、磷、铁、胡萝卜素、维生素 E 等。《食疗本草》称其能使人"骨壮,皮肤细腻,须发黑泽,血脉通润"。常食之,能美容颜、抗衰老、黑须发。

八、紫菜猪心汤

组成:①主料:紫菜 520g,猪心 250g。②调料:料酒、味精、葱段、姜片、猪油各适量。

用法:①将紫菜用清水泡发,去杂洗净泥沙。将猪心剖开洗净。下沸水锅焯去血水,捞出洗净切片。②热锅加入猪油,煸香葱、姜,放入猪心,烹料酒煸炒至水干。加入清水、精盐、味精烧煮至猪心熟烂,加入紫菜烧沸,出锅装入汤碗即成。

功效:紫菜含有丰富的碘,有化痰软坚和血养心、清烦涤热、护发乌发之功效。猪心含蛋白质、维生素 B_1、维生素 B_2、维生素 C,能安神定惊,益心补血。紫菜猪心汤对虚烦不眠、惊悸、怔忡、瘿瘤等有一定食疗作用,健康人常食之能益心补血、秀发。

九、酥油粥

组成：酥油 30g，蜂蜜 15g，粳米 60g。

用法：先将粳米入锅，煮沸后，加入酥油、蜂蜜，煮粥，待食。

功效：酥油为牛乳或羊乳提炼而成，也叫炼乳，营养丰富，为滋补佳品。《本草纲目》称其"益虚荣，润脏腑，泽毛发"。蜂蜜健脾补肺，养阴润燥。肺主皮毛，因此，酥蜜粥对五脏亏损，体弱羸瘦，中青年尤为适宜。但热病及肥胖者忌用。

十、白发变黑发

组成：槐实若干，牛胆汁多多益善。

用法：将槐实放在牛胆汁中渍浸，密封。100 天后取出槐实阴干。每日清晨吞 1 枚。

功效：取自民间秘方，服百日身轻，服千日白发自黑。

第五章 使眼睛明亮饮食方

一、黄豆煮猪肝

组成：①主料：猪肝250g，黄豆250g。②调料：料酒、精盐、味精、姜片、葱段、猪油适量。

用法：①将猪肝洗净切片。将黄豆去杂洗净，下锅中小火慢炒至熟。②锅中加油烧热，放葱姜煸香，加入猪肝煸炒，烹入料酒，加入精盐煸炒，煮至猪肝、黄豆熟烂入味，放精盐、味精调味即可出锅。

功效：黄豆含有丰富的植物蛋白、植物脂肪。植物脂肪中主要的成分亚油酸是理想的肌肤美容剂。人体内缺乏亚油酸，皮肤就会干燥、鳞屑肥厚，故亚油酸又称为美肌酸。猪肝有补肝、养血、明目的功效。常食之，能强壮身体、补肝养血、明目。

二、怀杞炖狗肉

组成：①主料：怀山药60g，枸杞60g，狗肉100g。②调料：料酒、精盐、味精、胡椒粉、葱段、姜片、猪油、鸡汤适量。

①将狗肉洗净，切成4厘米见方的丁块，下沸水锅中余透，捞出洗净。将枸杞、怀山药用清水洗净，将山药切片。②锅烧热加油，加入狗肉、姜、葱煸炒；烹入料酒继续煸炒一会儿。加入山药、枸杞、精盐、鸡汤烧沸后，改为小火炖烧，待狗肉炖烂，拣去葱、姜，放入味精、胡椒粉调好

口味即成。

功效：狗肉安五脏、暖腰膝、壮肾阳、补胃气。山药补脾、益肾、固精。《神农本草经》称它"补中益气，长肌肉"，久服耳目聪明。枸杞能补精气，明目安神。常食怀杞炖狗肉，能达到滋补肝肾、延缓衰老、益精明目之功效。

三、枸杞牛肝汤

组成：①主料：牛肝 200g，枸杞 30g。②调料：精盐、味精、生油、葱花、牛肉汤适量。

用法：①将牛肝洗净切片。将枸杞子去杂洗净。②锅中加油烧至八成熟，放葱花煸香，放牛肝煸炒一会儿，注入牛肉汤，加入盐共煮至牛肝熟，加入枸杞子至牛肝熟烂入味，加味精调味出锅即成。

功效：牛肝含有丰富的优质蛋白质、铁、铜、维生素A、维生素B、维生素C等物质，是治疗营养不良性贫血的佳品，具有补肝明目的功能。配以滋阴明目、益颜色的枸杞，能治疗肝血虚引起的眩晕、面色无华、视物模糊等症，达到养阴明目的功效。

四、动物肝粥

组成：①主料：动物肝（猪、牛、羊、鸡肝均可）100~150g，粳米 100g。②调料：葱、姜、盐适量。

用法：将动物肝洗净，沥去血水，切成小块，与粳米、葱、姜、食盐入锅，加水，文火煮粥，每天早晨空腹温热食用。

功效：动物肝粥补五脏，益气血，滋肝养阴。肝主目，动物肝粥，治肝区疼痛，两目干涩，头昏乏力，常食之可达养阴明目的功效。

第六章　饮食减肥疗法

一、山楂糖水

组成：山楂片50g，鲜荷叶50g，红糖适量。

用法：将山楂片、荷叶洗净，放锅内加适量水煎煮，加糖再煮沸，分次食用。

功效：山楂含有丰富的维生素C、钙、黄酮类等成分，有泽肤和预防心血管系统疾病的作用。荷叶含有荷叶碱、莲碱、荷叶甙等，有减肥功效。三者组成的山楂糖水，有消积食，活血散瘀，降压及减肥的功效。

二、二冬油菜

组成：①油菜300g，水发冬菇50g，净冬笋50g。②调料：料酒、味精、精盐、白糖、葱花、姜末、麻油各适量。

用法：①将油菜洗净，横着从中间片开，再切成3厘米长、10厘米宽的片。水发冬菇去杂洗净，一切两半备用。冬笋切成薄片备用。②炒锅放油，烧至六成熟时，放入冬菇、冬笋炸一下，待浮起后捞出。油菜下沸水锅中焯透。③炒锅留少许底油，下葱花、姜末煸香，随即加入料酒、酱油、白糖、冬菇、冬笋、油菜煸炒，再加入味精，淋上麻油，出锅。

功效：油菜含有维生素B和纤维素，具有补中润燥、清热解毒、抗衰老和减肥作用。冬菇具有补气强身、益胃助食,并有抗癌和提高人体免疫力作用。冬笋益气和中、清热化痰。

冬笋含有大量纤维素,纤维素以较强的吸附油脂为其显著特点。患有肥胖病、脂肪肝、皮脂囊肿等症病人,如果经常进食冬笋,进食的油脂就会不断地被冬笋所吸附,排出体外,降低肠黏膜对脂肪的吸收,减少体内脂肪的增加。对单纯性肥胖者能在较短时间内起到减肥作用。

三、炒韭菜

组成:韭菜500g,精盐、生油少许。

用法:把韭菜去掉老叶、茎叶,洗净沥水,切成段。热锅放旺火上,加油烧滚,即把韭菜倒入迅速煸炒,加盐和少量水,再煸炒到熟即可出锅。

功效:韭菜中含有丰富的植物纤维素,具有减肥的作用。

四、魔芋豆腐烧肉

组成:①主料:魔芋豆腐200g,猪瘦肉100g。②调料:料酒、味精、精盐、酱油、白糖、葱段、姜片各适量。

用法:将魔芋豆腐切成小块,猪肉洗净切片。锅烧热,放入肉片煸炒至水干,加入酱油煸炒,再加入料酒、精盐、白糖、姜片、葱段和适量水继续煸炒至肉熟烂,放入魔芋豆腐,烧至入味,点入味精炒匀,拣去葱姜,出锅即成。

功效:魔芋含有丰富的营养成分,特别是所含的葡萄甘露聚糖可吸水膨胀,体积可增大30倍以上,是减肥者既有饱腹感,又减少食量的理想食品。魔芋所含纤维促进胃肠蠕动,润肠通便,使肠对脂肪、胆固醇等减少吸收,有利于体胖减肥,对防治高血压、冠状动脉硬化有重要作用。配以少量补中益气、滑润肌肤的猪肉,组成味道鲜美的减肥保健菜肴。

五、冬瓜粥

组成:新鲜冬瓜 100g,粳米 150g。

用法:将冬瓜洗净切碎,与粳米煮粥,待食。

功效:冬瓜入药,用以减肥、润肤、美容历史悠久。在中药最早典著《神农本草经》中就指出:食冬瓜,可"令人悦泽好颜色,益气不饥,久服轻身,耐老"。《食疗本草》称其"益气而耐老,除胸心满,去头面热"。《随息居饮食谱》称其"行水治胀满"。粳米补中益胃,使减肥而不伤正。可见冬瓜粥实属中青年减肥健美、抗衰延寿之绝妙佳品。

六、炝菜花

组成:①主料:菜花 500g。②调料:精盐、味精、花椒油、麻油各适量。

用法:将菜花用手掰成小块,去老梗洗净。下沸水锅焯一下,捞出放入凉水中浸凉,捞出沥净水,锅内放香油加热,放入菜花加入精盐,炝之入味,去掉渗出的水分,加入味精、花椒油、麻油,调匀即出锅。

功效:菜花性平味甘,具有补肾填精、健脑壮骨的作用。菜花含有胡萝卜素、维生素 B_1、维生素 B_2、维生素 C、维生素 E,有延缓衰老的作用。有科学家研究证明,菜花还有减肥的功效。因此,经常食用,不仅可以抗衰老,而且还可以有效地控制肥胖。

七、糖醋萝卜

组成:①主料:鲜嫩小萝卜头 400g。②调料:白糖、醋、精盐、麻油适量。

用法：将小萝卜洗净，沥干，切成两瓣，平放在砧板上用刀拍碎，平放盆中，叠成馒头形。将白糖、醋、精盐、麻油调成卤汁，浇在萝卜上即成。

功效：萝卜有健脾助运、清肺化痰、下气宽中的作用。《本草纲目》称它"主吞酸，化积滞，解毒，散瘀血"。萝卜含有芥子油，能促进脂肪的消耗与利用，可直接达到减肥的目的。萝卜还含有木质素，有抗癌作用。

八、蛏肉糊

组成：①主料：缢蛏1000g，熟竹笋250g，熟猪肉50g。②调料：料酒、精盐、味精、葱段、酱油、猪油、肉汤各适量。

用法：①用盆1只，放清水和少量盐搅匀，把洗净的蛏子倒入清水中养3小时，到吐净泥汁时，捞出洗净，放入沸水锅内煮至蛏子张口即捞出，冷后取肉，去泥杂洗净。将猪肉、竹笋切片。②锅内油烧热，将葱姜煸香，再加笋片略煸。加入肉汤、料酒、酱油、精盐煮沸，放入肉片、味精、蛏肉烧沸入味即可出锅。

功效：蛏肉含蛋白质、脂肪、钙、磷、铁、碘等物质。《泉州本草》记它能"清热解毒，利小便，消水肿"。竹笋含丰富的植物纤维素，有减肥作用。所以说，蛏肉糊有较好的减肥功能。

九、白汤鲫鱼

组成：①主料：鲫鱼2尾（约重400g），熟笋片50g，熟火腿片25g，水发香菇25g。②调味：料酒、精盐、味精、葱段、姜片、熟鸡油、生油各适量。

用法：①将鲫鱼去鳞、腮、内脏，刮去腹内黑膜洗净。在鱼两侧斜剖十字刀纹。②炒锅加油烧热，将鱼放入，两面略煎，加料酒、葱、姜和适量清水烧沸，撒去浮沫，改为小火煎至汤呈乳白，再改为旺火烧，加盐、味精、火腿片、笋片、香菇片烧沸，拣去葱姜，盛入大汤碗内，将火腿片、香菇片放在鱼身上，淋上热鸡油即成。

功效：鲫鱼含蛋白质、钙、磷、维生素A、维生素B_1、维生素B_2等物质，具有益气健脾、利水消肿、通脉下乳的功效。常食鲫鱼有减肥的作用，也是体质虚弱、气血不足等病患的食疗菜肴。

十、赤豆鲤鱼

组成：①主料：鲤鱼1尾（约重1000g），赤豆100g，苹果8g，陈皮8g。②调料：精盐、花椒、葱、姜、白糖、麻油、生油各适量。

用法：将鲤鱼去鳞、去腮、内脏、洗净。将赤豆、陈皮、苹果、花椒洗净后塞入鱼腹内，将鱼放在汤碗内，加姜、葱、盐、生油，再注入适量清水，上笼蒸1小时，鱼熟入味即可出笼，淋上麻油即成。

功效：鲤鱼有减肥作用。《食疗本草》称赤豆"久食瘦人"。二物组成此菜，减肥作用更强，可治疗肥胖病，也可作心脏病、肾脏性水肿、肝硬化腹水等食疗菜肴使用。

十一、冬瓜草鱼汤

组成：①主料：冬瓜500g，草鱼250g。②调料：料酒、精盐、葱段、姜片、生油各适量。

用法：将草鱼去鳞、腮、内脏，洗净。将冬瓜去皮、瓤切成块。炒锅加油烧热,放鱼稍煎。加入料酒、冬瓜、精盐、葱、姜、清水,煮至鱼熟烂入味,拣去葱、姜即可出锅。

功效:草鱼有平肝、祛风、补中、利水的作用,冬瓜有清热解毒、利水消肿的功效。二者相煮为汤,有较强的利水、减肥的作用,也可治疗高血压、肝阳上亢的肾病性浮肿等病症。

十二、乌鱼冬瓜汤

组成:①主料:乌鱼1条(重约1000g),冬瓜1000g。②调味:料酒、精盐、葱段、姜片、胡椒粉、生油、鸡汤各适量。

用法:将冬瓜去皮,瓤后洗净切片。将乌鱼去腮、内脏,洗净后斩成段。锅中放油烧热,将鱼在锅中稍煎,加入冬瓜片、适量鸡汤、葱、姜、盐、料酒,煮至鱼肉熟烂入味,拣去葱、姜,撒上胡椒粉调味即成。

功效:乌鱼含有丰富的蛋白质、多种维生素,具有补脾利水的作用。冬瓜有减肥的作用。二者相煮为汤,利水消肿的作用更强。对肾虚水肿、体虚浮肿等病症有较好的食疗作用。故多作为减肥佳肴。

十三、海带绿豆粥

组成:①主料:粳米150g,海带50g,绿豆150g。②调料:白糖适量。

用法:将海带浸泡、洗净。分别将海带、绿豆、粳米洗净,放入沸水锅,约30分钟即煮透(煮时需多次用勺搅动锅底,以防粘锅),用糖调味即成。

功效:粳米补中益气、健脾和胃,海带具有软坚散结、祛脂、降压的功效。海带富含碘,可使甲状腺荷尔蒙的分泌旺盛,对治疗高血压、美发、防治秃发有很大的作用。绿豆含有丰富的蛋白质、碳水化合物、矿物质、维生素等,具有清热解毒、利水的功效。三味同煮为粥,可降压、美发、减肥。

十四、荷叶粥

组成:粳米 150g,鲜荷叶两张,白糖适量。

用法:将粳米洗净,放入沸水锅中约煮 25 分钟。在另一锅底放入鲜荷叶 1 张,倒入煮好的粥,上边再放一张鲜荷叶,再煮沸一段时间,食用时加糖调味即成。

功效:荷叶含荷叶碱、莲碱、荷叶甙等,与粳米、白糖组成荷叶粥,清香可口,有消暑、去热、宽中、散瘀的功效。主治中暑、水肿瘀血症;可用于防治高血脂、高血压、动脉硬化和脑血管疾病等;可用来防治肥胖症。

十五、山药粥

组成:山药 500g,白糖少量。

用法:将怀山药研粉过筛,放入盆内,调入凉水成糊。锅中放入适量水,烧沸,边搅边下山药粉,烧沸,加白糖调味即成。

功效:山药含丰富的淀粉、蛋白质、矿物质和维生素。《神农本草经》记载:山药"补中益气,长肌肉,久服耳目聪明"。山药中的黏液蛋白,能防止心血管系统的脂肪沉积,保持血管有弹性,防止动脉粥样硬化过早发生,减少皮下脂肪积累,避免出现肥胖。

十六、赤豆粥

组成:赤豆 50g,粳米 100g,白糖适量。

用法：将赤豆去杂洗净，放入锅内，加水煮熟。将粳米洗净放入赤豆锅内，用大火煮沸，后改用小火煮 30 分钟，加入白糖，稍煮即成。

功效：赤豆含蛋白质、碳水化合物、矿物质和维生素等成分。有利于除湿、和血排放、消肿解毒的功效。《食疗本草》载它有"坚筋骨，抽肌肉，久食瘦人"的功效，与粳米同煮为粥，是减肥的好食品。还可作为水肿、脚气、黄疸、便血等病症患者的食疗粥品。

十七、韭菜粥

组成：①主料：韭菜 100g，粳米 100g。②调料：精盐、素油适量。

用法：将韭菜反复洗干净，切段，下油锅中煸炒，加盐煸炒至韭菜入味出锅待用。将粳米淘洗干净，放锅中加入适量水煮沸，改为小火煮成粥，放入炒好的韭菜，拌匀再煮沸即成。

功效：韭菜含有丰富的蛋白质、碳水化合物、脂肪、多种矿物质和维生素成分，具有温中、行气、散血、解毒的功效。现代研究证明，韭菜含较多纤维素，能增强肠胃蠕动，可减少肠对脂肪的吸收，具有降低血脂的作用。与粳米共煮为粥，具有补益、温中暖下的功效，对减肥、降血脂有一定的功效。

十八、白茯苓粥

组成：白茯苓 20g，糯米 50g。

用法：白茯苓研为细粉，与粳米煮粥，每日早晚，温热食服。

功效：白茯苓健脾、渗湿、化痰、消肿、减肥，而且还可增加人体免疫功能，还有较强的抗癌作用。粳米补中益气，以助茯苓之力。故此粥对体重超常、身肿体困、短气汗出等中老年患者，有较好的治疗作用。对中老年肥胖症尤为适宜。

第四篇 武当保健祛病功

第一章　影响人类衰老的因素

衰老是指人类在其生命的后期,发生一系列全身的、复杂的、多方面的、逐渐的退化过程。一个人从生长发育到成熟以后,随着年龄的增长,机体内各组织间、各器官内,从形态结构到生理机构功能都呈慢性、逐步渐进性退行变化,导致对内外环境变化的适应能力减弱,储备功能逐渐下降,终于出现了衰老现象。

随着科学的发展和研究水平的提高,人们对于衰老的特征、变化、起因、机理及相应的对策等的认识,有了较大的进展。科学家从不同角度,对衰老的各个方面进行了较深入的探索,提出了许多有关衰老的假说和学说,加深了对衰老的理解。但是,衰老又是十分复杂的全身性机体变化,受内外环境多种因素的影响,因此对衰老的认识仍众说纷纭,迄今尚未形成一致的观点,其本质还有待进一步的研究。在这里,仅就影响人类衰老的有关因素,各家学者认识上比较共同的地方,简要介绍于后。

一、遗传与衰老的关系

遗传与衰老之间的关系和学说,受到各家普遍的认可和重视。机体出现衰老的早晚、寿命的长短,是由遗传特种基因所决定的,通过预先安排好程序,进行着有序的基因活动,维持着生命的演变,最终到达衰竭而死亡。有人则认为有一种"衰老"基因,操纵着生命的变化,就好像固定好时间的钟(所谓"生物钟")注定了各类生物的寿命长短。例如蝇类能活3个月,猫活20年,狗活30年,猩猩活40年,象活90年,而人类则可活到一百多年。即使生存环境、护养条件再理想,再尽善尽美,也不可能使人长生不死。当然,随着社会的进步,医学水平的提高,人类平均寿命可以延长,可是人的最高寿命,受到遗传基因原决定,古今中外,不论哪个国家人的寿命始终停留在一百岁左右,不能突破这个最高寿限水平。

遗传基因学说认为促使发生衰老的途径,主要有下列不同的假说:

(一)修饰基因假说

机体细胞核内染色体,蕴藏着丰富的遗传信息,它在一定程度上控制着细胞的代谢、生长、分化和繁殖。修饰基因假说认为:原来能保护细胞核内染色体免受损伤的修饰基因,随着年龄增长,能抑制损伤的保护性作用逐步削弱而丧失,终于发生衰老现象。

(二)重复基因利用枯竭假说

细胞内许多脱氧核糖核酸(DHA)基因能多次,反复活动,执行生命功能的复制、转录和翻译作用。当这些重复基因利用出现枯竭,不再能实现其重复利用时即导致衰老。

其他还有遗传信息传递受损的衰老假说等,都试图说明细胞内物质的寿命是由预先设置的遗传程序所决定的。

二、营养状况对衰老的影响

"民以食为天",饮食营养与机体健康关系十分密切。我国居民平均寿命从新中国成立初期35岁左右,到90年代已达70岁,上海全市平均寿命更高达75岁。除了医疗水平的改善外,饮食营养质量的提高,对延长寿命起到十分重要甚至是关键性的作用。因此,通过合理安排膳食营养是完全可能推迟衰老的到来的。如果从生命早期就注意膳食营养的作用,其效果会更明显,例如在中年以前就注意摄取充足的钙质,使骨密度(即骨骼内含矿物质的量)达到较高的峰值,常能预防和推迟老年期骨质疏松症的发生。

饮食营养是健康长寿的物质基础,在日常生活中,必须注意使膳食的质和量都能满足人体代谢的需要,也就是说,食物中应有各类营养素,做到数量充足,品种齐全,比例适当,不多不少,达到膳食平衡。人们重视预防营养素供应不足(如边远山区),也不应忽视摄入营养过剩(如经济发达的沿海区)。"不足"和"过剩"都会影响健康长寿。科学家早在20世纪30年代的动物实验中就已发现,让大鼠大量自由进食(自由进食组)和只给前组进食量的50%~60%(限食量),在保证两组必需营养素的情况下,限食组比自由进食组寿命反而更长。而且发现,限食能延长动物寿命的作用主要是限制了过多能量(热能)的缘故。人们都很熟悉,在战争和饥荒年代,大量食品不足会引起全身浮肿、疾病丛生的饥饿死亡。但此种现象与只适当限制实验动物能量摄入,仍保证其他营养素供应,从而能延长寿命的实验结果具有本质上的不同。因此，有理由设想，人类避免摄入过多能量，甚至适当限制能量摄入，特别在老年人中同样有延缓衰老的作用。近年来这样的观点已受到营养学家、临床学家和老年医学家的重视。

在老年人的饮食中，供应适量的维生素（如脂溶性维生素A、D、E和水溶性维生素B族和C）与微量元素（如锌、铜、碘、硒等），对保证健康、延缓衰老能发挥积极作用。供应足量的食物纤维素对维持正常生理机能和物质代谢，特别对老年健康有着重要意义。

三、心理变化对衰老的影响

人人皆有喜、怒、哀、乐的思想情绪。个人生活在一定社会关系中，在进行人际交往时，都会产生活跃的心理活动，从一定程度上会影响到衰老的进程。机体健康和心理活动之间，即身与心之间，是辨证的因果关系，相辅相成互相影响，因此，心理因素对人体衰老和健康长寿的作用不可低估。心理上积极向上、乐观知命，或消极低沉、抑郁寡欢，都会影响到老年人的抵抗力，豁达大度、富有朝气、内心充足，往往能精力充沛、活泼健康，外貌上亦童颜鹤发、神彩奕奕；反之，悲观失望、情绪抑郁、多愁善感，外貌上往往老态龙钟，举止迟缓，步履蹒跚。俗话说："笑一笑，十年少；愁一愁，白了头。"形象地描述了心理状态与健康长寿的相互影响。

智力的健全与衰老和寿命也有关系。聪明敏慧、智力良好者，能适应自然和社会环境，回避不利于健康的有害因素，做到有备无患；智力低弱木呆者，认识和鉴别能力差，往往无法适应外界条件的千变万化，不能及时调节自己的行为，身心容易受到伤害，促成衰老，甚至夭折。美国一位心理学家对1500名智力超常儿童，在一生中进行长达几十年的纵向追踪调查观察，结果表明这组人的不良健康、精神病、酒精中毒、犯罪行为的发生率均低于相同年龄组的其他对象，而健康有为、事业有成、出类拔萃者比同龄人多出许多倍。这从另一个侧面反映了人的心理与健康的关系。

四、免疫功能与衰老的关系

免疫功能在人类衰老过程中主要表现出两方面的变化：其一即免疫功能随着增龄逐渐降低，对外来微生物入侵的抵抗力逐步降低，容易受感染；其二即老年人的体内常伴有自身免疫抗体的出现，肿瘤发生率增高。因此，有的学者提出，上述免疫功能降低和自身免疫的出现即是老年衰老的始运原因，从而建立了衰老发生机理的免疫学说。

有关衰老与免疫功能的变化的相互关系，历来受到广泛地重视，采取改善免疫功能的积极措施，一方面防护老年人免受感染侵袭和避免发生退行性疾病，另一方面把增强免疫列为老年人保健方法之一，是延缓老年人衰老、促进长寿的组成部分。

免疫系统包括有多个免疫器官、组织、细胞与免疫因子（细胞因子），主要有骨髓可产生造血干细胞，分粒系和红系细胞。前者可制造多种免疫细胞。人类进入老年期，免疫细胞的增殖与分化活动均有减弱，仅为青年期的

20%~30%。胸腺是免疫的中心器官,出生时仅10~15g,2岁时增大至40~50g,成年后退化、缩小,60岁萎缩至最少。届时胸腺内与细胞免疫有关的T细胞减少,参与免疫调节的胸腺素降低。脾与淋巴结内有大量淋巴细胞,参与体液免疫的B细胞和吞噬异物的巨噬细胞等,在老年期这些细胞的活力增殖相应下降。

人体免疫功能主要作用:识别异己:免疫细胞的功能首先是识别异己物质,对体内出现的有异于正常细胞的突变细胞加以识别,并加以清除,以保持正常细胞的纯正性,防止发生癌变。上述清除异己的作用,就是免疫监视功能。免疫防御:此功能指机体的正常免疫力,可以防御消灭侵入体内的细菌、病毒等微生物,产生免疫应答反应,以保持机体的免疫功能和健康水平。

综上所述,可以说明免疫功能衰退是衰老的最明显的特征之一。

五、神经内分泌系统与衰老的关系

在全身各种生理功能中,神经系统和内分泌系统是机体主要调节枢纽,使身体保持高度平衡和灵活反应,对来自外界各种刺激因素和体内全身细胞代谢的信息,能共同协同与处理,并迅速作出相应的应答反应,以保证机体的健康。神经内分泌系统构成网络,结合成为统一的措施系统和反馈系统。这个网络包括大脑内的下丘脑和垂体,通常管辖各类分泌腺(包括肾上腺、甲状腺、胰腺、性腺等)及其完成生理反应的靶细胞。

衰老过程中神经内分泌网络发生退行性变化,分泌激素功能下降,削弱了激素(多类内分泌素)对靶细胞的调节与控制能力,使细胞代谢下降,出现水和电解质失调,使细胞功能减退,严重者形态变性甚至死亡,从而使全身各系统、各器官功能产生衰退性变化,使老年人内环境稳定性逐步下降。例如妇女到达更年期后,出现月经混乱,最后绝经,性功能减退。男性的性功能衰退也随增高逐渐出现,但较女性稍为迟缓。老年人垂体和肾功能的下降,就会使老年人对内外环境变化的应激能力和协同调节作用下降。

六、代谢与衰老的关系

机体的代谢通常是受神经内分泌系统协调和控制的,所以常将内分泌和代谢系统放在一起。老年人常见的代谢疾病如糖尿病、甲状腺病、老年痛风及老年肥胖症都与内分泌功能的紊乱密切相关,而这些老年代谢病的出现和发展又直接和间接地影响衰老进程的快慢、衰老程度的轻重,换句话说,老年人代谢疾病的出现影响到老年人的生命和健康长寿。

七、健康状况与衰老的关系

衰老是很复杂的全身性退化过程,其进展受到体内外多方面因素的影响,机体健康状况好坏更直接地影响衰老的程度和速度。理论上讲衰老可分为生理性衰老和病理性衰老两种类型,但实际上,这两者往往很难严格区分开来,可以同时存在,且相辅相成,互相影响。

人类进入老年期后,组织、细胞、器官趋向老化,生理储备功能下降,很自然地会出现各种各样的老年病。有些疾病如气管炎、肺炎、胃炎等，老年人与青壮年时的发病大致相似。另一些疾病如高血压、老年慢性支气管炎和肺气肿等，青壮年时较少发病，经过若干年的风霜岁月，发病率渐渐增多，终于成为主要的常见老年病，是老年期、高龄期一组特有的老年病。白内障可以用手术置换人工晶体，视力复明，极大地改善老年人的生活质量。而老年期痴呆，不仅人数在增多，医学上缺乏有效的治疗办法，给个人带来痛苦，而且给家庭增加麻烦，给社会亦加重负担，是老年医学面临的十分严峻又必须认真解决的重大社会问题。

八、生活习惯对衰老的影响

联合国世界卫生组织宣布：每个人的健康与寿命（自然也包括衰老），60%取决于自己，15%取决于遗传因素，10%取决于社会因素，8%取决于医疗条件，7%取决于气候环境影响。各个人的生活习惯，涉及个体生命活动的各个方面，包括饮食营养，劳动休闲，生活起居，情趣嗜好，锻炼康复等。日常生活中一举一动都与保证健康、延缓衰老息息相关，相互之间关系也十分密切。可见促进健康的钥匙主要掌握在各人自己的手里。每个人，尤其老年人首先要学习一些养生之道。

早在2000年以前的《黄帝内经》就已指出，日常生活要做到"饮食有节，起居有常，不妄作劳"。这里的"饮食有节"，在前面已经阐述，这里不再重复；所谓"起居有常"，就是科学地有序地安排好作息时间，养成良好的卫生习惯，提高机体对自然环境变化的适应能力，达到预防疾病的目的；所谓"不妄作劳"，指各人都要学会劳逸结合，及时识别疲劳，通过休息和睡眠使疲劳得以及时恢复。长时间工作紧张，超负荷作业，休息不好，睡眠不足，出现过劳和疲乏感觉，往往是疾病的前奏。离退休老年人完全有条件把生活安排得宽松一些，以适应因年事已高、体质有所下降的现实。但仍有人不服老，不量力而行，以致出现不良的后果，应当引以为戒。

此外，养成适量运动和锻炼的习惯，是健康长寿的另一个要素，对中老年人尤为重要。老年人好静不动，容易肥胖，常诱发心血管疾病、糖尿病、骨质疏松等不利于健康的危险因素。"生命在于运动"，精辟地指明生命活动的规律。体育锻炼贵在坚持，重在适度，持之恒，自觉良好，对身体健康必有补益。现代医学证实，精神心理状态对健康的影响是显著的，保持"知足常乐"，为人能"助人为乐"，做到"自得其乐"，是延缓衰老的精神营养。古人云："忧则伤身，乐则长寿"，是养生的宝贵经验。

九、社会环境因素与衰老的关系

人是社会动物，生活在一定社会条件中，各种社会环境因素包括政治制度、经济水平、卫生保障、赡养方式等都会对老年人的健康产生重要影响。整个社会的伦理道德、宗教信仰、民俗习惯等也对衰老和寿命产生直接或间接的影响。老年学家的社会调查和分析表明，衰老发展的快慢，寿命延续和长短，与所处的生活方式、作息制度、自然环境等社会因素有关系。日本有一个出名的长寿村叫岗 原，长寿老人特多，长寿率高达 11.8%；我国广西瑶山巴马地区也是公认的长寿地区。这些地方都是山青水秀，风光明媚，空气清新，气候宜人。居民以牧业、农业为主，年轻起即热爱劳动，坚持不懈，八九十岁耄耋之年的寿星，有的还能下地劳动。食物以少油腻的玉米、豆类、薯类和蔬菜为主，食谱符合低脂肪、低胆固醇、高纤维素、高维生素的保健食品要求。不过，近年来对城市老人的社会调查发现，身居闹市，生活环境与上述自然环境迥然不同，但寿星人瑞亦不在少数，受到老年学家的重视。

随着时代变迁，经济发达，习俗更新，日本长寿村岗原的居民，其儿孙后辈，纷纷奔向东京等大城市求职，以致工作节奏、饮食嗜好、生活习惯等转向现代模式，在其祖辈中较少的一些老年病如高血压、高血脂、心脑血管病、癌肿等，都在其后辈身上出现了，以致一部分青壮年寿命缩短。这个特殊事例非常生动地反映了社会环境与长寿、衰老之间的密切关系。

第二章　人体衰老的主要表现与检测标准

一、人体衰老的一般变化

人体衰老是涉及全身性各种细胞、组织和器官的退行性改变，既有形态上的改变，又有功能上的下降，既有随增龄逐步出现生理性衰老的特点，又有因老年病影响而出现病理性衰老的表现。衰老一般变化主要表现如下。

（一）皮肤松弛

主是衰老的特征，面部皱纹增多，由浅变深，由眼角、口角细纹慢慢波及前额。所以常将全身皮肤的老化、出现棕褐色老年斑、弹力松弛视为衰老的征象。

（二）毛发稀疏

毛发尤其头发慢慢稀疏，先从两鬓斑白，逐渐变色增多，最后变成白发银须。男性在中年之后前额开始脱发，少数人可完全秃顶。

（三）视力和听力减退

老年人都有远视（老花眼），视力减退，视野变小，发生老年性白内障等。外貌常有下眼睑肿胀、下垂，像一对小口袋悬在两眼下面。有人称"眼睛是衰老的窗户"，形象地勾划出了老年人特有的面容。

听力亦逐步下降，以致最后可能发生耳聋。视力和听力减退,常使老年人对周围的变化反应迟钝,表情木然。

(四)体形改变

老年人往往发生骨质疏松症,可引起脊椎压缩性骨折,造成体型改变明显,老年人身高普遍程度不同地下降甚至出现躯干弯曲、驼背等。体重变化各人不同,有的清癯消瘦,有的保持正常体态,有的则大腹便便,肥胖臃肿。

一般外表的老化,可能与功能减弱相一致,但并非两者都是平等的,应当全面地评估衰老的程度。有的人尽管白发皓首,面颊消瘦,但精神矍然,老当益壮;有的人貌似健康,却可能内脏患病,体衰力弱。只有认识到衰老的特征变化,才有可能对具体对象有一个较全面的了解。

二、人体衰老的生理变化

人到了老年期,大脑中枢和周围神经系统发生变化,脑细胞减少,脑组织萎缩、容积缩小,脑血流量比青壮年减少五分之一,脑新陈代谢产生脂褐素在脑和皮肤上(老年斑)沉积,脑功能下降,可以出现记忆减退、思维变慢、情绪不稳、自控减弱、对外界刺激应付能力下降(应激下降)等神经、精神症状。

身体各系统、各器官都会发生程度不一的器质性或功能性改变,其中肾、心、肺等重要器官的储备能力下降较明显,在代偿良好的情况下,一般可维持正常生理功能,一旦突然出现变化,常可导致意想不到或者是不可逆转的后果。许多老人常有视力模糊,听力下降,肌力减弱,动作缓慢,手脚抖等现象,给老年人带来烦恼和不便,情绪低沉,生产"人老珠黄"的"老化感"。

三、人体衰老的心理变化

人类进入老年期后,生理上的衰老与环境的改变、社会角色的转换与人际交往的减少等主客观原因,往往不能很快地适应,心理上相应地发生各类变化,与青壮年相比,通常会出现以下特征:

(一)失落感

是一种消极情绪的反映。许多老年人终身辛劳,事业有成,一旦退居二线或退休后,如果思想准备不够,心理状况没能及时调适,容易萌生出被人冷落、被社会遗弃的感觉,这会给老年人的身心健康带来不利影响。不同社会地位、不同职业的人,出现"失落感"的情感波动是不一样的。一般地说,领导干部和企事业的决策管理人员在职时有一定的权力,工作紧张繁忙,相求的人很多,一旦离开工作,移交权力,地位下降,对这些变化莫测反应是敏感的,失落感就较为明显。而一些学者、教员、工程技术人员等,尽管声誉较高而权力不大,实际地位在离退休前后变化不大,相比之下失落感较轻。尽管一下改变了长期的工作习惯和生活秩序,会出现一时的感情上难以适应,但往往通过自身的努力和调适,许多人较好地解决了这个问题。

(二)孤独感

老年人从工作岗位退下后,生活与学习一下子从紧张有序转向自由松散状态,子女离家(空巢现象)或忙于自己的事业,亲友来往可能减少,门庭冷落,信息不灵,出现"与世隔绝"的感觉,感到孤独,以致有人沉默寡言,忧愁思虑,闷闷不乐,有人则烦躁易怒,情绪冲动。这些不稳定的心理状态都会影响老年人的身心健康,影响长寿。

(三)挫折感

指人在进行有目的的社会活动时,遇到阻力和干扰而无法实现预期目的所出现的一种消极情绪反应。其实,在日常生活中人人都曾遇到过挫折,例如学生在考试中成绩不佳,运动员比赛失手,职场上工作受挫等,老年人则常会出现"力不从心"的挫折感。老年人生理功能正常,在年轻时轻而易举的事,人老后费好大的劲也干不成,例如爱吃的花生米咬不动了,疼爱的孙子抱不动了,出门办事也没办法挤上汽车,事事使老人沮丧、抑郁,难于接受。性格外向、气质兴奋、自尊心较强的老人,遇上困难将更沉不住气,往往反应强烈,痛苦不堪。性格内向、气质安静、豁达大度的老人,能较为冷静地对待,做到心平气和,事过境迁,慢慢自然消逝。影响挫折感程度很重要的心理原因是对待事物的价值观。例如有人在经济上不能吃亏,有人对品格被误解无法容忍,有人对其工作能力被低估接受不了,不同反应的态度都与各人所持价值观有关。

(四)其他不良情绪表现

随着年龄的增长,机体抵抗力下降,脑功能减退,疾病的影响以及社会角色的改变等因素,心理上容易出现一些不良的情绪表现,如失望、自卑、消极、多疑、抑郁和焦虑等。尤其那些年迈高龄、体弱多病者,担心病情加重,尤其害怕晚期癌症、中风瘫痪,卧床不起,痛苦万分,以致情绪消沉,灰心丧气,感到前途茫然。有的则焦虑不安,多疑恐惧,心烦意乱,以致出现头晕、头痛、失眠等植物神经功能紊乱的症状。有的老人对健康过分关注，把身体上一般的老化症状怀疑为得了严重或不治之症，有的发展成疑症性神经病，以致惴惴不安，到处求医问药，生活和活动受到限制。疾病折磨带来的痛苦和烦闷，如果得不到合理治疗和体贴照顾，易产生忧心忡忡、灰心失望、悲观抑郁等，严重者出现轻生感，甚至消极自杀。这是老年人重要的心理障碍和易被忽视的社会问题。

四、人体衰老的组织变化

人体的器官和组织是由多种细胞及细胞外成分组成。人体衰老的组织变化，主要反映在细胞及细胞外间质的衰老过程。各种类型的组织、细胞各有其自衰老过程，但同时也具备一些共同的特点。

一般的衰老往往表现为细胞和细胞质内细胞器（主要有线粒体、内质网、高尔基复合体、溶酶体等）的萎缩，出现细胞体缩小、数量减少和功能降低。在正常生理情况下，细胞通过本身代偿机能将细胞器转换，提供替代的代谢途径，以保证受损伤的细胞（包括影响老化的各种因素）恢复正常的功能。衰老所出现的萎缩是由于缺乏此种代偿能力的结果。细胞代偿反应表现为细胞的肥大和增生，接着往往发生化生、不典型增生等异常变化。衰老的组织有空泡形成、包涵体以及色素、淀粉样蛋白和免疫复合物沉着等，这些都是由于细胞老化后退行性变化的现象。

一般认为，随着年龄的增长，细胞和细胞核都会出现增生和肥大，细胞质内的蛋白质、空泡（脂质、糖原、水分），溶酶体等都有所增加，而细胞复制和修复、蛋白质合成能力则有所下降。随之细胞出现萎缩，甚至消失，打乱结构联系，运输和分泌通路发生障碍，干扰内分泌和神经调控作用，抑制细胞游走，造成细胞功能紊乱。

衰老机体组织中，细胞内脂褐素出现和堆积普遍现象。大家认为，脂褐素是广泛存在于心、肝、脾、肾上腺等重要器官的细胞质中的一种"衰老色素"。在皮肤上沉着即是大家熟悉的皮肤上的"老年斑"。脂褐素的沉着与年龄密切相关。例如人在10岁以前，心肌细胞内没有或仅有很少的脂褐素；而一个90岁的老人，其心肌细胞容积的90%被此种衰老色素（脂褐素）所占据。在人脑中，脂褐素也同样地随年龄增长而逐年递增，可能与引起脑动脉硬化、脑组织缺氧等改变有关。当然，目前认为脂褐素本身并无毒性，但当其大量聚集在细胞内，可挤压细胞核和细胞器而使之出现移位，降低其代谢活性，最终影响到细胞的功能。

随着衰老程度逐步加重，细胞和细胞核的结构性变化和功能损害也同步加重。当衰老进展到相当程度，均可导致细胞的死亡（或凋亡）。在衰老过程中的这些细胞死亡，在多类组织和细胞间，通常是有先有后，分期分批地出现的，而不是全部同时发生，故组织内的细胞数目也逐步减少。这点与有些疾病可引起人体细胞同时出现死亡的现象不一样，例如心肌梗死后心肌细胞死亡，暴发性肝炎时的肝细胞死亡，脑出血或脑血栓后一些神经细胞死亡，以及药物所致肾中毒时肾小管上皮细胞的死亡等等。

五、医学方面检查衰老的指标

（一）临床指标

体温、身高、体重、呼吸、脉搏、血压、全身淋巴结（颈部、锁骨上、腹股沟区等）、心率、心、肺、肝、脾等生理学检查、桡动脉与足背动脉搏动状况、甲状腺、前列腺（男性）、直肠指诊、妇科检查状况（女性）。

全身状况注意体态、反应、对答、仪貌、毛发（分布和白发）、皮肤皱纹、皮下脂肪（分布和厚度）。眼部做视觉、视敏度、视调节范围、角膜老年环，必要时做视野、眼底和晶体透明度（白内障）检查；还可做听、嗅、味觉以及主要神经系统皮肤感觉、位置觉、振动觉、病理反射等检查。

（二）实验室项目

根据情况选用血常规、肝、肾功能、胸透（或胸片）、B超检查（肝、脾、胰、肾），必要时作前列腺（男）和盆腔器官（女）检查。

（三）心理测试项目

根据老年人心理情况，由专人采用心理功能调查表评定结果和记分。

（四）辅助补充项目

根据老年人检查结果，酌情补充作超声心动图、Holter等心脏生理测定，必要时在医生的建议和指导下，作胃肠X线、内镜和MRI（磁共振显像）、SPECT（同位素扫描）等特殊检查。

对每个老年人可选择由简及繁、由一般至特殊的检查项目，并酌情灵活掌握。

（五）自我观察项目及表现

世界卫生组织提倡和推动"人人健康"的策略，积极宣传

"自我观察"和"自我保健"对保证老年人健康有重要意义。

自我观察、自我检测和自我保健需学习一些基本的医学知识,并耐心细致,定期地去做,许多疾病都能够及早发现而得到及时治疗。通过自我观察和自我检测,可以了解自己身体的基本情况,做到心中有数、正确对待。而且定期连续的自我观察和检测,可为医生提供全面、系统的病史,有利于进一步作出正确诊断和处理。

当然自我观察和自我检测只是一项辅助手段,有一定的局限性,应与健康普查和重点检查相结合,才能在医生指导下发挥其积极作用。

1.一般检查:体温、脉搏、呼吸、血压、体重、一般面容(头发、眼睛、鼻孔、皮肤皱纹和老年斑)、皮肤(弹性、皮下脂肪等)。

2.各种感觉:皮肤感觉、听力、视力、味觉、嗅觉等有否下降或异常。

3.胸部:胸廓外形,心尖搏动位置,乳房对称,有无块肿、结节。

4.腹部:外貌,有否压痛、肿块等。

5.脊柱及四肢:有无畸形,能否活动,有无压痛等。

6.生殖器、肛门及大小便情况等。注意大小便习惯改变,有无便秘、腹泻、尿频、尿急等,大小便外貌,有否带血、黏液等。

7.睡眠状况:习惯有无改变,时间长短,睡眠深浅,有否作梦等。

8.心情状况:愉快、压抑、焦虑、紧张状况及其原因。

9.疲劳：活动后疲劳状况，活动和慢跑心率快慢，一般在速度运动后，休息5~10分钟心率即回到原来水平。

自我检测和自我保健必须持之以恒。每次观察和检测结果最好记录在案，以利对比并掌握其变化规律，发现异常状况，及时到医疗单位做进一步检查和处理，切不可等闲视之，造成遗忘或延误。

六、身体衰老程度检测标准

一般来说，人越是年轻，身体越柔韧。相反，年龄越大，身体就越僵硬。这是由于年轻人的肌肉柔软有弹性，老年人的肌肉僵硬的缘故。观察人的动作，就可以判断一个人的年轻程度和衰老程度。以下6种方法，可测试出自己身体的年轻程度。认真做好每个动作，如果身体还相当柔软，那就表明还没有衰老的征候。要是某一个动作不容易做，就说明对应于这种动作的肌肉和内脏已经衰老。出现了这种情况，你不必悲观，武当道教的祛病养生功可以使你"返老还童"。

衰老不是瞬间出现的，而是长时间积累的结果。衰老和年龄没有必然的直接关系。虽然年纪轻轻，但做不出下列的一些动作，也说明身体实际上已经衰老。就是说，尽管外表年轻，内脏已先衰老了。出现这种情况，倘若不设法改善，那么在中年以前必定会头发急骤减少，白发增多，罹患老人病症、慢性病的可能性很高。

肢体衰老的测试方法

1.身体成立正姿势，两手十指交叉，慢慢上举，到头的上方手掌向上翻转成水平，双臂尽量伸直，向上推出。

（如图1）

　　这种方法，看来简单易做，但身体衰老的人要做好是非常困难的，年轻程度好的人，双手臂能直线伸长，两掌也能水平朝天。衰老的人则做不到这一点，往往本人以为手臂已完全伸直，但实际上还是弯曲的。

　　另外，手掌水平朝上的动作，对衰老的人来说，也是困难的。这种情形自己看不到，可站立在镜子前面做，观察镜子里映出的姿势，也可以请别人帮自己看，确定是否达到要求。不能达到这一要求的人，表明肩到手臂的肌肉已经僵硬，肝脏和其他内脏都衰老了。

　　2.接上个动作，高举在头顶的双手慢慢放下，同时慢慢地弯腰，身体上部前倾，双手手掌贴地。（如图2）

　　双手手掌能同时接触地面，表示内脏功能健全。如果能做到双手抓住两只小腿，头能夹在两腿之间，则更为理想，表示肢体年轻充实，富有弹性。若腰不能顺利弯曲，手掌不能着地，表明内脏机能衰弱，尤其是胃肠、脊椎有着某种障碍。

　　3.双腿伸直坐好（平坐），上半身向前倾倒，同时弯腰，两手向前伸直，指尖抓住脚趾。双手能达到脚趾，方为及格。双手合掌，若脸能贴附在双腿间，更为理想。（如图3）

　　能完成这个动作，表明内脏的机能正常，脊髓、腰椎、尾骶骨健全，没有衰老。也说明腹肌强韧，肢体敏捷。若不能完成这个动作，表明罹患有胃肠病，可能有糖尿病、甲状腺等疾病。

　　4.首先坐在平地上，双腿并拢，然后弯曲双脚对着膝

盖，双手抱住膝盖并拉向胸前，下颌能贴在两膝之前即可。（如图4）

能做好这个动作，表明颈、脊柱、腰、腹、膀胱、尾骶骨都很正常，没有衰老。若做不到这一点，则意味着血管衰老硬化，易患动脉硬化症和糖尿病。下颌不能俯到膝盖的人，会有高血压的症状，必须引起警惕。

5.身体由坐伸直，仰卧放平，双手成掌伸向前方，掌心向下，顺势抬起上半身，使双手尽量接近脚尖，膝盖不得弯曲。（如图5）

做这个动作时，能够轻易地抬起上身，表明精力充沛，全身血管强韧，横隔膜以下的内脏和器官正常，没有衰老。

反之，不能做好这一动作，表明已经衰老，容易患肝、胃、肠、生殖器官的疾病。

6.上身直立坐于地面，双脚的大趾和二趾重复相弹，互相摩擦。（如图6）

这个动作完成得好，表明双腿尚未衰老，精力也未衰退。反之，表明腿部的肌肉和骨骼已面临衰退阶段，若随其衰退下去，就容易患白内障、青光眼等疾病。

用上述6种方法，测试了身体年轻程度之后，不少人会发现自己的肌肉意外的僵硬，很多动作完成得不理想，产生失望情绪。其实，出现不理想的状况，是不足为怪的。这些动作看起来简单，一般人都不容易做好，因为人们在日常生活中很少做这些动作。

人类虽然属哺乳动物，但人类和其他动物不同，已经进化到了能用双脚直立行走。也正是因为这个原因，人类使用身体的方法发生"偏差",其结果是使衰老提早了。假若人类能毫无偏差地运用全身肌肉,肌肉也就不会随着年龄而僵硬了。

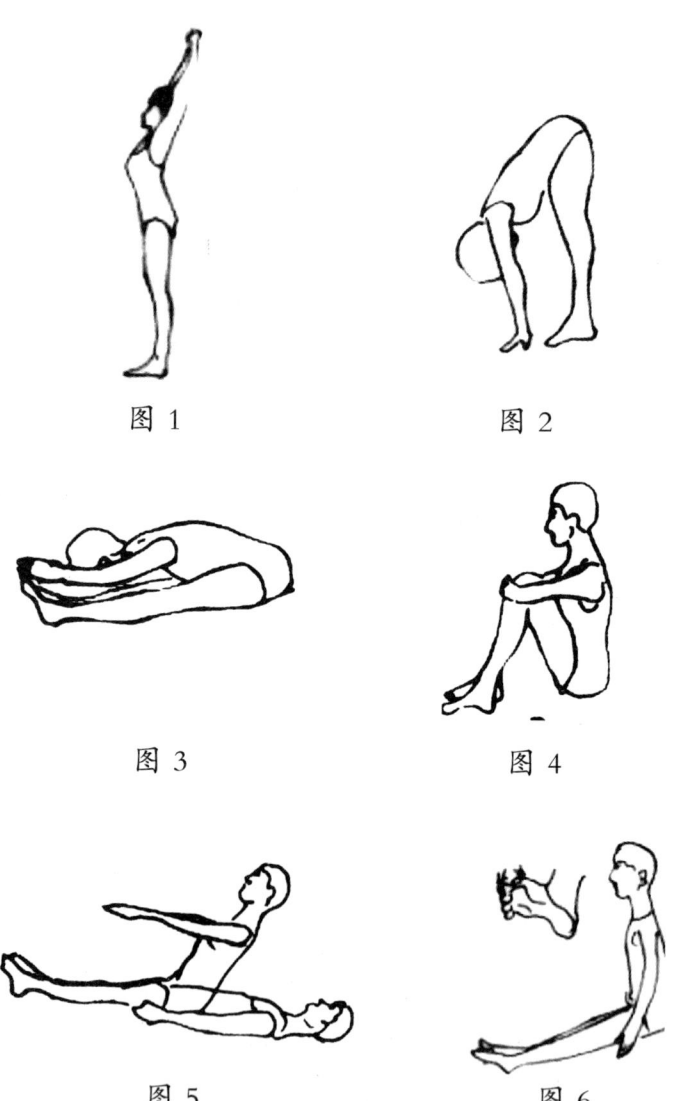

图 1

图 2

图 3

图 4

图 5

图 6

第三章 延缓衰老的养生祛病功法

通过测试，我们已经得知自己身体的衰老状况，怎么去解除和推迟这些衰老呢？其实我们的祖先为后人创建了无数的健身抗老良法。比如武当道教的一些养生抗老理论，和它那些行之有效的养生抗老功法，都是一些有效的良好方法。若能找准自己身体的某个部分和某个系统发了衰老和患病现象，只要参照相应的功法，认真地练习，最快3天，最慢10天，衰老的部分和患病的部位都会逐渐减轻，若能每天练功两次，坚持100天，你就会感觉到自己年轻了很多。容易疲倦，头痛项强，手足麻木，消化不良，二便不畅，难以入睡等等症状一定会减轻或消失。现代医学研究，良好的养生可减少70%的人提前死亡，而医疗只能减少10%的人提前死亡（见洪昭光《60岁登上健康之路》一书自序）。现代医学对人体衰老所出现的病症尚无妙法，只能对症投以药物，暂时缓解症状，使病情暂时有所缓解，譬如高血压、糖尿病，虽说服药打针能使血压、血糖下降，可一旦停药，血压、血糖便又回升到以前，甚至更为严重。武当道教的这些养生抗老功法，是利用人体本来就有的自然治疗和修复能力，使身体恢复到衰老和患病之前的正常状态。这就是通过一定的理论和有效的功法，把每个人体内的自然治愈力充分地调功和发挥出来，以达到治愈病症，恢复青春的目的。

笔者从事医疗工作近50年，又蒙早年恩师朱诚德精心教导，对武当道教医药及养生抗老功法修炼，亦是受益匪浅，不断治愈或缓解了自己先天或后天等各种原因导致的诸多病症。现就自己所学所练的，武当道教医药养生抗老功法的体会，并吸取了现在一些流行的优良功法，加以整理介绍给读者。

练功须知

（一）练功是快乐的事

每个人衰老的程度各不相同，那是因为每个人的生活环境、食物、工作、睡眠时间不同的缘故。

大部分人衰老的征候不只一处，而是好几处。这时候，如果同时实行各自需要的功法，并且持续不断地练习，效果都会很好。

不过，一次做那么多功法感到不胜其烦而不适应的人，可以从最需要的地方开始。只要连续2~3天，就会觉得自然，最后变成当然的行为，以后再加上其他功法就适应了。做得越习惯，你会越感到舒服。五种到七种功法非但不会使你引以为苦，反而越做越快乐。

（二）缓慢才会有效果

练习养生抗老功身体动作一定要缓慢，大部分的动作都要和呼吸同步，即呼吸要配合身体的动作。

呼吸和身体动作都要缓慢地进行才有效果，常常听到有些人说，照着书练养生抗老功，结果毫无功效。如果有机会看这些人练功，通常可以发现他们都忘了动作必须缓慢,他们像做体操一般,充满弹力地运动身体。

养生抗老功之所以有效果,是因为刺激身体的穴位和经络。缓慢地呼吸,将摄取到体内的自然能量之气(氧)融成新鲜的血液(气血),循环到身体的每一个角落,替换停滞在身体内关节、肌肉、内脏的瘀血所含的邪气,从口和皮肤排出体外。缓慢的呼吸和动作才会产生这种效果。

(三)练功前的准备

1.打开窗户,让室内的空气流通。当然开窗是最理想的。如果冬天怕冷的话,可以先让空气流通一下,再关上窗户,以使室内温暖。

2.在服装方面,不要穿紧身衣,最好是穿宽大的衣服,穿睡衣、内衣也无妨。手表、眼镜、隐形眼镜、项链等饰物要全部拿掉,以免影响练功。

3.需要配合呼吸的功法,一定要在空腹时实行,饭后过了两小时才能练功。

4.喝啤酒或其他酒类,酒意消失之前不要练功。

5.入浴后练功,必须等身体散热之后方可。

6.动过手术的人、妇女妊娠中、例假期间练功,要特别注意功法要求。

练功的时间最好是早上醒来之后,在床上做容易。如果没有特别的需要,可以配合自己的生活来做。尽可能一天做两次,早晨起床和寝前各做一次最理想。

(四)练功时的注意事项

1.首先要闭眼,放松肩膀,顺应自然地或坐或站,保持轻松的心情。

2.其次，为了排出体内的浊气，一定要尽量吐出体内废气。必须至少吐气一次才开始练功法。

3.练功时不可以太勉强。练功的时候心里觉得舒服，才能治疗失调与疾病。万一做不到功法所要求的次数，也可以只做到自己认为满意的次数。

4.摩擦身体的功法，要先将双手摩擦温热之后再做。寒冷的时候，先用暖炉烘暖双手再摩擦。摩擦时，要以手掌擦肌肤，并且用力，摩擦4至5次就会暖和，不能聊尽义务般地随便揉搓。最重要的是，要始终有我这样做会使身体更健康的意念。

（五）呼吸法要领

1.呼吸时要从鼻吸气，从口吐气，吸气时要紧闭住口。为了充分吸入新鲜空气，其要领是静静地吐气，待体内废气吐净后，吸气时空气便自然入。

2.随着动作吐气，配合动作终了时吸气。

3.配合呼吸的功法，原则上要闭眼，但有时也要睁眼，应该按要求去做。

如前所述，养生抗老术很重视呼吸的方法。这三种要领不只在练功时要留意，甚至在生活中也是这样。现代人身体失调，不少是由于错误的呼吸方法引起的。

（六）练功结束时的注意事项

1.练功时出汗要用干毛巾擦，但脚底下和颈部因为排泄邪气之故，要用湿毛巾擦，但必须是温热的毛巾。

2.练功完毕即刻入浴会减低功效，故至少在练功后，要过10分钟再入浴。

第一节　武当道教手指养生功

武当道教医药的道医们，在道教手印的启示下，研究、整理创建了一套手指养生功。它根据经络学说的理论，手三阳、手三阴经与全身各脏腑、器官等关系，通过对手指、手掌、手臂进行点、揉、捏、拿、活、伸、掐、擦等手法按摩，达到平衡阴阳、调节五行、舒经活络、消疲止痛。经现代医学研究证实，双手的尖是全身动脉和静脉的交接处。经常按摩、揉捏、活动双手及指尖，可以加强全身的体液代谢，改善全身血液循环，增强身体的免疫功能。

这套养生功，可以整套练习，也可以拆开单独练习其中的一式或几式。没有环境、设施及精神特殊要求。在小憩、坐车、乘船、乘飞机、看电视、看电影及观看文艺节目时，均可练习揉指头、掐指甲等功法。所以此套功法特别适合那些工作繁忙，久坐办公室，经常出差，经常坐各种交通工具的人群。只要能养成有空就练此功的习惯，你就可以享受永远健康的快乐。

一、武当道教手指养生功口诀

双手插磨头脑清，十指对顶能强心，旋动乾坤通经络，双手托天松骨筋。

点掐指甲精神爽，揉捏十指治头痛，拿擦三关行气血，轻活天柱颈背灵。

劝君日日多修练，百年枯木能逢春，此诀本为肺腑言，方法虽简理意深。

二、揉捏十指歌

揉捏拇指脑清灵,揉捏食指胃肠清,揉捏中指强心脏,环指专保肝和平。

揉捏小指壮双肾,小指亦喜多拔伸,每指揉捏三百次,头痛失眠永不侵。

三、动作及功效说明

(一)双手插磨头脑清

动作说明:双手十指分开,手指相互交叉对插,以双手的手指根部相对,这时双手十指并拢,双手向反方向拔出,要求拔出时,双手十指能相互摩擦,一插一拔为一次,共做36次。

功效:对头痛、头晕、记忆力减退,有很好的治疗作用,对高血压、高血脂、动脉硬化都有很好的预防作用。

(二)十指对顶能强心

动作说明:双手指尖稍用力相对,指尖先向上,再将指头由上转向内(指尖指向自己胸前),这时两手的指稍加大用力,以免指尖滑脱,要求做36次。

(三)旋动乾坤通经脉

动作说明:两手手掌向下,八指交叉,两手拇指相对,两手腕作波浪式地活动,两手腕及双臂,动作要求轻灵自然,每分钟要求做60~100次,做1~2分钟。

(四)双手托天筋骨松

动作说明:两手手心向下,手指相互交叉,反掌,手心向外,由胸前向上过头,掌心朝上,两臂伸直,尽力作上顶之势,需做9次。

功效：对肩周炎、颈椎病、胸椎病，均有很好的治疗作用，并可以预防上述病症。

（五）点掐指甲精神爽

动作说明：用左手的拇指和食指，点掐右手各指指甲，每指掐点 36 次，再右手拇指和食指点掐左手各指指甲，每指也点掐 36 次。每天若能完成 10 个周次，每个手指甲，即可得到 360 次点掐。

功效：武当道教医药认为，手指尖的穴位，是人体经络中气血的"井"，井水旺盛，灌注经络中的气血充足，灌注有力，才有利于经络气血畅通。点掐指尖，就像掏洗水井，井水越掏越旺，现代医学也研究证实，手指尖是人体动脉和静脉的交接处，点掐指尖，能加快人体的体液代谢，改善周身血液循环，增强人体免疫功能，故能使人达到神清气爽，全身轻松。

（六）揉捏十指治头痛

动作说明：用左手拇指、食指揉捏右手各手指指体与指头。再用右手的拇指、食指揉捏左手各手指。每指要求揉捏 1 分钟。

功效：此功能更进一步地加强血液循环，有效地改善大脑血液供养，所以对头痛，特别是血管性头痛、神经性头痛有治疗作用。

（七）拿擦三关行气血

动作说明：武当道教医药，特别讲究三关六节，三关有上关，指的是手腕、肘关节、肩关节，拿擦三关即是拿捏，摩擦腕、肘、肩这三个关节，每个关节拿捏、摩擦 9 次，左右交替操作。

功效：拿擦这三个关节，可以松解关节粘连，改善关节的活动功能，更可以改善手三阳、手三阴气血循环，达到阴阳平衡、五行调和的作用。

(八)轻活天柱颈背灵

动作说明：武当道教把颈椎称为天柱。轻活天柱是，将头前低30度，再缓慢地由前向左后，旋转头部，眼看左后上方，稍停10~30秒钟，以颈肩部作胀为标准。慢慢将头转正，再前低，向右后上方旋转头部，眼看右后上方，稍停10~30秒钟，再将头转正，左右各做3~9次。

功效：此功能治颈椎病、肩周炎、胸椎病、肺气肿、气管炎、慢性咽炎，对预防上述疾病有很好的效果。

第二节　头面部各种养生祛病功

头是人体阳气最足的地方，面部是人体健康状况的晴雨表，所以武当道教医药在望诊中能通过面部各种不同反映，诊断出体内各种不同病症。当然人的面部亦是人的招牌，我们通过人的脸面认识人，又能通过面部来判断人的年龄、美丑、善恶等。武当道教医药的头面功法，能改造人的容貌，为你的人生道路多铺一条绿色通道。

一、头发保健功

提到头发的病症，包括少年白发、成年人脱发、头发稀少、秃顶等。这些症状都是由生长头发的头皮部气血流动衰弱引起，下面这些功法能改善头皮的气血循环，以达到保健头发的功效。

(一)头皮揉搓功

取松静站立,端坐均可,调匀呼吸,双手指压在头部,用适度的力度,由两侧开始作揉搓动作,很像在移动头皮,由两侧向头后反复做 18 次,再由前额正中向头后作揉搓动作 18 次,至头皮有微热感为度。

(二)头部敲打功

用双手的指尖,用适度的力量,敲打头部,由额前至头后,由两侧向头后作有节奏地敲打头部的每个部位。每个部位敲打 50~100 次,每日敲打 1~2 次遍。

二、眼病祛病养生功

现代人越来越过度使用眼睛,日常生活全然不想照顾眼睛,等到视力减退或眼睛疾病恶化,方觉得情况严重,配戴眼镜或服药、点药,亦有选择手术治疗。治疗得当,尚能减轻眼疾,若治疗不当则会加重眼疾,或造成视力减退或者失明。更是人若年过 40 岁,双眼的视力就不断地自然下降,以下这些眼病祛病养生功法,不但可以治疗大部分眼病,更能使你的双眼恢复到年轻的状态。

(一)旋转眼球功

不论取站或坐式均可。闭眼,将双手掌摩擦至极热,轻轻地贴在双眼之上。保持这个姿势,意想手掌劳宫穴有热气进入眼内,以温暖眼球,眼球即感觉很湿润。接着顺时针方向,旋转眼球 36 次,再逆时针方向旋转眼球 36 次。

(二)眼部摩擦法

用双手指尖压住眼球(用力要轻),由大眼角轻轻地摩擦到太阳穴,再用指尖在太阳穴处按摩 1 分钟。反复同样动作做9次,每日做1~2遍。

(三)洗眼法

用白菊花泡水或绿茶泡水,均需加入适量的食用盐,待水温稍凉,将水倒入脸盆(一定是将菊花或茶叶过滤得非常干净的水方可使用),或者茶杯中均可。在水中(或单将眼部浸入在茶杯中),睁眼睛,眼球在水中作上下运动,把眼浸入水中4~6次,每次做眼球运动30秒钟~1分钟,每日做1~2遍。

三、鼻病祛病养生功

鼻腔是肺的门户,肺为娇脏,是人体最容易受外邪侵犯脏器,鼻便是首当其冲的受害者。空气的污染,夏日和冬天室内外温差太大,均是鼻腔疾病的原因。

(一)鼻部摩擦法

十指搓热,在鼻的两翼做上下摩擦,摩至鼻腔发热,但注意力度,不能将皮肤摩破。

(二)洗鼻法

用左手食指尖压住左侧鼻孔,仰起脸,用右手捞水(用洁净的温开水)由右鼻孔吸入,从口中吐出,每个鼻孔连做3~9次。刚开始鼻腔内很不习惯这样清洗,洗几次后就会感觉很舒服,左鼻孔用同样方法清洗,洗鼻水由口中吐出,亦要一定时间方能适应。

(三)虎喷法

取坐或站式均可,先由丹田穴吸一口气,像打喷嚏一样由鼻腔喷出。喷气时鼻腔内和腭部都有震动感,大多数尚能喷出鼻涕,一般连续做3~6次,每日做1~2遍。

四、口腔、牙病祛病养生功

世上大多认为,牙齿、眼睛、阴茎顺序衰老,这的确也是现代人的经验。也难怪,人类的饮食生活习惯不同,使人衰老的顺序有了偏差,原因自不待言,那就是摄取过多的糖,就是牙齿过早衰老的主要原因。

(一)牙龈轻敲打功

牙齿衰弱的原因在于牙龈衰弱,牙龈的气血循环不良,牙齿会蛀坏或脆弱而缺损。年轻的时候是粉红色,牙龈衰老会略带黑色。防止牙齿衰老,只要促进牙龈气血流动活泼就行了。

牙齿轻敲打功,是一只手的四根指尖轻敲打口部周围36次。敲打的力度要适度,以感到舒服即可。

(二)牙龈摩擦法

每次饭后15分钟,用手的食指蘸盐少许按摩牙根。按摩牙龈比刷牙更能预防并治疗牙齿疾病和衰老。每次按摩36次,两侧的牙龈均需按摩到这个数。按摩时不能用力太猛,频率亦不能太快。若能连续坚持三个月,对牙齿的健康大有好处。

(三)排毒固齿功

每次排大便和排尿时,都要记住咬紧牙关,足大趾抓地,这样做对牙齿的健康是大有好处的,终身坚持,受益无穷。

五、口唇的祛病养生功

这种方法虽然很简单,但它可使你的口唇到老年尚能紧闭,色泽红润,给人以好感,并可预防很多口唇疾病。

用左手的拇指和食指在嘴唇两端，做慢慢往上挤压的动作。用适度的力量，重复9次，再换右手做同样的动作，每日有空可多做几次。

六、耳病祛病养生功

除非有特别的病症，否则听觉衰退，表示全身衰老已经进行到相当严重的程度。这些功法可以延缓耳朵衰老时间，保持到老年仍有很好的听力。这些功法对耳鸣、耳聋及感冒时头痛均有很好的效果。

（一）闭目转眼式

端坐闭眼。从口中慢慢吐气，待完全把该吐的废气吐完后，闭紧口腔，慢慢用鼻吸气，充分吸气后，停止呼吸。右手拇指与食指捏住鼻孔两侧，依然闭眼，两眼球用力向左右运动，直到流泪，自己感呼吸不适时放手，松开两鼻孔。从口内用力向外吐气，用左手作同样动作，反复3~6次，每天做1~2遍。

（二）摩耳插孔式

两脚向前伸直双腿平坐，食指和中指夹住耳朵，做上下摩擦，上下来回共做24~36次（用力要适度，不能用力太大，用力过猛）。不只是摩擦耳外，整个耳朵均要摩擦到，以整耳朵微有热感即可。

接着用双手食指插入耳孔，以感到舒服为度，压入二三秒钟，同时拔出手指，重复24次。

以上功法有时间可以整套练习，也可每次只练1~2个部位的功法，但一定要做揉搓脸部的功法收功。

将双手对揉搓至发热，从脸部下颌部向上进行揉搓至额头,再从下至上反复做 9~18 次,使满脸有热感,将两手贴在脸部,使手上的热量渗透进脸上的肌肉内,坚持做下去,能保你容颜永不老。

第三节　坤道坐功修炼方法

　　乾坤修练的差别主要在筑基:乾练精化气,不漏精为筑基成(又叫断白虎);坤炼血化气,不漏经(月经)为筑基成(又叫斩赤龙)。如果是少年童贞修练可免"断白虎""斩赤龙"一段功夫(非出家者,必待有子嗣后再修不迟)。但年老无精、断经不是筑基功夫,而是衰老的表现。必先练至乾能射精,坤来月经,然后练成"断白虎""斩赤龙"者才是筑基成。

　　坤丹修练从形质入手,后练本元。形指乳房,质指月经,本元指先天气。必先将月经练断不来,两乳紧缩如坤童一样,然后再采药、结丹、育胎。

　　准备一个软垫,屈右膝,足上踝及足背外侧缘置于软垫上,令足跟内侧缘朝上,臀部坐于软垫上,阴道口贴靠于右脚跟上。年老或膝关节屈伸不利者,可用形似馒头的物品(以木制较好,不得以玻璃或金属类锐器代替),外包软布置于阴道口内侧,如果觉得身体重心不稳,可在左膝外侧垫上软物,软物厚度以自己感觉身体平衡为准。

　　两手重叠,掌心向上,左手在下,右手在上,两手大拇指尖轻轻相触,置于脐前,是名定印。

　　上身正直,头项虚顶,双目垂帘,舌抵上颚。摒除杂念,一心精专。呼吸自然,面呈喜悦。

吸气时收缩升提阴道口、会阴，似有清气从阴道口经会阴入中脉至绛宫，呼气时放松阴道、会阴。如此有意吸，无意呼为1次。9次为一组，可做1~4组。

两手从体侧上捧至头顶上空，似捧一"明月"，并意将此"明月"徐徐贯入头顶，同时默诵（心念，不出声）"明月贯顶"，两手亦随诀下落至头顶上端，掌心向下。

双目内视之神光运使"顶轮之月"沿中脉徐徐下行，两手亦随之缓缓下落，直至心轮止，掌心照向胸中。同时默诵"神光御行"。手回照"明月"，眼内观"明月"，耳内听"明月"，息息系于"明月"。默诵："心海澄宁，月圆光明。绛宫氤氲，白凤飞鸣"。两手在胸前开张，合拢（开不过肩，合不相触）。开、合为1次，9次为1组，可做1~4组。开时呼气，意观"月满胸膛"；合时吸气，意观胸中（绛宫）"星光煜煜"（即观想胸中有乒乓球大小的水晶样的光亮球）。

接上势"星光煜煜"两手交叉（亦可不交叉）捧乳（以手掌按抚在乳房上），掌心对准乳头。随着每一次呼吸，两手手指各抓掐乳房一下，或随每一次呼吸两手掌运揉乳房一圈。双手由内向外，缓缓地做圆周按摩运动，即右手沿逆时针方向旋转，左手沿顺时针方向旋转为补益法，反之为消散法。如此反复，最多不超过360遍。同时意念守双乳房穴（在乳头往里寸许的地方），当快意来就是来药，调到不老不嫩（快意达到高潮刚要下降时）就要采药。采药要领是有意吸，无意呼。吸气时意将药从血海（子宫）采至（沿中脉）绛宫（中宫或中丹田），呼气时住于中宫。吸采最多不超过24次。意采心得后，会感到"心中欣欣"，此时就一心静守绛宫，温养沐浴。最后"驻颜"收架。练了一个时期以后，当意守乳房穴快意很快就来时，就不用捧乳，只是意守乳房穴，并不断采药、烹炼即可。如此久练以后，其阳自旺，月经自绝，乳房紧缩如坤童，这就完成了"斩赤龙"筑基工夫。此后，就可以按回光祖窍、心肾相交、神气相交、胎息养真、成就法身等层次修练了，并且坤民修练的进度通常比乾民快三分之一到一倍。

在筑基过程中，月经来时，不能修练。因为此时阳气已变为阴经，修炼无益，反而有害。在月经来之前两三天，会感到腰酸、腿酸、乳房作胀、不思饮食、心烦不宁、小腹痛等症状，是月经来的信号，叫"月信"。此是气将化血征兆，但尚未变为阴经，可以加紧修练，月经来时应停止练功。月经来后两三天，待月经变成粉红色，月经似有似无时，又可恢复修练。

重要提示：

1."坤道坐功"乾道踵抵会阴，坤道踵抵阴道口（应触及阴蒂）。

2.收缩提升阴道、会阴的目的，一者可以封固真阴真精；二者可以为采药打好基础；三者可以增强阴道"紧握"的功能。收阴是一不传之密，即是收提阴蒂。阴蒂上提收缩则一收百收。阴蒂相似于花蒂，花蒂紧则花紧合，不易凋谢。意引清气至绛宫，可保持坤民特有的魅力，这是坤民性理养生的奥秘之一。这个运动如果做得正确，就会有一种轻快的感觉从肛门开始，沿脊椎上升到头顶。这是由运动产生的性能量通过七腺系统上升到松果腺和头顶的原因。

3. 乾坤修养的不同之处，主要在入手功夫。乾民以练精为先从下丹田着手，而坤民以养血为先，意注双乳或膻中，养血化气为重点。《女丹经》云："经血本是后天之阴气所化，阴气动则浊血（指月经）流矣。故欲化其血，必先练其气，使气血返流于上，经乳溪而入两乳，月经的颜色由赤变黄，由黄变白，化气而周流全身，使之无欲火炎燥之患。欲火既消，则真火生出，真火既生，则月经断绝（即斩断'赤龙'）"。

4. 坤道坐功，"凝入气穴"指的是凝神于膻中（包括双乳）。凝神大有学问。本坐通过"引月""观月"等导引将神光投注在中宫，并进行人体神气化学实验。

5. 凝神"观月"，膻中开合、抟乳练形，当出现性兴奋现象，就要调药。即掌握既不是过度兴奋，又不是没有感觉，所谓不老不嫩正是火候，开始采药。采药方法同收阴相似。然后温养沐浴。

6. 行功日久，真气腾然，口中津液如泉，应吞咽入腹，实现水火既济。

7. 天癸复降法。如要生儿育女，可按如下方法练习，半个月后两乳便会出现胀感，下丹田和子宫内也出现微热感或胀感，天癸（指月经）便可逐渐恢复，并恢复生育能力。

方法是：意注双乳，当双乳有气感之后，引其气直下同侧卵巢（配合呼气），若干次。然后观想小腹有一小"太阳"，意念想小腹部的"小太阳"有取之不尽的热量，这股热量从小腹到会阴,由会阴到尾骶,到命门,到大椎,上面额,下上星,下承浆,到膻中,再到小腹,所行之处皆热烘烘的,全身及四肢皆热。如此作9~36次。

8.坐架方向宜面南坐北。训练时间不限。

9. 关于月经期间如何训练,《道藏辑要·坤丹合编·坤功炼已还丹图说》认为,月经来潮前夕(壬水初来的月信阶段)是练血化气的最佳时机。月经(癸水)一到,应当停练,必待两三天后方可练习。原文如下:"凡坤功所重者,气机也。但其中(指月经)有壬癸之分,如壬水初来,此即信到也。信到自知之,或头昏,或腰疼。信至而潮犹未至,此时正宜回光返照,默守乳房血海,用采取之法,以补脑筑基,则所采者壬水,非癸水也。如癸水一到,自应停功,必至三十时辰两日半癸尽时仍用采取之法。"

10.怎样判断经血已化为气?

可在月经过后用白绢或白卫生纸试之。如果其液金黄色,说明修炼已有成效,继续照此修炼下去,经液则会由黄变白,由白化无。筑基已成,仙基既定。

11."坤道坐功"不影响正常夫妻性生活,如果得法,裨益良多。

12.每次抟揉乳房至少36圈,最多不过360圈,如果已经成功地中断了月经,每次只需81圈左右,每天2次,就可以保持中断月经的效果。

13.如果有坤民感到同时两手做揉胸很累,可以一次用一只手揉一个乳房,比如用左手揉右侧乳房,用右手揉左边乳房,同时用另外一只手按摩阴唇。如此交替进行。

14.向外揉摩双乳的运动叫做"逍散法",它有助于消除乳房小叶增生和预防乳腺癌,也有助于使用过囊阔和松软的乳房缩小和坚挺。反之朝内,即右手顺时针,左手逆时针方向按摩双乳的运动叫做"补益法",它有增大过小乳房的功效。抟揉乳房可在晚上临睡前和早起床的后进行。抟揉时尽量避免接触到乳头。坤民的乳头很敏感,容易受到过分刺激。如果这项运动做得正确,将会发现乳房的感受性在不断增强。

15.性兴奋的子宫觉得一阵热气盘旋,此时更宜收提会阴,不令松懈,亦忌念起,坠入恋情。

16.练习坤道坐功,先要却病,调准月信,然后修炼。

17.49岁以后,月经已经断绝者,宜用"乾道坐功"之心法,凝神于下丹田,用以培补亏损,使月经渐渐恢复("老妇又来潮"),然后再按"坤道坐功"心法用功,渐渐练至没有月经,就像尚未行经的坤童一样。此时骨髓填实,气血调和,颜色红润,声音洪亮,白发变黑,齿落更生,眼昏复明,耳聋返聪,智慧大开,不通自通,名为返老还童。

图书在版编目（CIP）数据

武当道医妇科临证灵方妙法 / 尚儒彪编著. —太原：山西科学技术出版社，2013.7（2024.2 重印）

ISBN 978-7-5377-4499-7

Ⅰ. ①武… Ⅱ. ①尚… Ⅲ. ①道教—中医妇科学—经验 Ⅳ. ①R271.1

中国版本图书馆 CIP 数据核字（2013）第 147289 号

武当道医妇科临证灵方妙法
WUDANG DAOYI FUKE LINZHENG LINGFANG MIAOFA

出 版 人	阎文凯
编　　著	尚儒彪
责任编辑	郝志岗
封面设计	吕雁军

出版发行	山西出版传媒集团·山西科学技术出版社
	地址　太原市建设南路 21 号　邮编　030012
编辑部电话	0351-4922072
发行电话	0351-4922121
经　　销	各地新华书店
印　　刷	河北赛文印刷有限公司

开　　本	880mm×1230mm　1/32
印　　张	12.5
字　　数	275 千字
版　　次	2013 年 7 月第 1 版
印　　次	2024 年 2 月河北第 2 次印刷
书　　号	ISBN 978-7-5377-4499-7
定　　价	43.80 元

版权所有·侵权必究
如发现印、装质量问题，影响阅读，请与我社发行部联系调换。